U0218535

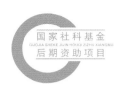

国家社科基金
后期资助项目
GUOJIA SHEKE JIJIN HOUQI ZIZHU XIANGMU

孤独症儿童的康复
与社会支持

胡 务 著

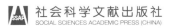

社会科学文献出版社
SOCIAL SCIENCES ACADEMIC PRESS (CHINA)

图书在版编目（CIP）数据

孤独症儿童的康复与社会支持 / 胡务著. -- 北京：
社会科学文献出版社，2024.8. -- ISBN 978-7-5228
-4142-7

Ⅰ. R749.940.9

中国国家版本馆 CIP 数据核字第 2024VB7260 号

国家社科基金后期资助项目

孤独症儿童的康复与社会支持

著　　者 / 胡　务

出 版 人 / 冀祥德
责任编辑 / 胡庆英
文稿编辑 / 杨　莉
责任印制 / 王京美

出　　版 / 社会科学文献出版社·群学分社（010）59367002
　　　　　　地址：北京市北三环中路甲 29 号院华龙大厦　邮编：100029
　　　　　　网址：www.ssap.com.cn
发　　行 / 社会科学文献出版社（010）59367028
印　　装 / 三河市龙林印务有限公司

规　　格 / 开　本：787mm×1092mm　1/16
　　　　　　印　张：23.5　字　数：370 千字
版　　次 / 2024 年 8 月第 1 版　2024 年 8 月第 1 次印刷
书　　号 / ISBN 978-7-5228-4142-7
定　　价 / 169.00 元

读者服务电话：4008918866

国家社科基金后期资助项目
出版说明

后期资助项目是国家社科基金设立的一类重要项目，旨在鼓励广大社科研究者潜心治学，支持基础研究多出优秀成果。它是经过严格评审，从接近完成的科研成果中遴选立项的。为扩大后期资助项目的影响，更好地推动学术发展，促进成果转化，全国哲学社会科学工作办公室按照"统一设计、统一标识、统一版式、形成系列"的总体要求，组织出版国家社科基金后期资助项目成果。

全国哲学社会科学工作办公室

目 录

第一章　导　论

一　基本概念

1. 孤独症谱系障碍

孤独症谱系障碍（Autism Spectrum Disorder，ASD），是一系列复杂的神经发展障碍性疾病，影响孩子的社交、行为和交流方面的能力。孤独症谱系障碍共有三类：典型孤独症（Autism）、阿斯伯格综合征（Asperger's Syndrome）和待分类的广泛性发展障碍（Pervasive Developmental Disorder Not Otherwise Specified，PDD-NOS）。有孤独症谱系障碍的人，其大脑处理信息的方式异于常人。孤独症谱系障碍儿童和正常儿童一样有思想、有感情、有语言、有需求，只是他们的表达方式与正常儿童不同，因此他们被称为"特殊儿童之王"。孤独症主要发病于婴幼儿时期，其典型的症状表现为四个方面：社交障碍；语言障碍；兴趣范围狭窄和刻板的行为模式；智能障碍。同时，大约有75%的孤独症谱系障碍儿童伴随有精神发育迟缓。以上症状一般在3岁以前就会表现出来，而且不会随着年龄的增长而消失。孤独症谱系障碍不容易被完全治愈，通常只能通过干预减轻症状，所以孤独症谱系障碍通常是一种伴随终身的疾病。干预时间越早，效果越好。一旦孤独症谱系障碍儿童成年后，干预就基本没有效果。1943年，美国约翰·霍普金斯大学医院的奥地利裔美籍精神病学家和医生肯纳（Leo Kanner）在其代表性论文《情感交流的自闭性障碍》（Autistic Disturbances of Affective Contact）中首次提出了"孤独症综合征"（autism disorder）的概念，在文章中他提到："在生命的早期，这些儿童就不可以像其他的正常儿童一样，与周围的环境和人建立联系。"[1] 由此拉开了美国对孤独症的研究和治疗序幕。2013年出版的《美国精神障碍诊断和统计手册（第五版）》（*The American Psychi-*

---

[1]　Leo Kanner, "Autistic Disturbances of Affective Contact," *Nervous Child* 2 (1943): 242.

atric Association's Diagnostic and Statistical Manual，Fifth Edition，DSM-V）首次提出"孤独症谱系障碍"这一名词。该手册将孤独症谱系障碍的诊断由原来的三个特征（人际互动质的障碍、沟通的质的障碍，反复相同的行为，狭窄的兴趣）更改为"社会交往与沟通的质的缺陷"和"刻板、重复的行为特征"两个特征。由此，孤独症谱系障碍儿童的数量大幅增加。根据美国疾控中心孤独症发育障碍监测网络2018年监测的最新数据，大约每44名儿童中就有1名患有孤独症谱系障碍，孤独症的患病率较2000年提高了近2.5倍。[①] 关于孤独症谱系障碍的病因，目前尚未十分确定，有关专家的研究认为可能与遗传因素、免疫系统异常、围产期因素、神经内分泌和神经递质等因素有关。出于写作的简便并考虑通俗的称谓，本书使用"孤独症"一词，将"孤独症谱系障碍儿童"简称为"孤独症儿童"。

2. 儿童的年龄界定

根据1989年11月20日联合国大会通过的《儿童权利公约》的界定，儿童是指18岁以下的任何人。儿童的权利包括生存权、参与权、受保护权与发展权。该公约旨在为世界各国儿童创建良好的成长环境，是有史以来最被广泛认可的国际公约。1991年我国加入了该公约。本书中提到的儿童，采用了联合国《儿童权利公约》对儿童的年龄界定。本书中提到的"学龄前儿童"指的是还没有到进入小学年龄的儿童。对于儿童入学的年龄，各个国家都有不同的限制，一般为五六岁。在我国，未上小学（7周岁前）的儿童都可以称为"学龄前儿童"。

3. 康复

根据1981年世界卫生组织修订后的定义，康复（rehabilitation）是指综合地、协调地应用医学的、教育的、社会的、职业的各种方法，使病、伤、残者（包括先天性致残）已经丧失的功能尽快地、尽最大可能地得到恢复和重建，使他们在体格上、精神上、社会上和经济上的能力得到尽可能的恢复，使他们重新走向生活、工作和社会。康复不仅针对疾病而且着眼于整个人，从生理上、心理上、社会上及经济能力上进行

---

① Centers for Disease Control and Prevention，https://www.cdc.gov/ncbddd/autism/data.html. 2021-12-03.

全面康复。

4. 教育康复

世界卫生组织早在 1969 年对于康复的定义里就提到了教育康复。作为康复的一个重要组成部分,教育康复是指通过特殊教育和培训以促进康复。特教专家朴永馨曾对教育康复进行定义,所谓"教育康复"就是通过教育与训练的手段,提高残疾者的生存能力,这些能力包括日常生活操作能力、社会适应能力、职业能力以及智力等,教育康复是残疾儿童进行全面康复必不可少的手段。[①] 谢明教授也曾对教育康复进行定义,认为"教育康复"是指根据综合康复理论和"医教结合"思想的指导,综合运用教育与康复的手段,为既有教育又有康复需求的人提供相关服务。[②]

总结以上学者的定义,我们不难发现,所谓"教育康复"其实是一个结合名词,其包括两个方面,一方面是教育,另一方面是康复。教育指的就是教育工作者运用科学的手段和方法,传授知识、信息和培育人的一种社会活动。学校、家庭和社会都可以作为教育的载体。而康复作为医学诊疗的延伸,指的是作用于身体机能和功能、心理调适等的恢复性活动。因此教育康复就是将教育方法与康复手段结合成一个密不可分的整体,在教育的过程中蕴含康复手段,在康复的过程中又时时存在教育的内容。所以教育康复涉及的学科知识非常广泛。学习并合理地利用学科综合知识,是每一位从事教育康复工作的人员所应该具备的基本素质。

本书中提到的"学龄前孤独症儿童的教育康复"指的就是针对 7 周岁以下的孤独症儿童,根据其在语言、社交、行为、感知觉、情感、思维等方面所表现出的障碍,运用科学的教育康复训练方法,改善这些缺陷,使其可以使用正确的语言与他人交流,能够运用正确的表达方式与他人沟通,可以有效地控制自己的情绪和自己的行为,能够适应环境的变换,等等。

5. 融合教育

21 世纪以来,融合教育(inclusion education)已成为全球特殊教育发展的共识。美国国会在 1975 年通过了《全体残疾儿童教育法》(Edu-

---

① 朴永馨:《教育康复中的一个基本观点》,《中国听力语言康复科学杂志》2003 年第 1 期。

② 谢明主编《孤独症儿童的教育康复》,天津教育出版社,2007。

cation for All Handicapped Children Act，"EHA"）。该法规定每一个儿童，不论有何残疾，都应该尽可能地在主流环境里接受公平、适当的教育。该法强调学校对待每一个特殊儿童都应该遵守以下基本要求：零拒绝、非歧视性评估、制订个别化教育计划（Individual Education Plan，IEP）、提供最少受限制的环境、家长和儿童共同参与计划等。EHA 不仅是美国有史以来颁布的以特殊儿童为中心的最完整的特殊教育法案，也使得回归主流（mainstream movement）成为当时特殊教育发展的趋势，引起了国际特殊教育界的关注。①

我国 20 世纪 80 年代以来形成的"以特殊学校为骨干、大量特教班与随班就读为主体的特殊教育发展格局"是对我国特殊教育实践的总结，也是国际全纳教育趋势下的中国式回应与探索。②

全纳教育和融合教育的英文都为"inclusion education"，在 20 世纪 90 年代这个概念刚刚引入我国的时候，学界普遍将其译为"全纳教育"。为了更清楚地表达针对残疾人的教育实践，学界普遍认为用"融合教育"更能反映出"inclusion education"的意蕴。为了使读者对本书有一致性和连贯性，本书中将全部使用"融合教育"一词。

随班就读。融合教育和随班就读之间的关系比较明晰。学界一致的认知是，融合教育是一种西方民主化进程下的产物，随班就读是我国本土化的教育模式，我国随班就读的发展方向是实现融合教育。随班就读是我国在经济和社会发展相对落后，特殊儿童义务教育入学率极低的情况下所做的无奈之举，目的是为我国大量还没有机会接受任何形式教育的特殊儿童提供受教育的机会，是一种实用主义的融合教育模式。③

资源教室。"资源"一词意为"支持"，是指学校的各种环境设施，可以为学生、教师、家长提供服务。Hammill 和 Wiederholt 认为资源教室是"一种补救措施，学生大部分时间仍在普通班级中上课，部分时间到

---

① Armineh Soorenian，"Disabled People's Inclusion in Education：A Global Perspective," *Disability & Society* 33（2018）：1-5.

② 邓猛：《从隔离到全纳：对美国特殊教育发展模式变革的思考》，《教育研究与实验》1999 年第 4 期。

③ 邓猛、朱志勇：《随班就读与融合教育——中西方特殊教育模式的比较》，《华中师范大学学报》（人文社会科学版）2007 年第 4 期。

此接受特殊教育"。① 许家成、周月霞将其定义为："普通学校和特殊教育学校建立的专用教室；它具有为有特殊教育需求的学生进行档案管理、个别化教育计划、教学辅助、学习辅导、康复训练和评估等多种功能，服务于有特殊教育需求学生。"②

资源教师。本书所指的资源教师是实施资源教室方案的核心人物，必须具有特殊教育专业素养，在普通学校担任管理资源教室和实施教育活动职责，为有特殊需要的学生和老师提供帮助和支持，为家长提供专业的咨询，资源老师也包括巡回指导教师。

6. 职业康复

国际劳工组织（International Labor Organization，ILO）对职业康复的定义是："职业康复是连续的、统一的全面康复的一部分，是为残疾人谋求并维持适当职业而进行计划、设想及给予职业指导、职业训练、改善工作环境等与职位有关的帮助。"职业康复的宗旨在于使残疾人的潜力得到充分发挥，使其价值和尊严得以实现，残疾人能获取独立经济能力并为社会做出贡献。③ 依据国际劳工组织 1983 年第 69 届大会 159 号《残疾人职业康复和就业公约》的规定，职业康复主要包括职业能力评定、职业指导、职业训练、职业介绍、就业和就业后指导。我国派代表出席了此次大会，从此正式恢复了在国际劳工组织中的活动。1987 年，我国全国人大常委会批准了《残疾人职业康复和就业公约》。

7. 社会支持

社会支持（social support）是指一定社会网络运用一定的物质和精神手段对社会弱势群体进行无偿帮助的行为的总和。一般是指来自个人之外的各种支持的总称，是与弱势群体的存在相伴随的社会行为。社会支持有不同的分类方法。按照支持主体的不同，可以将社会支持分为四类：由政府和正式组织（非政府组织）主导的正式支持；以社区为主导的

---

① Hammill, Donald, D., & Wiederholt, J. Lee, *The Resource Room: Rationale and Implementation* (Buttonwood Farms, 1972).

② 许家成主编《资源教室的建设与运作》，华夏出版社，2006。

③ ILO Vocational Rehabilitation and Employment (Disabled Persons) Convention (No. 159) and Recommendation (No. 168). United Nations Convention on the Rights of Persons With Disabilities. http://www.ilo.org/wcmsp5/groups/Public/-ed-emp/-ifp skills/documents/publication/wcms 103529.pdf.

"准正式支持";由个人网络提供的社会支持;由社会工作专业人士和组织提供的专业技术性支持。这四类支持互有交叉,但在更多层面相互补充,已经初步形成了政府主导、多元并举的社会支持系统框架。孤独症儿童的治疗花费十分高昂。来自美国的数据显示,孤独症儿童每年的平均医疗支出超过其他儿童 4110~6200 美元,费用包括医疗保健、教育、孤独症相关治疗费用,以及家庭协调服务和护理人员时间对应的费用。除了这些医疗费用外,对孤独症儿童的强化行为干预每年每名儿童的费用为 40000~60000 美元,其中大部分与特殊服务费用和父母因需要照顾孩子而导致工资损失有关,并且孩子每伴随一个额外症状,花费会相应增加,花费包括健康照顾、特殊教育、相关治疗服务、家庭配合服务等。[①] 孤独症儿童父母不仅要承担沉重的经济负担,还要承受外人无法想象的心理压力。社会支持已被证明是帮助孤独症儿童父母的重要资源,是他们减轻抚养孤独症儿童负面影响,寻求同情、合作和帮助至关重要的积极因素。

8. 支持系统

支持系统(support system)中的"支持"二字,主要是指运用存在的资源,加以特定的策略,帮助社会中的某个个体得到相应的利益,可以完成资源和信息获取,提高社会个体的独立性、积极性。支持的本质是弱化的帮助,与帮助相比其程度较低。支持可以使存在一定障碍的个体在精神方面感到尊重,可以帮助其了解并提高自身的潜能,提高其适应社会环境的能力;支持的目的是使存在障碍的个体拥有正常的生活方式,实现生活质量的提升。根据每个孤独症儿童家长享受到的不同性质的社会支持,学者一般将社会支持总结成三种类型,分别是工具支持、资讯支持以及情感支持。[②]

工具支持是指来自外界的协助或援助,比如来自财务或者物质方面的协助,或来自社会各界资源的资助等。

资讯支持是指由某一领域内的专业人士所提供的意见与指导,例如,当孤独症儿童表现出前期症状时,其父母从孤独症医生或教授处得到诊

---

① Centers for Disease Control and Prevention, https://www.cdc.gov/ncbddd/autism/datahtml. 2021-12-03.

② 邱上真:《特殊教育导论——带好班上每位学生》,台北:心理出版社,2002。

断、咨询与治疗的信息。

情感支持是孤独症支持系统中不可忽略的重要组成部分。情感支持是指可以从他人、团体或者平台处进行倾诉或得到关心，可以表达正面情感，例如归属感、依赖感、亲密感、关心、赞赏等；也可以倾诉负面情感，例如孤独、恐惧、无助、无力感、悲伤等。

本书力图依据学校相关支持和个案教育需要的总体评估，以及孤独症学生的普教教师、个训教师、小组课老师与普通学生、孤独症学生家长的需求及期望，尽可能地利用孤独症学生身边的人、事、物等自然支持，建构出适用于孤独症学生的学校本位支持系统。

二 研究背景、目的及意义

尽管孤独症儿童没办法听懂大人的话，也没有办法顺畅地表达自己的想法，但他们却有自己执着的事物，他们中的一些人还有着超越常人的才能。他们被称作"星星的孩子"，或者"来自遥远星球的孩子"，其中男女发病比约为 4 : 1 或 5 : 1，男孩比例明显高于女孩。[①] 称他们为"星星的孩子"是人们对这些孩子关爱疼惜的表现。而在残酷的现实中，他们其实是一群有缺陷的孩子，症状表现为社会交往和沟通困难、行为刻板、兴趣狭窄或异常。成年以后他们往往也难以独立生活，这些症状将伴随终身。[②] 目前，对于该病的治疗尚无特效药，唯一有效的矫治方法就是进行早期教育康复训练。20 世纪末以来，孤独症经历了由罕见病到多发症的转变，发病率不断上升，成为一个世界性难题。为了呼吁社会各界对孤独症患者给予关爱，2007 年联合国大会通过决议，决定从2008 年起将每年 4 月 2 日定为"世界孤独症关注日"，借此来提高人们对于有关孤独症的研究和诊断的关注度。

1978 年我国第一例孤独症儿童被确诊。迄今为止，我国尚未掌握孤独症群体的准确人数。2006 年，第二次全国残疾人抽样调查首次将孤独

---

① 五彩鹿儿童行为矫正中心、五彩鹿（北京）技术培训有限责任公司编著《中国自闭症教育康复行业发展状况报告》，北京师范大学出版社，2015。

② American Psychiatric Association, "Autism Spectrum Disorder," in *Diagnostic and Statistical Manual of Mental Disorders* (5th ed.) (Washington, D.C.: American Psychiatric Association, 2013).

症纳入精神残疾范畴。调查结果显示，0~6 岁精神残疾儿童（含多重残疾）占 0~6 岁儿童总数的 1.10‰，约为 11.1 万人，其中孤独症儿童占 36.9%，大约为 4.1 万人，孤独症的发病率为 0.41‰。同时在残疾人所面临的问题中，孤独症正逐渐成为占比较大的障碍类型。2014 年 10 月，《中国自闭症儿童发展状况报告》问世，这是我国首部全面介绍孤独症儿童状况的调查报告。该报告认为当时我国孤独症的发病率与其他国家类似，大概是 1%。据此，报告推算我国当时的孤独症人士超过了 1000 万人，其中 14 岁以下患病儿童数量已逾 200 万人。[①] 2016 年，《中国自闭症教育康复行业发展状况报告 Ⅱ》指出：我国孤独症人群以每年约 20 万人的速度增长，情形十分严重。[②]

孤独症的高发病率引起了世界范围的关注，研究起步最早、研究最为深入的是美国。我国对于孤独症的研究起步较晚，2006 年出台的《中国残疾人事业“十一五”发展纲要》才将孤独症划分到精神残疾类。2008 年我国重新修订了《残疾人保障法》，规定了包括孤独症在内的所有残疾人在康复、教育、就业等各方面的权利，自此孤独症患者的权利才有了法律的保障，我国学术界的各位专家学者关于孤独症的研究才不断增加，但是研究多集中于医疗和特教领域，其他领域的研究成果很少。当前孤独症患者已被划归为残疾人范畴，残疾人的康复问题是我们国家近年来的热点话题，同时也是我国社保体系的重要组成部分。然而，由于种种原因，目前我国孤独症儿童在康复和社会支持方面面临诸多问题。

康复困境。对于孤独症儿童来说，发现越早，越早进行康复干预效果越好，到了成年干预就失去了效果。因此，根据孤独症儿童的特别属性，学龄前教育康复尤为重要。但是，目前孤独症儿童的康复面临一系列困境：研究起步晚；发现、诊断与康复迟；康复训练时间短；康复费用较高，孤独症患者家庭压力大；康复技术水平低下；相关法律体系不健全，救助基金转移困难；教育康复方法落后；康复机构参差不齐，缺乏统一的管理机构；师资匮乏，同时教师质量有待提高；监管不力，缺乏行业标准和规范；相关机构未能有效衔接，没有形成完整的支持网络；

---

① 邹小兵主编《与你同行：自闭症儿童家长必读》，人民卫生出版社，2013。
② 五彩鹿自闭症研究院编著《中国自闭症教育康复行业发展状况报告 Ⅱ》，华夏出版社，2017。

等等。

融合教育缺失。融合教育是一种倡导孤独症儿童"去机构化"的教育模式，孤独症儿童融合教育强调将孤独症儿童放置于普通班级进行随班就读，使其回归到普通教育环境中接受教育。融合教育的开展最终是为了实现特殊儿童的社会融合。目前，我国的融合教育尚处于探索试点阶段，并未真正建立起机制体制。一方面，融合教育背景下的孤独症儿童受教育状况不容乐观。虽然融合教育在我国试行多年，但孤独症儿童的融合教育还是个新兴的领域。据不完全统计，我国孤独症患儿在家圈养的约占50%，还有20%在普校及特殊教育学校随班就读，随班就读质量较低，随班混读现象依然严重。另一方面，除了基础的校园建设和教师团队建设，顶层的思想观念也是始终制约孤独症儿童及其家庭融入社会的关键因素。孤独症儿童即使进入了校园，在学校生活的许多方面也会遭受不平等的待遇，社会关注度低，"污名化"现象严重，孤独症儿童及其家长受到校园或社区排挤的情况也屡见于新闻报道。有研究表明，孤独症儿童的社会融合在残疾人社会融合中是难度最大的。①

目前国内外普遍认为融合教育背景下孤独症儿童的社会支持主体应包括家庭、社区、学校和政府。但是，我国的现实是融合教育背景下的孤独症儿童社会支持层次低且不完善，普遍呈现出社会支持主体不足、普校融合教育下全员参与有限、融合教育背景下社区支持缺失、社会工作介入融合教育空白等问题。因此，在我国大力推行孤独症儿童融合教育的背景下，探索健全孤独症儿童及其家庭社会支持体系的道路，是检验我国随班就读推行效果和社会进步、文明建设的一大指向标。

职业康复不足。孤独症儿童终将长大成人，但他们难以跨越就业的"门槛"，在诸多方面受到限制，其生存、就业等问题已经成为很多家庭的后顾之忧。大部分的宣传、爱心活动、救助政策主要聚焦在0~14岁的孤独症儿童身上，有关大龄孤独症患者的职业培训和就业仍处于初步探索阶段，可以说我国对大龄孤独症患者的社会支持明显缺位。特殊义务教育结束后，福利院、养老院往往不接收孤独症患者，也没有专业陪

---

① 熊絮茸、孙玉梅：《自闭症儿童融合教育现状调查、困境分析及家庭参与的探索》，《内蒙古师范大学学报》（教育科学版）2014年第4期。

护人员；商业投保时，心智障碍者常常因风险太高被拒保；60%的孤独症谱系障碍人群有共患病，但大多数孤独症患者不被医疗保险覆盖，这对于孤独症患者的家庭来说更是雪上加霜。① 那么，长大后的他们又该何去何从？当父母老去，谁又来继续守护"星星的孩子"？该领域专家普遍认为开展以职业康复为主题的训练活动能提高患者的能力，并且通过职业康复患者极有可能可以从事简单工作，对其生存、生活和参与社会活动具有重要作用。为了解决孤独症患者就业问题，西方国家普遍开展职业康复以帮助患者就业、实现自力更生，而我国在职业康复方面与发达国家和地区相比还存在明显的差距，职业康复在我国是一个未被充分重视的社会议题，孤独症儿童未来的工作和生活已成为解决孤独症患者成年之后生存问题的重中之重。

家庭所需的社会支持匮乏。除了承担照料和教育责任，孤独症儿童的家长还承受着多重压力。孤独症儿童的医疗和康复费用占家庭总收入的一半及以上，而33.6%的孤独症儿童家长（其中全职照顾孩子的母亲占95.25%）为看护孩子不得已辞去工作，失去了收入来源。孤独症儿童家长在经济、社会环境、心理、信息获取等方面面临的沉重压力导致家庭矛盾升级，甚至家庭破裂、家长心理病态化、家庭暴力等。孤独症儿童单亲家庭的占比达到20%以上。② 孤独症儿童家庭负担沉重，社会支持来源渠道狭窄。《中国孤独症家庭需求蓝皮书》的调查结果显示，65.4%的孤独症儿童家长表示受到社会歧视，50.0%的家长认为自己比较悲观，缺乏社会支持。③ 这一数据说明当前迫切需要加大孤独症儿童及其家庭的社会支持力度。

本研究的目的在于从康复管理和社会福利的角度针对孤独症儿童学前教育、义务教育、就业准备三个不同阶段涉及的医疗及教育康复、融合教育、职业康复以及每种康复的社会支持情况，选择典型和试点城市甚至远赴境外地区进行深度访谈和问卷调查，调查对象包括孤独症儿童

---

① 中国精神残疾人及亲友协会编著《中国孤独症家庭需求蓝皮书》，华夏出版社，2014。

② 刘萍：《自闭症儿童家长的困境与社会工作介入策略——以合肥市L康复机构为例》，《理论观察》2021年第8期。

③ 林静、单联成、于潇：《自闭症儿童走出社会救助困境的路径探讨》，《长春理工大学学报》（社会科学版）2019年第2期。

及其家长（监护人）、康复机构、学校、政府主管部门、社会组织等相关主体，收集有价值的第一手材料，摸清我国孤独症儿童在康复与社会支持方面的现状和存在的客观问题。同时，考虑到境外发达国家和地区在孤独症儿童康复与社会支持方面实践更早、经验更丰富，本研究课题组不仅有来自美国和我国台湾地区的专家，而且有的成员曾在美国、我国香港和台湾地区进行数年的学术交流，亲身了解了以上国家和地区的情况，广泛、深入研究了以上国家和地区在该领域较为成熟的机制体制，包括美国的孤独症强制保险、康复管理的先进做法、强大的社会支持系统等。最后，对促进我国孤独症儿童健康而全面的发展、社会支持系统的建设提出针对性强、有建设意义的政策建议，倡导为孤独症儿童的成长提供更适合的环境，减轻孤独症儿童家长（监护人）的身心负担，促进社会文明进步。

本研究具有重要的理论意义。我国对孤独症的研究起步较晚，也缺乏全面调查资料，直到 2006 年我国制订的《中国残疾人事业"十一五"发展纲要》首次将孤独症列为精神残疾类别以及 2008 年《残疾人保障法》的修订，有关孤独症的学术研究和实践研究才开始逐渐多了起来。但研究主要集中在早期诊断和早期干预方面，对青少年和成年时期的各种相关研究还相对较少。

目前国内学术界对学龄前孤独症儿童教育康复的研究尚处在初级阶段，研究的内容大致包括两个方面。第一，从医学角度出发对孤独症的病因、诊断标准和现状进行研究；第二，从特教的角度对教育康复训练方法进行研究。本研究独辟蹊径，从康复管理和社会保障的角度入手，对我国当前学龄前孤独症儿童教育康复的外部支持保障条件和内部建设发展情况进行整体的梳理和分析，了解其发展面临的困境，并给出相应的建议，这对我国政府制定相关政策、促进教育康复行业的发展具有非常重大的理论参考价值。

在孤独症学生融合教育方面，从理论上讲，优势视角理论可以为孤独症儿童功能的正常化、去除"污名化"、改善和提升孤独症儿童相关能力及权益提供一定的理论基础。社会支持理论可以将孤独症儿童及其家庭获取的社会支持分为正式社会支持和非正式社会支持，孤独症儿童及其家长获得的社会支持也可分为信息性支持、情感性支持和工具性支持三个维度。本研究根据融合教育背景下孤独症儿童及其家庭所获社会支持的来源和内容进行详细归类，并且探析社会支持网络中的困境与问题，奠定了本研究理论基础。丰富和完善了融合教育背景下的孤独症儿童社会支持理论研究部分。

目前国内学术界对大龄孤独症患者的职业康复研究还处于起步阶段，研究以学龄前儿童早期诊断、干预和义务教育阶段的融合教育为主，研究对象主要是0~14岁的儿童，国家在医疗支持和社会保障方面提供了良好的政策导向，孤独症治疗新技术和孤独症儿童福利工作正逐渐全面落实。然而，孤独症群体在职业教育、职业康复、就业等方面存在着资源少、支持不足的现象。孤独症群体如何融入社会、实现自力更生成为当前摆在孤独症儿童家长和社会各界面前的一座大山。残疾人职业康复一直是我国学术界研究的热点，也是我国社会保障体系的重要组成部分。孤独症作为残疾类型的一种，其职业康复相关内容是对残疾人职业康复研究的补充，也是对我国社会保障体系的完善。本研究对我国政府制定相关政策、促进我国孤独症儿童职业康复发展具有重要的理论价值和参考意义。

本研究同时具有很强的实践意义。

相关研究表明，2~7岁是孤独症儿童的最佳康复期，若是在这一阶段可以接受正规专业的教育康复训练，其发病症状可以得到一定程度的缓解，恢复效果好的还可以进入普通学校与正常孩子一起进行学习。因此，学龄前教育康复对于患儿非常重要。但当前我国学龄前孤独症儿童教育康复还处于发展初期，仍然面临一些困境。具体表现为法律法规不健全、康复机构参差不齐、康复费用颇高等导致孤独症儿童家长望而生畏、苦不堪言，急需国家出台相关保障政策。一方面，规范并促进康复机构的健康发展；另一方面，为孤独症儿童及其家庭提供补贴，减轻孤独症儿童家庭沉重的经济负担。本研究通过对境外发达国家和地区学龄前孤独症儿童教育康复的发展现状进行梳理，总结经验，进而对我国学龄前孤独症儿童教育康复的发展出谋划策。这对于我国建立该群体教育康复保障体系具有非常大的实践意义。

从现实来讲，孤独症儿童及其家庭不仅要承担身体和经济上的双重压力，更多的是无止境的康复教育和照料责任，加之社会的排斥，孤独症儿童及其家长始终是社会边缘化群体，家长内心承受的巨大折磨无法消减，多元化社会支持主体的参与，可以直接有效地降低孤独症儿童家庭的负担和教育职责。在融合教育背景下，一方面，学校和教师承担专业的教育工作，指导家长进行配合教育；另一方面，校园里推行融合教育，可以营造全员参与的氛围，不仅包括校长、老师和同学，还有同学背后的家长，这些群体都是社会的一分子，可以为孤独症儿童及其家庭打开知晓度和推广度，让他们真正地回归到主流社会中去。

研究表明，孤独症患者在某些具体方面具有超越常人的能力，而且他们经过有效的训练能够从事一些简单的工作，因此，他们具有劳动能力。职业康复正是通过对他们进行训练以使其掌握相关技能来适应工作中的一些内容，从而实现就业和独立生活。目前我国对孤独症群体的职业康复和就业安置还处于起步阶段，还有许多障碍有待消除，具体表现为：法律法规不健全、康复机构资源有限、经济支持不足、职业训练欠缺、师资力量短缺、就业支持不充分以及较为普遍的就业歧视等。本研究通过对美国、我国港台地区以及内地孤独症康复机构的做法进行梳理，总结发达国家和地区在立法、经济保障、康复服务、就业指导上的经验，进而对我国大龄孤独症儿童的职业康复提出合理化的建议。这对于我国建立孤独症群体职业康复保障体系、促进康复机构的发展、实现大龄孤独症儿童独立自主的生活和减轻家庭经济负担具有非常重要的实践意义。

三 理论基础

1. 公平理论

在不同的学科视角下，"公平"有着不同定义，经济学、社会学、管理学对"公平"都有不同的界定。在本研究中，笔者是从社会保障的角度进行定义的。所谓"公平"，指的是通过建立社保制度，保障社会成员的基本生活，解除其后顾之忧，同时还要消除疾病、意外灾祸等原因造成的不公平，保障社会成员起点与过程的公平性，使社会成员可以公平地参与社会竞争，避免社会差距太大影响国家的稳定和发展。[①]

---

① 郑功成：《社会保障学——理念、制度、实践与思辨》，商务印书馆，2000。

　　根据当代西方社会公认的公平理论，公平可以分为四个阶段。这四个阶段包括起点、机会、过程和结果，在人的发展进程中这四个阶段是同样存在的。[①] 人的一生可划分为童年、青年、中年和老年。人的童年时期即人生的起点。我们强调起点的公平是因为该时期是我们整个人生的基础，对我们的一生起着非常重要的作用。孤独症儿童作为精神残疾人的一种，在我们的社会结构中地位相对来说比较弱势。国家无论是从人道主义的角度出发还是从社保的角度出发，都应该为其建立良好的保障体系，这也是社会公平的内在需要。他们有权像普通儿童一样拥有美好的童年。我们希望国家通过建立完善的法律机制和提供充足的财政资金支持，来保障孤独症儿童在学龄前、学龄期和就业准备阶段可以通过科学有效的教育康复训练、融合教育和职业康复，获得生活和工作所需要的知识和技能，能够在融入社会的过程中使用其所学到的技能，也为其以后的学习生活奠定基础。这也是我们强调公平理论的意义所在。

　　2. 增能理论

　　"增能"又称"充权"或"赋权"，从"empowerment"一词翻译而来。"增能"一词是20世纪70年代美国哥伦比亚大学学者巴巴拉·索罗门（Barbare Soloman）提出的。巴巴拉·索罗门在其著作《黑人的增能：被压迫社区里的社会工作》中首先提出了增能的概念。"增能"是指在个人与他人通过环境资源进行互动的过程中，通过对资源与环境的合理运用，使个人可以获得更多的能力，从而增强对生活空间的掌控能力和自信心。[②] 此理论的关注点是人的价值的实现。该理论认为，所谓"人被边缘化"，其根本原因就是个体本身感到无力而且存在很大的障碍和限制，最终导致其无法参与社会并实现自我的发展。当前，许多学龄前孤独症儿童被普通幼儿园拒收，成为边缘化的群体。因此，我们要抓紧学龄前这一进行教育康复训练的黄金时期，为其"增能"。即便孤独症儿童是社会的弱势群体，我们也不能因此就将他们当成被照顾的对象，我们要帮助他们通过"增能"获得相应能力，实现"助人自助"。对于学龄前孤独症儿童来讲，其"增能"的唯一途径就是接受教育康复训练。

---

① 李雅：《中国残疾儿童教育保障制度研究》，硕士学位论文，首都经济贸易大学，2013。
② 王思斌主编《社会工作导论》，高等教育出版社，2009。

通过对其进行教育康复训练，使其在社会上生存所需要的能力得到增强，可以与普通儿童一起快乐地学习成长。

与以上论述同理，职业康复亦是孤独症儿童增能的重要方法。随着经济社会的发展，促进残疾人不断增强自身能力已经成为保障和改善民生的重要内容。当前我国孤独症群体受歧视非常严重，一是由于受到先天自身条件限制；二是缺乏后天能力训练和培养；三是社会大众的认知不足。他们在社会中遭受排斥和歧视，在就业中往往面临更加严峻的挑战。许多孤独症患者被排除在企业之外，无法获得就业机会。加强孤独症患者职业康复是不断提升其个人能力和劳动技能的行之有效的方法，也是促进其参与社会劳动并从社会环境中增能的有效途径。

3. 优势视角理论

优势视角理论聚焦于个体所拥有的优势和资源，有意识地发掘和培养其潜在能力，放大个体的亮点，强调人的功能和价值，使其获取自我成长的能力。

近年来，我国学者针对孤独症儿童的融合教育引入了优势视角理论。张冉提出，近年来我国大力提倡特殊教育与普通教育的融合，目前很多孤独症儿童进入普通学校接受教育，取得了一定成效，但还存在诸多问题。当前，无论是学术界还是普通大众，都认为孤独症儿童是一种异于普通人的精神病人，这种刻板印象使孤独症儿童在社会、学校和家庭中得不到应有的尊重、关注与理解，导致他们无法获得友善的对待和适当的教育，严重阻碍了孤独症儿童的身心发展。因此，亟须转变看待孤独症儿童融合教育的视角。基于优势视角理论来透视孤独症儿童的融合教育优势，并不意味着忽视问题，而是由关注孤独症儿童的内部缺陷，转为关注孤独症儿童的优势与特长，相信他们的天赋与能力，挖掘其内在潜能，改变对孤独症儿童的歧视、排斥等态度，尊重和理解孤独症儿童。[①] 在教师的教育干预下，提升孤独症儿童的校园生活质量，整合利用优势资源，从而提高融合教育质量。

4. 社会支持理论

"社会支持"是与弱势群体相伴随的一种行为。主要是指刨除个人

---

① 张冉：《优势视角下自闭症儿童融合教育研究》，硕士学位论文，山东师范大学，2018。

之外的社会关系网络，通过为社会弱势群体提供精神上和物质上的支持，以帮助其更好地生活。该理论最初源自"社会病原学"，是与个体的生理、心理以及社会适应性联系在一起的，因此一些专家学者便将其研究的范围限制在了"社会心理健康"领域。但从目前专家学者对该理论的研究来看，已经不仅仅拘泥于原有的框架，而是将其扩展为一种为社会弱势群体提供物质和精神支持，帮助其摆脱困境的行为的总和。① 有研究结果显示，所有的社会支持因素，包括家庭、同伴以及其他重要他人都与社会和宗教的发展显著相关。研究表明，父母需要时间对残疾儿童诊断进行适应，而这种适应会随着时间的推移而改变。如 Raaya Alon 比较了以色列 Haredi 地区信仰犹太教的 100 名孤独症儿童父母与 100 名无宗教信仰的孤独症儿童父母在对待残障子女方面的差异。宗教信仰帮助父母在日常生活的困难之外找到意义，并促进其成长，因为父母相信抚养有特殊需要的孩子是有意义的。②

　　该理论根源于社会弱势群体的需求假设，若要为其提供支持，首先要做的是判断其为了摆脱生存困境需要什么样的帮助。目前，依照主体的不同，该理论将支持划分为四种不同的类型：第一种是政府和非政府组织（NGO）提供的正式支持；第二种是社区主导的"准正式支持"；第三种是由个人网络提供的支持；第四种是由社工等专业人员和组织提供的专业技术性支持③。学龄前孤独症儿童作为弱势群体的一员，其教育康复发展面临着多重困境，社会支持严重不足。对此，我们应该发挥各主体的功能，为该群体建设一个完整的社会支持网络。从支持的来源划分，主要分为宏观的支持系统、中观的支持系统和微观的支持系统。具体来说，宏观支持系统的主体是政府机构；中观支持系统包括邻里和同伴、非正式社会组织，各级各类学校和社区；微观支持系统主要包括有血缘关系的个体，主要提供以家庭成员为核心力量的行为和情感支持。

---

① 《社会支持》，http://baike.baidu.com/item/%E7%A4%BE%E4%BC%9A%E6%94%AF%E6%8C%81? sefr=cr，最后访问日期：2023 年 10 月 13 日。

② Raaya Alon, "Social Support and Post-Crisis Growth Among Mothers of Children with Autism Spectrum Disorder and Mothers of Children with Down Syndrome," *Research in Developmental Disabilities* 90（2019）：22-30.

③ 林顺利、孟亚男：《国内弱势群体社会支持研究述评》，《甘肃社会科学》2010 年第 1 期。

5. 需求层次理论

在马斯洛的五个需求层次的立体结构上，孤独症儿童同样存在生理需求、安全需求、爱与被爱的社群需求、尊重和被尊重的需求以及最高层次的个人自我价值需求。孤独症儿童虽然不能向外界完整表达自己的个人需求，但他们仍然会通过独特的自我表达方式向外界诉说这种需求。所以孤独症儿童在实现了自身生存权的基础上，也同样具有发展权，有自我价值实现的需要。鉴于此，通过提供职业康复服务满足孤独症儿童更高层次的需求，对于其实现独立自主、自力更生的个人价值和社会价值具有意义。

四 研究内容

本书集中研究以下主要内容。

学龄前孤独症儿童的教育康复。从我国学龄前孤独症儿童教育康复的现状分析出发，通过对学龄前孤独症儿童教育康复的外部支持保障（国家的法律法规等政策支持、政府财政和基金支持及社会各界的支持）和内在建设（早期诊断筛查情况，教育康复类型、内容、方法，师资情况以及转衔情况等）发展现状进行分析，总结了我国学龄前孤独症儿童教育康复发展面临的困境，同时选取了教育康复发展比较好的成都市作为调研地区，通过对其外部支持保障和内在建设发展现状进行调研分析，总结了其成功经验和存在的不足，让读者对我国学龄前孤独症儿童教育康复发展面临的困境有更直观、更深刻的认识。

融合教育背景下孤独症儿童义务教育阶段社会支持。国内外学界普遍认为孤独症儿童融合教育的社会支持主体应包括家庭、社区、学校和政府。融合教育是孤独症儿童回归主流学习环境的教育模式，强调将孤独症儿童安置于普通学校进行随班就读，回归到与普通孩子的相同教育环境中接受各方面知识的传授。其本质是通过主流教育环境来提升他们语言、情绪管理和社交方面的能力，最终让孤独症儿童回归主流社会，融合教育的最终目的是实现社会的融合。本研究从我国义务教育阶段孤独症儿童在融合教育背景下获得的社会支持出发，通过对现状进行分析，总结了目前我国义务教育阶段孤独症儿童社会支持面临的困境，同时选取了融合教育实践工作开展较好的成都市成华区作为调研地区，通过对其融合教育体系建设进行调查，对该区普校教师进行问卷调查，对采取不同教育安置形式的义务教育阶段孤独症儿童的家庭进行访谈，获取第一手资料，直观地了解并分析了当前义务教育阶段孤独症儿童在融合教育背景下获得的社会支持存在的不足。

大龄孤独症儿童职业康复。孤独症儿童终将长大成人、进入社会，于是就业的问题被提了出来。目前大龄孤独症儿童就业仍处于薄弱环节，不少家庭仍处于"自救"阶段，或者干脆不救，任其发展。我国有关大龄孤独症儿童在就业方面的救助和扶持仍处于初步探索阶段，许多支持服务呈现缺位情况，有关大龄孤独症群体就业的救助政策少之又少，只有极个别省份有相关规定，杯水车薪无法解决燃眉之急。课题组深入成都、深圳和长春孤独症群体职业康复试点机构进行调研，了解这些机构在政策、资金、康复内容、师资、就业等方面保障孤独症群体职业康复的情况。梳理在孤独症儿童职业康复方面的法律支持、资金来源、社会各界支持，探讨大龄孤独症儿童在职业康复发展和社会支持方面面临的困境和原因。

孤独症儿童家长支持系统。孤独症儿童往往不仅缺乏正常沟通交流的能力，有些甚至没有正常独立生活的经验。孤独症儿童的家长比普通儿童的家长承受着更多的来自生存、生活及精神的压力。而社会支持，特别是家校合作方面的支持系统能够很好地减轻家长压力、促进孤独症儿童的康复与教育。

美国孤独症儿童的康复与社会支持。美国是世界上孤独症发现最早的国家，也是世界上孤独症干预方法较为成熟的国家。本研究将对美国学龄前和学校不同阶段多种不同的孤独症干预方法以及特殊教育策略进行系统梳理，然后对从学前、学校到职业准备不同阶段孤独症儿童康复的社会支持以及美国孤独症儿童家长支持系统，从国家立法到政府财政支持、组织管理、服务内容、转移接续、专业机构、社会组织、信息服务与舆论宣传以及系统网络等不同视角展开深入研究。

美国各州孤独症强制保险与孤独症儿童多层次保障网络。美国已建立起以医疗救助、学校和社区康复为主体，商业保险为补充的多层次孤独症儿童保障网络。截至2019年，美国50个州和哥伦比亚特区出台了关于孤独症强制保险的法律规定，要求私营保险市场的儿童健康计划涵盖孤独症筛查、诊断和治疗服务。孤独症强制保险法律在美国各州都存在，但各州涵盖的福利各不相同。课题组从2001~2021年美国所有50个州和哥伦比亚特区的政策文本和法律中提取数据，收集整理了孤独症倡导组织等的新闻文章和网站，确保纳入最新的政策变化。本研究回顾了各州孤独症强制保险的特点、差异及其涵盖的待遇，包括提供给孤独症儿童的相关服务及其年龄限制、费用等，同时分析了强制保险产生的影响、效果以及带给我国的启示。

我国香港特别行政区孤独症儿童的康复与社会支持。2020年，香港孤独症的发病率高达3.72%，成为全球孤独症发病率最高的地区。① 香港地区孤独症儿童的康复服务与社会支持的程度在亚洲名列前茅。本书研究了香港地区康复服务体系尤其是社区康复网络、康复机构服务标准，特殊教育学校和普通学校为学龄期孤独症儿童提供的评估与教育服务尤其是三层支援模式、非政府机构的教育支援服务，职业康复的组织管理、丰富的服务内容和服务流程、政府为主的多元化资金支持、无缝对接和康复效果。这些内容都值得内地借鉴。

五 研究方法

本书在研究过程中采用文献法、问卷调查法、观察法、访谈法、比较研究法、定量研究法、福利程度的赋值法等研究方法。

1. 文献法

通过对与本研究相关的文献资料包括国内外著作、期刊论文和网络资源等进行阅读，把握国内外的研究现状。总结境外国家和地区在孤独症儿童康复与社会支持方面的先进做法和经验，同时通过梳理国内文献了解国内研究的薄弱之处，从而为本研究提供了具有可行性的研究思路。课题组成员或曾经在美国留学，或在海外工作，或曾经在美国、我国香港和台湾地区进行多次长时间学术访问，了解研究领域国际前沿成果，收集了大量境内外难得的文献材料，为本研究奠定了理论基础。

---

① 《大健康行业数据分析：2020年香港自闭症儿童患者为372人/万儿童》，https://www.k.sina.com.cn/article_1850460740_6e4bca4402000qid6.html，最后访问日期：2020年12月5日。

2. 问卷调查

为了对成都市学龄前孤独症儿童的教育康复情况有更准确的把握，课题组成员向孤独症儿童家长发放了问卷，让家长配合填写。问卷内容主要涉及患病儿童基本情况、家庭经济情况、康复训练补贴享受情况、机构教育康复满意度、家庭教育康复开展情况、所在社区教育康复开展情况、教育康复需求情况等。

在孤独症儿童学龄期康复与社会支持研究中，采用问卷调查法了解成都市成华区随班就读教师的基本情况，如学历、教龄、专业背景等，对随班就读教师的教学现状进行调查，如参加培训的次数、内容以及培训的有效性，重点关注教师在开展随班就读过程中的问题与困惑。问卷调查使用的工具，根据江小英等在《北京市普通中小学融合教育基本情况调查报告》[①] 中的自编问卷，以及周思佳在《广州市海珠区孤独症儿童普通小学随班就读问题及对策研究》[②] 中的问卷进行改编。该问卷的各项指数均符合调查的内容。

在孤独症儿童职业康复研究中，设计并发放"孤独症患者职业康复情况及需求调查问卷表""庇护性、支持性就业岗位备选人员能力信息采集表""入场支持策略一览表""跟踪回访表"四个专业量表。

在孤独症儿童家长支持系统研究中，根据本研究需要，设计针对接收孤独症学生的学校教师、分管领导及学生家长的调查问卷，内容主要包括各类支持形式，即教育支持、心理支持和社会支持等。问卷以封闭性质的题目为主，辅以开放性问题，经过相关领域专家几次指导与修改，对相关内容进行调整、补充，形成正式问卷。

3. 观察法与访谈

通过对教育康复机构内部环境的观察以及与机构负责人进行访谈，了解教育康复机构的管理运营情况和教育康复服务的供给情况。除此之外，还走访了相关政府部门，如四川省残联、成都市残联、成都市卫计委等，获取了相关数据资料。

---

① 江小英、牛爽爽、邓猛：《北京市普通中小学融合教育基本情况调查报告》，《现代特殊教育》2016 年第 14 期。

② 周思佳：《广州市海珠区孤独症儿童普通小学随班就读问题及对策研究》，硕士学位论文，四川师范大学，2010。

在研究孤独症儿童融合教育时，对成都市成华区三所二级资源教室的教师、孤独症儿童家长、社会组织进行深层次的访谈，题目为半结构化设置，可以在了解基本信息的基础上与被访问者进行发散式的更全面且深入的访谈。了解孤独症儿童的教育安置情况、残疾程度、家庭经济负担、主要照料者、社区残疾人工作开展情况等，深入挖掘家长在现实生活中所遭遇的困境。对收集到的资料进行编码处理，整理出当前社会支持各环节之间的问题，提出可行的改进策略。

课题组还赴深圳市罗湖区孤独症残疾人综合（职业）康复服务中心、成都武侯区善工家园助残中心、吉林市明智之家孤独症康复教育托养中心等多家残疾人职业康复机构进行面对面访谈。

4. 比较研究

本书介绍了美国、我国香港和台湾地区在孤独症儿童康复与社会支持方面的经验做法。如在研究美国孤独症强制保险的一章中，对美国各州孤独症强制保险的建立时间、保障年龄段、免赔额、筛查和保障、服务方资质逐一进行对比，让读者清晰而全面地了解美国各州孤独症强制保险的情况。

5. 定量研究

在闽台地区孤独症儿童家长支持系统的适宜性研究中采用 SPSS 20.0 统计软件对收集到的问卷调查的结果数据进行分析，问卷的可信度通过数据可靠性分析进行检验；另外通过描述性统计了解各个变量的平均数、标准差，呈现受测者在各个变量上的集中趋势和分布情况；最后通过平均数对比及方差分析显著性检验，了解闽台地区孤独症儿童家长在支持系统方面的差异性。

六　创新之处

本研究在以下方面进行了创新。

研究视角的创新。当前我国对于孤独症儿童康复与社会支持的研究主要集中于医学领域和特殊教育领域，其次是从社会工作介入的角度开展研究。本研究从社会保障的角度出发，对政策支持、经济支持、组织实施和人力支持方面进行了阐述，区别于学界的多数研究领域，体现了研究视角的创新性。

　　将孤独症儿童成年前在学龄前、学龄期和就业准备三个不同阶段的康复与社会支持放在一起进行研究。我国对于孤独症儿童的教育多关注学龄前儿童，有关义务教育阶段的教育保障和质量的研究甚少，而关于融合教育背景下孤独症儿童的社会支持的文献少之又少，对于孤独症儿童的职业康复的研究更少。本研究将以上三个不同阶段以及三个不同阶段之间的衔接作为不可分割的整体加以研究，填补了该领域学术研究的空白。

　　将孤独症儿童的康复与社会支持有机地结合起来进行研究。以往的研究或者仅仅探讨孤独症儿童的干预和教育策略，或者单纯研究孤独症儿童的社会支持网络建立，鲜有将二者结合的研究成果。本研究则将两者紧密结合加以研究。

　　将孤独症儿童家长的支持系统与孤独症儿童的社会支持结合进行研究。由于我国大陆地区孤独症儿童家长支持系统长期缺失，以往的研究者往往缺乏该领域的研究视角。本课题梳理境外发达国家和地区孤独症儿童家长支持系统的发展状况，找到我国大陆地区在该领域的巨大差距和未来发展方向。

　　在国内对美国孤独症强制保险进行研究和介绍。2001 年，美国印第安纳州签署了全美第一份孤独症障碍保险授权书。截至 2019 年，全美 50 个州和哥伦比亚特区都颁布了孤独症强制保险法令，规定所有儿童有关的健康保险都必须将孤独症的治疗纳入保险待遇之中。目前该领域研究在美国学界十分热门，而国内尚无人研究。本研究的成果将填补这一空白，引起国内学者以及政府决策部门的重视，并期望其未来能够借鉴。

　　调研选取地区和机构的代表性与创新性。成都市在 2003 年就出现了正规的学龄前孤独症儿童教育康复机构，发展起步较早，且成都市也是国家针对孤独症儿童及融合教育推行的各项政策的试点城市之一。其中成华区是各区县的带头者和佼佼者。深圳市罗湖区孤独症残疾人综合（职业）康复服务中心、成都武侯区善工家园助残中心、吉林市明智之家孤独症康复教育托养中心在残疾人职业康复方面一直走在全国前列，但迄今为止没有专门针对上述地区和机构的研究成果。课题组实地调研上述地区和机构，通过问卷调查和访谈获得丰富的第一手数据资料。

　　研究结论的创新。应将孤独症儿童教育康复训练纳入医保支付范围，进一步减轻患儿家庭经济负担；加快融合教育建设，让孤独症儿童尽量进入普通学校就读；引进境外的残疾人职业康复制度，让孤独症儿童得到就业前周到入微的服务，从而做好准备；应逐步建立孤独症儿童家长（监护人）支持系统；加快构建我国孤独症儿童康复多层次网络体系。以上结论在目前国内都是新颖而前沿的观点。

七　研究的不足之处与未来研究方向

本研究存在以下不足之处。

第一，境外相关资料难以获得，已搜集的资料有一定滞后性和局限性。由于职业康复的研究目前在国内还处于新兴领域，制度并未建立，相关文献和数据资料难以获得，通过网络搜集的境外相关资料存在一定局限性和滞后性。

第二，由于有关孤独症儿童的研究近几年才得到更多关注和发展，加之社会公众和家长的担忧，独立数据较少，基本与其他精神残疾、智力残疾甚至肢体残疾儿童等数据混在一起，所以独立且准确的数据难以获得。

第三，融合教育研究中采集的孤独症儿童家庭样本数量较少，由于学龄期的孤独症儿童教育安置情况较为复杂，分布于普通学校、特殊教育学校、教育康复机构，还有在家教育等形式，故访谈到的家庭数量不够充足。

第四，笔者自身能力有限，在对我国孤独症儿童康复与社会支持的分析研究上，考虑的因素尚待完善，分析的深度也有待拓展。由于笔者时间和精力不够，对于康复与社会支持效果的定量研究还不够。

未来研究方向。课题组计划未来研究美国各州孤独症强制保险实施后孤独症强制保险与其他公共政策如教育、社会保障、社区康复等政策间的相互影响（如政策的溢出效应），同时研究我国孤独症发病率、孤独症康复纳入城乡居民医疗保险试点情况、孤独症儿童社区康复试点、孤独症儿童医疗救助、孤独症儿童相关保险产品、孤独症儿童康复与社会支持的效果、孤独症康复行业准入和服务标准以及监管。在此基础上对相关政策如儿童康复救助制度、社会医疗保险政策以及其他社会保障政策、康复行业管理制度提出相关专业建议。

第二章　学龄前孤独症儿童的
康复与社会支持

第一节　国内外文献综述

一　国外文献综述

在发达国家和地区，孤独症儿童一生所需要的治疗、康复、教育、就业和养老服务都有完善的法律体系给予保障。在欧美和我国港台地区，孤独症儿童教育康复训练的费用主要由政府支付。国外学术界关于学龄前孤独症儿童的教育康复研究集中在以下两个方面：一方面是学龄前早期干预的方法，另一方面是学龄前融合教育。其中早期干预方法在特教领域指的是对孤独症儿童进行早期教育康复训练的方法。

1. 孤独症儿童的早期干预研究

关于孤独症儿童的早期干预方法，Bryna Siegel 的研究表明，随着孤独症儿童确诊人数的不断增长，针对孤独症儿童的干预方法和干预模式也层出不穷，涉及医学、教育、认知、心理、发展等方面的干预方法和干预模式有 100 多种。由于可选择项太多，家长和教育康复相关工作者难以选择最佳的干预方式，循证实践模式的出现恰巧解决了此问题。此模式也是目前美国等发达国家应用最为广泛的模式之一。[1] Odom 等认为孤独症儿童的早期教育干预可分为专项干预（Focused Intervention Practices，FIPs）和综合干预（Comprehensive Treatment Models，CTMs）两大类别。[2]

---

① Bryna Siegel, *Helping Children with ASD Learn-Treatment Approaches for Parents and Professionals* (Oxford University Press, 2007).

② Samuel L. Odom, Brian A. Boyd, Laura J. Hall and Kara Hume, "Evaluation of Comprehensive Treatment Models for Individuals with Autism Spectrum Disorders," *Journal of Autism Developmental Disorders* 40 (2010): 425–436.

关于循证实践的研究，Richard Simpson 的研究显示，20 世纪七八十年代循证实践在医学领域兴起，其后才逐渐被引入教育领域，并在孤独症的干预和研究中占有举足轻重的地位。1999 年，美国政府的早期干预部门颁布了针对孤独症儿童早期干预的临床指导方针。2001 年，由美国国会发布的《孤独症教育干预报告》使孤独症儿童获得了很大的帮助，该报告不仅给出了最佳干预方案的证据，还进一步对一些干预方法的效果进行了详细说明。经过十几年的发展，干预方法又产生了新的变化。①2009 年，美国孤独症研究中心发布了《孤独症国家发展研究报告》，并在该报告中对孤独症儿童的干预方法进行了解读。有 11 种干预方法被证明有效（该报告中所谓科学有效的干预方法指的是很多研究证明其有效的方法，但由于个体的差异性，并不是对所有儿童都有效）。11 种方法包括：行为套件疗法（behavior package）、前事套件疗法（antecedent package）、共同注意力干预（joint attention intervention）、学龄期儿童的广泛性行为干预（comprehensive behavior treatment for young children）、自然语言策略（naturalistic teaching strategies）、示范（modeling）、核心反应训练（pivotal response treatment）、同伴介入套件（peer training package）、自我管理（self-management）、程序时间表（schedules）、故事本位干预（story-based intervention package）。②

随着循证实践研究的深入，Cook 和 Odom 在其文章中对"循证实践"进行了详细的定义，所谓"循证实践"，即"依循证据进行实践"。以三项核心要素（临床专业知识、最佳证据、服务对象的特点与观点）相互连接为主要特点，鲜明地区别于以经验为主的实践范式。该实践范式的逻辑结构非常简单，就是通过某种科学的研究（如随机对照实验），找出并使用"最好的实践方式"，以此让患者得到最佳的教育、医疗干预效果。尽管这个逻辑受到了不少批评，但是它已广为人们所接受，而且被政府采纳。③

---

① Richard L. Simpson，"Evidence-Based Practices and Students with Autism Spectrum Disorders," *Focus on Autism and Other Developmental Disabilities* 20（2005）：140-149.

② National Autism Center. National Autism Center National Standards Report，2009.

③ Bryan G. Cook and Samuel L. Odom，"Evidence-based Practices and Implementation Science in Special Education," *Exceptional Children* 79（2013）：135-144.

近年来，国外对孤独症早期干预的研究更多集中在干预效果方面，而且多数是对某类甚至某种干预方法的效果研究。如日本学者 Yoshiyuki Tachibana 对学龄前孤独症儿童早期干预的三类方法（行为干预、聚焦社会交流干预、多种模式发展干预）的效果进行了比较。[①] Shu-Ting Liao 等对家庭地板时光干预项目的效果进行了研究。[②] Fleury 和 Schwartz 探讨了修订后的对话阅读干预方法对孤独症儿童语言的影响。[③] Gunning 等系统回顾并总结了以往 40 年间 57 项研究中关于应用行为分析对学龄前孤独症儿童社会交往技巧产生的干预效果和维持情况。[④]

2. 关于孤独症儿童学龄前融合教育的研究

关于学龄前融合教育的含义，Buysse 和 Bailey 认为其指的是为 3~6 岁的特殊儿童提供非隔离的、正常化的学习环境，同时还要为这些特殊儿童建设一个相应的特殊教育服务体系，为其提供相适应的服务，使特殊儿童可以与正常儿童一起学习，达到真正融合的效果。[⑤]

在学龄前融合教育所涉及的影响因素方面，Odom 和 Diamond 通过在生态系统理论的框架中进行分析研究，总结了相关课程，教师技能，儿童观念和合作意识，家长的观念和特点，社会政策以及社区和文化等因素会对特殊儿童的学龄前融合教育产生影响。[⑥] Buysse 等通过研究发现

---

① Yoshiyuki Tachibana. A. , Systematic Review and Meta-analysis of Comprehensive Interventions for Pre-school Children with Autism Spectrum Disorder (ASD) , https://doi. org/ 10. 1371/journal. pone. 0186502, December-6, 2017.

② Shu-Ting Liao, Yea-Shwu Hwang, Yung-Jung Chen, Peichin Leeand Shin-Jaw Chen and Ling-Yi Lin, "Home-based DIR/Floortime TM Intervention Program for Preschool Children with Autism Spectrum Disorders: Preliminary Findings," *Physical & Occupational Therapy in Pediatrics* 34 (2014): 356-367.

③ Veronica P. Fleury and Ilene S. Schwartz, *A Modified Dialogic Reading Intervention for Preschool Children with Autism Spectrum Disorder* (Hammill Institute on Disabilities, 2016), pp. 1-13.

④ Ciara Gunning, Jennifer Holloway, Bairbre Fee, Órfhlaith Breathnach, Ceara Marie Bergin, Irene Greene and Ruth Ní Bheoláin, "A Systematic Review of Generalization and Maintenance Outcomes of Social Skills Intervention for Preschool Children with Autism Spectrum Disorder," *Review Journal of Autism and Developmental Disorders* 6 (2019): 172-199.

⑤ Virginia Buysse and Donald B. Bailey, "Behavioral and Developmental Outcomes in Young Children with Disabilities in Integrated and Specialized Settings: A Review of Comparative Studies," *The Journal of Special Education* 26 (1993): 434-461.

⑥ Samuel L. Odom and Karen E. Diamond, "Inclusion of Young Children with Special Needs in Early Childhood Education: The Research Base," *Early Childhood Research Quarterly* 13 (1998): 3-25.

高质量的学龄前融合教育机构的发展离不开有较高教学水平的老师、提升师生比例、家长支持与参与、家庭的观察等 17 项支持。① 同时，Wolery 的研究表明，除了高水平的学前教育环境外，教师的信念、教师的态度和教师的知识技能以及家长的参与支持和幼儿的融合经历等相关因素都会影响个体指导的施行和幼儿参与的重点。② Hestenes 等通过对大样本进行比较分析发现，融合教育环境的各维度和总体质量都明显优于非融合环境，另外还发现教师的学历、互动质量等因素都会影响融合教育的质量。③ Ciara Gunning 梳理了 1988~2018 年 31 篇研究成果，系统总结了学龄前孤独症儿童在融合教育环境下同伴关联指导干预的程序、目标技巧以及干预结果。④ Fasano 等探讨了同伴影响和社交网络在融合教室环境下所起的重要作用。⑤

在学龄前融合教育质量的评估方面，特殊幼儿融合实践和理念评定表、幼儿园学习环境评价量表（修订版）、融合教室评定表、融合经验质量评价量表是目前国际上比较常用的几种评估量表。Soukakou 认为高水平的融合教育要反映教室内的实践活动和支持水平，目前对于学龄前融合教学质量的研究和评估工具大多数是基于托幼机构，而对于融合教室支持和实践水平的评估则鲜有研究涉及。⑥

① Virginia Buysse, D. Skinner and Sheila K. Grant, "Toward a Definition of Quality Inclusion: Perspectives of Parents and Practitioners," *Journal of Early Intervention* 24 (2001): 146−161.

② M. Wolery, "Conditions Necessary for Desirable out-comes in Inclusive Classrooms," http://www. Nectac. org/inclusion/research/RS conditions. sap? text=1, 2007.

③ Hestenes, Linda L., Cassidy, Deborah J., Shim, Jonghee Hegde and Archana V., "Quality in Inclusive Preschool Classrooms," *Early Education and Development* 19 (2008): 519−540.

④ Gunning, Ciara, Breathnach, Órfhlaith, Holloway, Jennifer, McTiernan, Aoife and Malone, Bevin, "A Systematic Review of Peer-mediated Interventions for Preschool Children with Autism Spectrum Disorder in Inclusive Settings," *Review Journal of Autism and Developmental Disorders* 6 (2019): 40−62.

⑤ Regina M. Fasano, Lynn K. Perry, Yi Zhang, Laura Vitale, Jue Wang, Chaoming Song and Daniel S. Messinger, "A Granular Perspective on Inclusion: Objectively Measured Interactions of Preschoolers with and without Autism," *Autism Research* 14 (2021): 1658−1669.

⑥ Elena Soukakou, "Measuring Quality in Inclusive Pre-school Classrooms: Development and Validation of the Inclusive Classroom Profile (ICP)," *Early Childhood Research Quarterly* 27 (2012): 478−488.

二 国内文献综述

目前在医学上孤独症的病因还没有完全查明，因此，对于孤独症患者不能采取病因治疗，即没有特效药来治疗孤独症患者。[①] 目前唯一可行的也是普遍采用的是教育康复训练，而且实践证明越早对儿童进行教育康复训练，其发病症状改善的效果越明显。我国关于孤独症儿童教育康复的研究起步较晚，针对学龄前孤独症儿童的文献资料比较少。下面笔者将对国内为数不多的研究成果进行梳理。

1. 学龄前孤独症儿童的教育康复形式与社会支持研究

目前，我国教育康复的主要形式是机构教育康复，但受发达国家和地区的影响，许多学者认为我国也应该发展早期融合教育。张娟指出对于高功能孤独症儿童（IQ≥70），幼儿园是其最佳的教育康复场所，而且幼儿园的康复训练应着重提高其社会适应能力。[②] 杨群芳通过对特教学校进行研究，总结了五种教育安置模式。这五种模式分别是：全日制特殊教育学校、半日制特殊教育学校、一周一日制特殊教育学校、一月一日制特殊教育学校、一学期两周制。父母可以根据自己的需求选择合适的模式。[③] 周念丽、方俊明指出孤独症儿童的早期融合教育是将体现了医教结合思想的早期筛查、早期干预和早期教育三者结合为一个整体，并应用于孤独症儿童教育中，它不仅是"随班就读"模式的简单延伸，而且是一个需要教育、残联、卫生等部门相互配合以及全社会支持的系统工程，他们在此理论基础上提出了联合融合、全园融合和形态融合三种安置模式。[④]

除此之外，有学者指出，应大力建立社区康复服务网络，为孤独症儿童提供更为完善的社区康复服务。王丽等指出家长最了解自己的孩子，在此基础上家长可以在孩子教育与康复的过程中，根据其具体情况进行

[①] 张娟：《关于高功能孤独症儿童幼儿园教育的探讨》，《学前教育研究》2004 年第 4 期。

[②] 张娟：《关于高功能孤独症儿童幼儿园教育的探讨》，《学前教育研究》2004 年第 4 期。

[③] 杨群芳：《关于孤独症幼儿早期教育康复研究》，《现代特殊教育》2006 年第 3 期。

[④] 周念丽、方俊明：《医教结合背景下早期融合教育的实证研究》，《上海教育科研》2012 年第 7 期。

方案调整，提高康复质量。[①] 王卉就做好学龄前孤独症儿童家庭康复教育工作展开研究并提出建议。[②]周林妫等学者通过实证研究得出结论，建议改进家庭教养方式，增强孤独症患儿家庭的社会支持。[③]

2. 孤独症儿童的教育康复训练方法研究

周耿、尤志英提出了三元训练体系，旨在通过运动综合训练、沟通与认知训练、情绪行为调整训练三个方面来改善孤独症儿童的状况。[④]王健、余强通过对国外相关教育康复训练方法的研究，总结了 ABA 行为训练法、分离式学习体验法、丹佛计划、结构化教育法和精神统合疗法五种训练方法。其中 ABA 行为训练法和结构化教育法是应用最为广泛的教育康复训练方法。[⑤]

刘建霞指出目前对于孤独症儿童的教育治疗方法众多，包括用药物进行治疗的方法、行为分析法、游戏法、音乐法、社会生活技能训练法、感统训练、同伴作用策略、动物辅助治疗以及其他疗法。但对于孤独症儿童比较科学的治疗方式应该是根据其情况结合几种方法进行综合干预。[⑥] 王娜研究发现回合式教学（Discrete Trial Teaching，DTT）与核心反应训练（Pivotal Response Training，PRT）的合并取向模式能增强并维持学龄前孤独症儿童的共同注意力。[⑦]

3. 孤独症儿童的学前融合教育研究

“融合教育”理念是在 1994 年发布的《萨拉曼卡宣言》中第一次被提出来的，随着不断发展，该理念逐渐延伸到了学前教育阶段。2014 年，我国教育部制定了《特殊教育提升计划（2014—2016 年）》，在该计划中尤其强调要重视残疾儿童学前教育发展，并将其列入国家学前教

---

① 王丽、李巫熙、兰小彬：《自闭症儿童的家庭教育探析》，《雅安职业技术学院学报》2014 年第 2 期。

② 王卉：《自闭症儿童家庭康复教育工作研究》，《大健康》2021 年第 12 期。

③ 周林妫、刘婵、金海菊：《自闭症儿童的家庭教养需求、教育现状及康复状况的调查研究》，《中国公共卫生管理》2022 年第 1 期。

④ 周耿、尤志英：《孤独症儿童的早期干预——三元训练体系的构建与实践》，《中国特殊教育》2007 年第 5 期。

⑤ 王健、余强：《“自闭症”儿童及其教育治疗研究》，《河西学院学报》2008 年第 4 期。

⑥ 刘建霞：《自闭症儿童教育干预研究综述》，《江苏技术师范学院学报》2011 年第 3 期。

⑦ 王娜：《DTT 结合 PRT 教学对孤独症儿童共同注意能力的干预研究》，硕士学位论文，云南师范大学，2021。

育重大项目中。发展学前融合教育，对于促进我国特教的发展具有非常重大的意义。

周念丽在其文章中对学前融合教育的含义做出了界定：让学龄前特殊儿童可以与一般儿童在普通幼儿园里共同接受保育和教育的一种教育形式。① 学者白帆通过对一名学龄前孤独症儿童进行个案分析，了解了儿童的早期融合状况，同时对早期融合教育也给出了相应的定义，其定义内容与周念丽的内容相似。② 于松梅、王波从充分的前期准备、制定适宜的课程、多管齐下的育人格局三个角度对孤独症儿童的学前融合教育提出了建议。③ 侯旭通过对学前孤独症儿童相关教育需求进行研究，建构了一套"学校本位支持系统"服务模式，并在学期末进行总结性的评量，从整体上评估支持系统的有效性。④

刘敏通过对知网上 103 篇在 1999~2010 年发表的文章进行研究，总结了我国学者对于学前融合教育的研究，其主要集中在以下三个方面：学前融合教育实施的必要性；学前融合教育的安置模式；学前融合教育的教学策略。总结了其存在的问题并提出了相应的对策建议。⑤ 安晓艳探讨了嵌入式教学策略用于学前融合教育教学调整的有效性、历程、可能面临的问题和注意事项。⑥

4. 孤独症儿童教育康复存在的问题及未来发展建议

邓乾辉在其文章中对孤独症儿童的教育康复提出了以下几点建议：第一，避免固定的教育康复模式；第二，系统与差异性相结合的方法；第三，进行引导式教育，强化良好的行为；第四，进行教育康复训练并结合药物治疗。⑦

① 周念丽：《中日幼儿园教师学前融合教育意识比较》，《幼儿教育》（教育科学版）2006年第12期。

② 白帆：《自闭症儿童早期融合教育的个案研究》，《学理论》2011年第19期。

③ 于松梅、王波：《学前全纳教育中自闭症幼儿的教育建议》，《中国特殊教育》2006年第8期。

④ 侯旭：《自闭症幼儿学前融合教育支持系统建构的行动研究》，硕士学位论文，重庆师范大学，2009。

⑤ 刘敏：《近年来我国学前融合教育研究综述》，《重庆文理学院学报》（社会科学版）2012年第4期。

⑥ 安晓艳：《嵌入式教学策略在学前融合教育教学调整中的应用研究——以在A幼儿园的实践为例》，硕士学位论文，西北师范大学，2022。

⑦ 邓乾辉：《自闭症儿童教育康复的探析》，《中国校外教育》（理论）2008年第5期。

刘建霞指出，从我国孤独症儿童教育康复的研究现状来看，研究的内容主要就是几种治疗的相关技术、干预的方法以及在训练过程中应该遵守的原则等，详细呈现治疗过程的综合干预方式研究甚少，因此未来研究的重要课题将是如何对孤独症儿童进行综合干预。[①] 樊越波指出目前我国仍然处于结构化教育法、应用行为分析法等单一方法的引进和应用阶段。虽然当前有一些康复机构使用多种教育康复方法进行训练，但是缺少整合的系统性和规范性。因此他认为，在未来引进国外科学的教育康复方法时，应注重使其本土化，强化循证实践的理念，建立起符合我国国情的分层次、分阶段的综合干预体系。[②]

邓猛等通过对 9 个省（区、市）的调研，发现当前我国孤独症儿童的教育康复存在诸多问题，例如，特殊教育学校教育资源紧缺、师资力量薄弱、教学的方法策略众多但训练效果不明显、新方法和新技能应用度低等。对此，他们提出了加大资源供给和支持的力度、改善教育康复训练环境、加强师资力量的培养并提供有针对性的培训、扩大师资与康复人才的培训规模等建议。[③]

赵斌、马小卫指出若是仅仅采用一种训练方法，其效果比不上综合几种方法进行的干预。因此，他们建议应充分利用当代有关康复的医学理念与技术，采用循证干预的方法走教育与康复相结合的新路径。[④]

史威认为随着融合教育理念的不断深入与推行，"零拒绝"注定会成为教育发展的必然趋势。他通过对目前孤独症儿童教育康复过程中存在的问题进行分析整理，提出要加大对孤独症知识的普及力度和对家长的培训力度，加强师资管理、提高教师待遇，完善孤独症儿童教育康复体系。[⑤]

三　国内外文献述评

通过对国内外的文献进行梳理，我们大致可以看出国内外关于学龄

① 刘建霞：《自闭症儿童教育干预研究综述》，《江苏技术师范学院学报》2011 年第 3 期。

② 樊越波：《孤独症谱系障碍康复研究进展》，《中国康复理论与实践》2012 年第 11 期。

③ 邓猛、黄伟、颜廷睿、关文军：《孤独症儿童教育康复现状与思考》，《残疾人研究》2014 年第 2 期。

④ 赵斌、马小卫：《自闭症儿童教育康复研究述要》，《教师教育学报》2015 年第 2 期。

⑤ 史威：《自闭症儿童群体的教育康复对策分析》，《科教文汇》2020 年第 8 期。

前孤独症儿童教育康复研究的现状和大致趋势。由于政府法律法规比较完善，发达国家和地区对于制度方面的研究比较少，大多集中于教育康复服务技术方法与服务效果评估方法的改进上，循证实践研究是近几年国外研究的热点。目前，我国关于学龄前孤独症儿童的研究主要集中于特殊教育领域，研究主要是把国外先进的教育康复方法进行归纳总结介绍，为我国提供借鉴。大部分的研究表明，我们应放弃使用单一的训练方法，采取综合干预的方式，这样对于孤独症儿童的康复更加有利。除此之外，目前国际上对于孤独症儿童的教育康复采用融合教育模式的呼声最高，且在孤独症儿童教育康复最为发达的美国，融合教育已经达到了90%以上。因此，我国学者抓住这一热点，对我国孤独症儿童学前融合教育展开了研究。研究的内容主要集中在三个方面：一是发展学前融合教育的原因；二是学前融合教育的安置模式；三是学前融合教育的教学策略。通过对我国现状的研究提出了一些建议。

近几年，我国专家学者对于学龄前孤独症儿童的教育康复的研究文献越来越多，笔者认为这是一个非常好的发展趋势，不足之处是研究的内容有待扩展和加深。教育康复方法固然重要，但方法实施必须有一个良好的政策环境、高素质的教师队伍等必要条件加以辅助。因此，笔者认为我们应该对发达国家和地区针对学龄前孤独症儿童的立法情况、财政支持情况以及其他配套措施加以研究，通过总结其经验，结合我国的国情提出可行的建议，为我国政府法律政策的出台和重大举措的实施奠定坚实的理论基础。

第二节　学龄前孤独症儿童教育康复
现状与发展困境

教育学和心理学领域的研究证明，人生中学龄前这一阶段是非常关键的时期。在该时期，儿童开始感知这个世界，开始学着适应周围的环境、学习新的知识等。在该时期，儿童对于语言的学习会影响其进入学龄期后对于语言学习的能力，在该时期儿童认知能力的发展也会对儿童以后产生重大影响。①　实践研究证明，孤独症儿童越早发现，越早进行教育康复训练，其症状改善得越好。

由图 2-1 我们可知，0~6 周岁是孤独症儿童的关键时期，尤其是 3~6 周岁被称为"抢救性康复期"，也叫"黄金干预期"，说明该时期是非常重要的阶段。在学龄前这一阶段，孤独症儿童不仅需要特教机构和康复机构的支持，还需要政府的相关政策、资金支持和其他相关机构的辅助支持等。下文将对我国学龄前孤独症儿童教育康复外部支持情况和内部建设情况加以分析。

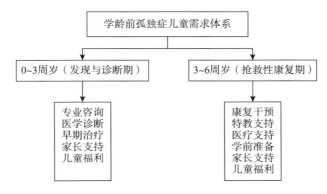

图 2-1　学龄前孤独症儿童需求体系

资料来源：中国精神残疾及亲友协会，http://www.cappdr.org/content-14-60-1.html。

一　学龄前孤独症儿童教育康复的外部支持现状

1. 政府政策支持

学龄前孤独症儿童属于学龄前残疾儿童的一种。目前我国对于学龄前残疾儿童的教育康复虽然有政策可循、有法可依，但是法律法规体系仍不健全，政策也需进一步改进。笔者对有限的相关文件内容进行了梳理（见图 2-2）。

---

①　梁志燊主编《学前教育学》（2000 年版），北京师范大学出版社，2000。

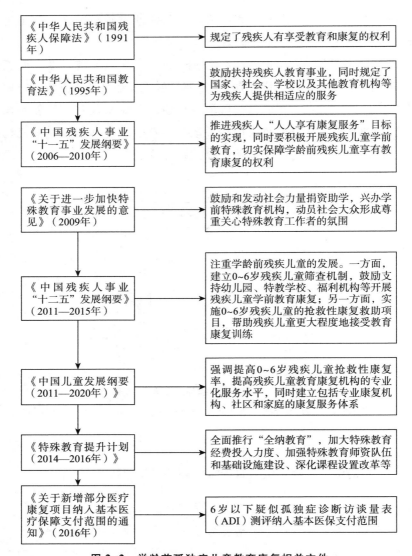

图 2-2　学龄前孤独症儿童教育康复相关文件

根据图 2-2 可知，自 2006 年开始，我国对于残疾儿童的学前教育康复愈加重视，出台了一系列文件鼓励学龄前孤独症儿童教育康复的发展。

2. 政府财政资金支持

由于孤独症儿童需要长期的教育康复训练，孤独症儿童家庭会承担一笔庞大的支出，对于从外地到训练地接受教育康复训练的家庭，除支付训练费用外，还要额外承担租房和其他生活开支，这给家庭造成了很大的压力，因此，需要国家的经济支持。目前我国对于孤独症儿童的财政资金支持才刚刚起步，主要是通过救助项目来实施。2008 年，《中共中央　国务院关于促进残疾人事业发展的意见》提出要优先对残疾儿童进行抢救性的治疗与康复，并对家庭困难的儿童进行康复救助。为此，2009~2011 年，中央财政安排专项资金在全国开展了包括孤独症儿童在内的"0~6 岁残疾儿童抢救性康复项目"。该项目每年为 1200 名 3~6 周岁贫困孤独症儿童提供每人 1 万元的康复救助基金。此外，在"十二五"期间，国家财政拨款 4.32 亿元启动了"七彩梦行动计划"贫困孤独症儿童康复救助项目，该项目计划为 36000 名贫困孤独症儿童每人每年提供12000 元的康复补助。除对儿童进行资助以外，2013 年中国残联印发《关于开展孤独症儿童康复教育试点工作的通知》，中央财政安排了 4600万元的彩票公益金用于在 2013~2015 年支持北京、吉林、内蒙古、陕西、山西、江西、甘肃、河南、重庆、湖北、广东、福建 12 个省（区、市）的 50 个孤独症儿童教育康复试点项目的实施。该项目主要是资助教育康复机构的发展，资金的使用主要分为两个方面，一方面是人员的培训，另一方面是基础设施配置。2018 年，国务院出台《关于建立残疾儿童康复救助制度的意见》（国发〔2018〕20 号），要求将 0~6 岁孤独症儿童纳入儿童康复救助制度。

表 2-1　孤独症儿童教育康复救助项目

项目名称	0~6 岁残疾儿童抢救性康复项目	"七彩梦行动计划"项目
时间	2009~2011 年	2012~2015 年
实施范围	全国	全国
经费来源	中央财政拨款	中央财政拨款
救助内容	3~6 周岁贫困孤独症儿童每年可享受 10000 元的教育康复训练补助	3~6 周岁贫困孤独症儿童每年可享受 12000 元的教育康复训练补助
申请条件	（1）定点机构诊断证明；（2）3~6 周岁；（3）贫困家庭儿童、低保家庭儿童优先	（1）医疗机构诊断证明；（2）3~6 周岁；（3）贫困家庭儿童、低保家庭儿童优先

资料来源：笔者根据相关文件整理所得。《中国残联贫困残疾儿童抢救性康复项目实施方案及配套实施办法》，https://www.doc88.com/p-1866883593221.html? r=1；《关于印发残疾儿童康复救助七彩梦行动计划康复机构服务规范的通知》（残联厅〔2012〕14 号），https://www.zgmx.org.cn/newsdetail/d-52888-0.html。

除国家的财政支持外，经济较为发达的省市也纷纷出台相应的补充政策来为孤独症儿童的教育康复提供救助支持，学龄前孤独症儿童是其救助的重点对象（见表2-2）。目前我国初步形成了国家、省、市相结合的救助局面。

表2-2　各省市关于孤独症儿童救助的文件/项目

单位：元/（人·年）

分类	地域	相关文件/项目	救助条件	救助标准
省	福建省	《关于开展2010年为民办实事工作的通知》	1. 具有本省户籍。 2.7周岁以下，家庭贫困，低保家庭优先。 3. 持有第二代残疾证。未达到办理年龄的须有符合要求的医院开具的诊断证明。 4. 有相应康复适应特征和康复意愿	10000
	浙江省	《浙江省贫困残疾儿童抢救性康复项目实施办法》		10000
	河南省	《河南省贫困残疾儿童抢救性康复工程实施方案》		12000
	山东省	《山东省0~6岁残疾儿童抢救性康复救助实施办法》		12000
	湖北省	《湖北省0~6岁贫困残疾儿童抢救性康复救助工程实施方案》		12000
	湖南省	"贫困残疾人救助工程"		12000
	江苏省	《关于全面开展0~6岁残疾儿童抢救性康复训练工作的意见》		14000
	四川省	《四川省0~6岁残疾儿童康复救助项目实施方案》		不超过20000
市	北京市	《北京市残疾儿童少年康复补助办法》（0~16周岁）	1. 本市户籍。 2. 符合相应年龄要求，并具有康复潜力。 3. 持有第二代残疾证，未达到办理年龄的须有符合要求的医院开具的诊断证明。 4. 在指定的专业教育康复机构进行训练	6000~24000
	上海市	《0~16岁残疾儿童康复救助申请》		12000
	天津市	《天津市孤独症儿童康复救助项目实施方案》（0~7周岁）		12000
	广州	《广州市残疾人康复资助工作管理办法》（0~14周岁）		20400
	西安市	《西安市0~16岁残疾儿童少年康复救助项目实施方案》		12000
	长沙市	《长沙市"0~14岁残疾儿童康复救助项目"（市本级）实施方案》		12000
	郑州市	《郑州市0~14岁残疾儿童康复救助实施方案》		12000
	成都市	《成都市残疾儿童康复救助办法》（0~14周岁）		12000

3. 社会各界的支持

除了国家在政策和财政方面的支持以外，学龄前孤独症儿童的康复还有来自社会各方力量的支持。主要表现在以下几个方面。

一是残联及 NGO 的支持。2014 年，各级残联依托残疾儿童康复机构建立了 1547 个儿童家长学校，开展了 3625 次学校家长活动，参与人数达 4170 人次。[①] 2015 年，各级残联依托残疾儿童康复机构建立了 1811 个儿童家长学校，开展了 5006 次学校家长活动，参与人数达 11.1 万人次。[②] 由中国精协孤独症委员会组织带领家长开展的包括社会倡导、自助互助和政府政策促进等一系列工作和活动的 "全国家长携手计划" 也为孤独症患者家庭带来了福音。除此之外，NGO 也对孤独症儿童的教育康复给予了支持。例如，爱德基金会联合美国慈善机构琼尼之友，并与南京医科大学附属脑科医院合作开展第五届 "爱德孤独症国际研讨会"，围绕 "孤独症融合教育和家长培训" 主题，各方专家展开了精彩的演讲。中华慈善总会和北京五彩鹿儿童行为矫正中心合作建立了 "中华慈善总会五彩鹿孤独症儿童救助基金"，该基金进一步推动了孤独症儿童救助事业的发展，为推动更多的儿童得到科学有效的教育康复训练机会做出了贡献。壹基金的 "海洋天堂计划" 也主要是针对孤独症儿童提供志愿服务。2011~2013 年，该计划为全国 161 家民办机构的 6085 名包含孤独症儿童在内的残疾儿童提供康复补贴，还为 26299 名特殊儿童及其家庭提供了社会融合的机会，开展了以 "蓝色行动" 为代表的 6 场大型公众倡导活动，有效促进了公众对残疾儿童的接纳与尊重。[③] 二是社会大众的关爱与捐赠支持，其中包括爱心企业的捐赠支持。中国福利基金会于 2011 年发起成立孤独症儿童救助基金，专门从事对孤独症群体的支持与帮扶工作。2021 年 11 月，公益宝贝 "星光益彩" 申请上线，是目标额度为 480.7 万元的定额项目，2022 年 4 月 1 日至 30 日，接受捐赠金额

[①]　《2014 年中国残疾人事业发展统计公报》（残联发〔2015〕12 号），http://tjxy.bzmc.edu.cn/news/show-362-7-55.html，最后访问日期：2023 年 10 月 13 日。

[②]　《2015 年中国残疾人事业发展统计公报》（残联发〔2016〕14 号），https://www.gov.cn/xinwen/2016-04/01/content_5060443.htm，最后访问日期：2023 年 10 月 13 日。

[③]　"海洋天堂"，http://www.onefoundation.cn/haiyangtiantang/，最后访问日期：2023 年 10 月 13 日。

为 1974.27 万元，累计捐赠笔数为 15956 笔。① 三是相关医疗机构、心理援助机构的支持。在"世界孤独症日"当天，全国各地会举行专家义诊，开展免费孤独症初筛及相关检查服务。除此之外，孤独症儿童教育康复机构也会不定期邀请相关医疗人员和心理人员为孤独症儿童进行体检，为孤独症儿童家长进行心理疏导、缓解压力等。

二　学龄前孤独症儿童教育康复现状

在我国，孤独症儿童被社会大众所认识是近 40 年的事情。长期以来孤独症儿童并不为大众所接受，他们一直是一群被边缘化的弱势群体。之所以如此，是因为我国缺乏专业的诊断机制。我国首例孤独症患者是在 1982 年由陶国泰教授确诊的，在此之前患者基本被诊断为智障或其他精神疾病。由于研究开始得比较晚，我国针对孤独症儿童的早期教育康复也处于起步阶段。下文对我国孤独症儿童教育康复事业的内部建设情况加以介绍。

1. 孤独症早期诊断、筛选情况分析

2013 年第三届"孤独症研究国际合作发展论坛"在上海举行，该论坛指出当前我国关于孤独症的诊断处于"三缺"状态，即缺乏掌握诊断技术的专业人员、缺少统一的诊断标准、缺少清晰的干预思路。② 在我国具有专业诊断能力的只有少数几家医院，并且集中分布于北京、上海、广州等大城市。社区儿童医生筛查网络的缺失，导致孤独症儿童的诊断延迟，由于不能得到及时有效的诊断和专业建议，错过了最佳的康复期。有关调查数据显示，从儿童家庭意识到孩子有异常到第一次带孩子去医疗机构进行检查，其间平均延迟 13.7 个月，而从儿童第一次检查到最终确诊平均会延迟 11.7 个月。③

对于以上问题，政府也非常重视。2012 年 10 月，中国残联、卫生部

---

①　《公益宝贝"星光益彩"2022 年 4 月反馈》，http://www.cacrf.com/newsx.php? lm = 16&id = 175，最后访问日期：2023 年 10 月 13 日。

②　孙国根、傅丽丽：《儿童孤独症诊断标准与防治技术研究启动》，https://news.medlive. cn/psy/info-progress/show-54439_60.html，最后访问日期：2023 年 10 月 13 日。

③　Xueyun Su, Toby Long, June L. Chen and Junming Fang, "Early Intervention for Children with ASD in China: a Family Perspective," *Infants and Young Children* 26（2013）：111 - 125.

正式开始了"0~6岁儿童残疾筛查"工作规范的制定，这标志着我国将把对儿童残疾的筛查纳入基层卫生服务系统，并将在全国范围内建立诊断筛查机制，这对于孤独症儿童尽早被发现意义非凡。2013年，《0~6岁儿童残疾筛查工作规范》出台，标志着我国正式开始了对包括孤独症儿童在内的五类残疾儿童的筛查工作。中国残联相关的统计数据显示，2013年通过对全国1458个县的1844个医疗、卫生机构开展筛查工作，年度新确诊5万名0~6岁的残疾儿童。[①] 2014年通过对全国1662个县的1958个医疗、卫生机构开展筛查工作，年度新确诊4.8万名0~6岁的残疾儿童。[②] 2015年通过对全国1739个县的1912个医疗、卫生机构开展筛查工作，年度新确诊4.8万名0~6岁的残疾儿童。[③]

2. 教育康复类型分析

目前我国学龄前孤独症儿童的教育康复按照主体可分为机构教育康复、家庭教育康复和社区教育康复，以及融合教育康复。在这几种类型中，以机构教育康复为主，家庭教育康复为辅，社区教育康复和融合教育康复发展仍然滞后。目前，针对孤独症儿童提供教育康复的机构一般以民办为主，教育康复的方式以隔离式的训练为主。但是由于从业人员缺乏专业知识、机构运营经费紧张和机构场地狭小等原因，儿童接受教育康复训练的质量不高。以残联系统为主的公办机构现在还不多，只在一些经济发达的一线城市刚刚启动，其干预和服务的系统性和专业性较差，目前仍处于探索阶段。

表 2-3　2008~2015 年我国省级孤独症教育康复机构的数量和训练人数

单位：个，万人

年份	机构数量	训练人数
2008	29	0.1027
2009	32	0.109

① 《2013年中国残疾人事业发展统计公报》（残联发〔2014〕29号），https://www.gov.cn/fuwu/cjr/content_2650043.htm，最后访问日期：2023年10月13日。
② 《2014年中国残疾人事业发展统计公报》（残联发〔2015〕12号），http://tjxy.bzmc.edu.cn/news/show-362-7-55.html，最后访问日期：2023年10月13日。
③ 《2015年中国残疾人事业发展统计公报》（残联发〔2016〕14号），https://www.gov.cn/xinwen/2016-04/01/content_5060443.htm，最后访问日期：2023年10月13日。

年份	机构数量	训练人数
2010	34	0.562
2011	30	0.691
2012	30	1.1
2013	34	1.7
2014	41	2.0
2015	—	2.3

注："—"表示资料缺乏。

资料来源：笔者根据中国残联年度公报整理所得。

3. 教育康复内容及方法分析

教育康复的主要内容是针对孤独症儿童的症状表现进行相应的教育康复训练，以期改善孤独症儿童的症状，使其能够更好地融入社会。

关于相关训练方法，有关调查显示，家长比较熟知和认可的有感统训练法、游戏法、应用行为分析法（Applied Behavior Analysis，ABA）和药物治疗法等。感统训练法是教育康复机构较常采用的方法，游戏法是家庭中最为常用的方法。在机构教育康复过程中，应用行为分析法被认为是最有效的，药物治疗法被认为是最无效的；在家庭教育康复中，游戏法被认为是最有效的，而感统训练法被认为是最无效的。[①] 每个教育康复机构都有自己的训练方法，但是关键在于能否真正地针对每个孩子的特殊情况来制订康复训练计划，因为孤独症儿童需要的是长期系统化的训练。

目前，在我国还有中药及针灸疗法、海豚疗法、音乐疗法、听觉统合训练等多种训练方法，但有许多方法是缺乏科学验证的。得到家长和机构教师认可的几种方法就是应用行为分析法、游戏法、音乐疗法等。最近几年，国内研究者也逐渐开始关注基于证据的实践方法，而且国内也有针对这些有效科学的方法的培训，例如行为矫正、关键反应训练、图片替换交流等，但是由于这些方法的专业性比较强，而各个机构的老师资历高低不一，其培训的效果不是很理想，能够理解和领悟这些方法

[①]　徐琴美、丁晓攀、傅根跃：《孤独症儿童及其矫治方法的调查研究》，《中国特殊教育》2005年第6期。

的家长的比例就更低了。

4. 教育康复师资情况分析

有关调查数据显示，目前我国从事学龄前孤独症儿童教育康复事业的人员大多数是女性，其中大部分年龄在 30 岁以下，工作年限少于 3 年。除此之外，从学历层次上来看，大多数为专科生，高学历教师普遍缺乏。从专业上来看，特教专业老师占比并不高。以北京为例，特教专业老师仅占 1/3，还有 1/3 的从业人员所学专业与特教并无直接关系。[①]虽然大部分的从业人员是接受了培训才上岗的，但是培训的内容仅仅是应用行为分析法、结构化教学和言语治疗几个方面，而且培训的周期较短，若是没有相关专业知识背景，仅靠培训老师是不足以达到教学要求的。总体上来说，我国孤独症儿童教育康复机构师资的专业能力、职业满意度和从业稳定性等都处于较低的水平。

5. 教育康复转衔情况分析

此处笔者研究的转衔情况包括两个方面：一是儿童确诊后至教育康复机构的转衔；二是学龄前孤独症儿童教育康复训练效果良好，转入普通幼儿园或小学的转衔。

在第一方面的转衔服务上，由于当前我国相关机构信息匮乏，许多孤独症儿童家长在得知孩子患有孤独症后，不知道该怎么办。许多医院的医生因不了解情况，也无法提供确切的信息。因此许多家长只能病急乱投医，试用不法分子所谓的"偏方""特效药"等，最后病没治好，钱也被骗光。有些家长虽然知道带孩子到机构做教育康复训练，但由于康复机构参差不齐，声誉较高的康复机构也因能力有限，容纳不了所有的儿童，家长不知道该选择哪一家，非常茫然。

在第二方面的转衔服务上，目前我国学龄前孤独症儿童的主要安置环境是隔离式的学前康复中心及特殊学校，能够进入普通学校学习是每一个孤独症儿童家长的期盼。但是许多经过教育康复训练进步明显的儿童，仍然没有机会进入普通学校，即便家长通过各种渠道让自己的孩子进入普通学校，孤独症儿童也会因为普校老师缺乏特教知识、没有特教

---

① 深圳市自闭症研究会：《中国自闭症人士服务现状调查》，华夏出版社，2013。

老师支持以及教育体制单一等原因很难融入校园环境中而最终被劝退。①
综上，做好学龄前孤独症儿童教育康复转衔非常重要。

三　学龄前孤独症儿童教育康复发展困境

笔者通过查询发达国家和地区的相关资料发现，其对学龄前孤独症儿童的教育康复非常重视，不仅对该领域非常重视，在与孤独症患者相关的就业安置、养老服务等方面也有完善的法律保障体系。尤其在教育康复方面已经建立起家庭、学校、社区和康复机构相结合的保障支持体系。目前我国学龄前孤独症儿童教育康复虽然有所发展，但仍然面临许多困境。

1. 相关保障体系不健全，救助基金转移困难

目前，我国还未有一部法律明确提出保障孤独症儿童的教育康复权利。只是在《残疾人保障法》等法律文件中散布着对学前教育的少许规范。除此之外，就是《中国残疾人事业"十二五"发展纲要》等一些政策文件提出，鼓励支持发展学龄前、学龄期和大龄孤独症患者的教育康复和就业事业。法律政策的不完善、不明确，造成了法律和政策在执行中的困难，如何落实政策、依法办事是需要解决的一大难题。在仅有的相关法律政策中还存在着学龄前孤独症儿童有关规定偏少，规定多涉及义务教育阶段孤独症儿童等问题。但学龄前才是最佳康复期，因此国家应出台法律政策，对学龄前孤独症儿童的教育康复提供保障支持。

目前，我国对于孤独症儿童的经济援助主要是通过项目救助实施的，例如，"七彩梦行动计划"项目。这些救助项目是由省残联向省级财政部门申请经费，然后将名额分配给省内定点康复机构，孤独症儿童若想申请救助项目，需要去户籍所在地申请并在户籍所在地的定点机构接受教育康复训练，但由于目前劳动人口流动性大，许多父母都是带着孩子在外地工作，不是本地户口，因此不能申请工作地的救助项目，只能自费。如何实现救助基金的异地转移，也是我国相关部门需要重视的问题。

2. 康复费用较高，孤独症患者家庭压力大

一项将各类残疾儿童家庭经济负担和普通儿童家庭经济负担进行对

---

① 苏雪云、吴择效、方俊明：《家长对于自闭谱系障碍儿童融合教育的态度和需求调查》，《中国特殊教育》2014 年第 3 期。

比分析的调查数据显示，孤独症儿童家庭的经济负担不仅重于普通家庭，而且重于其他类别的残疾儿童。① 由于孤独症儿童的特殊性，其接受教育康复训练的过程极其漫长，从东奔西走的求医诊断开始，孤独症儿童家庭就背负沉重的经济负担，再加上在各地教育康复机构的学费以及异地生活的庞大开销，即便是相对比较富裕的家庭也会被"拖穷"。虽然国家实施了一些救助项目，但对于这些家庭来说仍是杯水车薪。由于救助名额十分有限，大部分家庭享受不到国家的救助。2016 年 3 月，国家出台了《关于新增部分医疗康复项目纳入基本医疗保障支付范围的通知》，其中包含 6 岁以下疑似孤独症儿童的诊断访谈量表测评。但这远远不够，诊断访谈量表测评只是初步诊断阶段的一小部分，同时在执行中又因为门诊报销困难而无法操作，而真正让患者家庭承担不起的是巨额的教育康复训练费用。有关部门的调查结果显示，83.3% 的家庭负担全部训练费用，46.5% 的家庭用于教育康复训练的支出已经超过家庭总收入的一半，甚至有近 30.0% 的家庭总收入不够支付相关训练费用。② 因此国家应考虑将孤独症儿童的教育康复训练项目纳入基本医保支付范围。

3. 医疗诊断延迟，教育康复方法落后

在我国当前医疗体系中，能够开展孤独症诊断工作的医院是非常少的。大多数医生孤独症诊断相关知识十分欠缺。

国内目前比较常使用的诊断标准是《中国精神障碍分类与诊断标准》第 3 版（CCMD-3）、世界卫生组织《疾病和有关问题的国际统计分类》第 10 版（ICD-10）和美国《精神疾病的诊断和统计手册》第 4 版（DSM-IV）等。但症状评估量表可用的较少，进行临床诊断的工具也很有限，仅有儿童孤独症评定量表、行为量表和筛查量表等。国际上公认的比较权威的孤独症诊断访谈量表（ADI-R）和孤独症诊断观察量表（ADOS）当前在我国并未广泛使用。③ 尽管在《儿童孤独症诊疗康复指南》（2010 年）中，ADOS 和 ADI-R 是最被推崇使用的，但是就我国目

① 熊妮娜、杨丽、于洋、候嘉训、李佳、李圆圆、刘海荣、张颖、焦正岗：《孤独症、肢体残疾、智力残疾儿童家庭经济负担调查》，《中国康复理论与实践》2010 年第 8 期。

② 深圳市自闭症研究会主编《中国自闭症人士服务现状调查（华南地区）》，华夏出版社，2013。

③ 杨炳忻：《香山科学会议第 367～371 次学术讨论会简述》，《中国基础科学》2010 年第 4 期。

前的实际情况来看，有资历并且被培训过如何正确使用这两种工具的专业人士非常少。正是由于我国孤独症诊断手段的落后，许多孤独症儿童延迟确诊而错过了最佳的康复期。有关调查数据显示，大约有90%的孤独症儿童是在2岁以后发现的，将近30%的儿童确诊孤独症花费的时间超过了一年，44.2%的儿童从被怀疑患病到最终确诊花费的时间在半年以上。①

在教育康复方法方面，我国还在使用国际上较为通用的应用行为分析法、游戏法、音乐疗法等。对于比较先进的循证实践（Evidence Based Practice，EBP）理念指导下的训练方法，虽然也有一些相关培训，比如关键反应训练、行为矫正、图片替换交流等培训，但是由于这些方法的专业性较强，而各个机构教师的资历高低不一，科学培训的效果总是不尽如人意。

4. 康复机构参差不齐，缺乏统一的管理机构

目前，我国约90%的民办康复机构是由孤独症儿童的家长经营的。2009年的相关调查数据表明，康复机构登记为非营利性的占比为59.8%，登记为工商企业的占比为20.5%，除此之外还有一些机构未登记。② 登记为非营利性的机构，其收费标准也相差甚大，而且并不是所有机构都可以严格遵守经营理念和管理规范。由于教育康复相关的师资力量的匮乏和运营经费的紧张，机构的经营异常艰难。虽然有一些康复机构运营比较规范且具有一定的经营规模，但毕竟是少数，并不能满足需求，而且各个机构训练方法不一。大部分的康复机构仍然是小作坊式的，不仅场地狭小，师资力量、管理经验和运营经费等都十分缺乏，对孤独症儿童整体的教育康复效果也不尽如人意。因此亟须政府相关部门加大资源的投入力度，通过政府购买服务的方式，加强对有发展前景的康复机构的支持和管理，使其规范化和现代化发展。

5. 师资匮乏，教师质量有待提高

目前，我国学龄前孤独症儿童教育康复行业的从业人员结构不合理。首先，男性教师占比偏低；其次，教师的专业构成比较单一，主要是幼

---

① 深圳市自闭症研究会主编《中国自闭症人士服务现状调查（华南地区）》，华夏出版社，2013。
② 中国公益研究院：《中国自闭症儿童现状分析报告》，《新京报》2012年4月3日。

教和特教专业；最后，教师学历构成单一，本科生、研究生等高素质人才缺乏。另外，我国孤独症儿童教育康复机构以民办非营利机构为主，且资金筹集困难，从而造成了机构内的教师待遇不高，无法解决职称等问题，因此人员流动性大，相关专业人员严重缺乏或流失。由于专业人才缺乏，而患病儿童众多，为了满足需求，机构会招一些"速成教师"，这些教师是经过短期培训上岗的，并没有接受一系列正规高校的相关专业教育，因此难以胜任孤独症儿童的教学工作。与残疾儿童教育康复事业高速发展的美国相比，我国特教从业人员仅 3.1 万人，而美国有 38 万人，其中 34 万人已获得相关资格证书。① 除此之外，由于孤独症教育康复领域研究成果和知识更新很快，加强教师的培训、提高教师的整体质量是非常重要的一项长期任务。

6. 相关机构未能有效衔接，没有形成完整的支持网络

美国特殊教育学家柯克曾说过："医学的终点就是教育工作的起点。"孤独症儿童一经医疗部门确诊，就将进入教育康复阶段。在这个阶段，为儿童建立一个完整的教育康复支持网络是十分重要的。学龄前孤独症儿童的教育康复不仅需要康复机构和特教学校等主体的参与，还需要政府、信息服务机构、心理辅导机构、家庭、社区、普通学校等主体的参与，需要各种各样的专业人员以及服务人员参与进来，为儿童及其家庭提供最为全面的教育康复服务。但是目前我国除了康复机构和儿童家庭外，其他相关主体的参与度不高，也还没有形成良好的转衔机制，幼儿园融合教育发展十分困难。因此，如何为学龄前孤独症儿童建立完善的教育康复支持网络，是我国需要重视的一个问题。

第三节　成都市学龄前孤独症儿童教育康复情况

一　选择成都调研的原因

成都市统计局相关数据显示，2015 年成都市总人口为 1228.05 万人，《中国自闭症教育康复行业发展状况报告》显示，中国孤独症发病率和

---

① 中国公益研究院：《中国自闭症儿童现状分析报告》，《新京报》2012 年 4 月 3 日。

世界其他国家相似，在 1%～1.5%，由此可推算成都市的孤独症患者已超过 12 万人。2014 年成都市的出生人口数为 141056 人，可推算出生人口中孤独症患者的数量达 1400 余人。当然这只是一个估算值，虽有偏差，但数量仍很惊人。

笔者之所以选择成都市作为本研究的例证，主要有以下几个方面的原因。第一，成都市作为西南地区的经济文化中心，经济发展迅速。关于孤独症儿童的许多政策实施都将其选为试点城市之一。例如，2014 年成都市被选为全国"0～6 岁残疾儿童筛查工作"的五个试点城市之一。第二，成都市学龄前孤独症儿童的教育康复工作起步较早、发展迅速。成都市早在 2003 年就成立了第一所专业化、正规化的孤独症儿童教育康复幼儿园"成都市温江区北斗星亲子学苑"，该机构特聘幼教、特教、医学领域知名专家为顾问，并与加拿大、日本、澳大利亚、我国香港等发达国家和地区建立了专业上的友好往来和交流关系，其教育康复水平处在全国前列。经过 20 余年的发展，机构规模不断扩大，现已发展为 4 个校区，分布于成都市的不同方位，为孤独症儿童提供教育康复服务。除该机构以外，成都市其他针对学龄前孤独症儿童教育康复的机构也发展迅速，目前已经在相关部门注册的有 20 家左右，且大部分为民办非营利性机构。第三，成都市已建立了比较完善的救助体系，除国家救助项目和四川省救助项目外，成都市还建立了完善的市级救助体系，且无名额限制，每个符合申请条件的孤独症儿童都可申请康复补贴，这在一定程度上减轻了家庭经济负担。第四，地缘原因。由于笔者长期生活在成都，对成都较为了解，开展调研比较方便。第五，现实原因。到目前为止，还未有一篇文章系统梳理成都市学龄前孤独症儿童教育康复的发展情况。因此，笔者希望通过调研，总体把控成都市学龄前孤独症儿童教育康复的发展现状，总结其成功经验，为其他地区发展提供借鉴。

二　成都市学龄前孤独症儿童教育康复外部支持情况

1. 政策支持

图 2-3 展示了成都市孤独症儿童教育康复相关政策支持情况，值得一提的是，2016 年 3 月，四川省残联康复处公布了《四川省 0—6 岁残疾儿童康复救助项目实施方案》，该方案规定每年为四川省贫困地区 0～6

岁孤独症儿童提供不多于 20000 元的康复补贴。由于成都市经济发达，且有市级救助项目，所以并不在该项目实施范围内。由于有些贫困地区缺少正规的康复机构，有些儿童经当地残联同意转介到成都市的康复机构接受训练。例如雅安市荥经县就将接受救助的孤独症儿童转介到了四川省残联北斗星孤独症儿童训练基地。

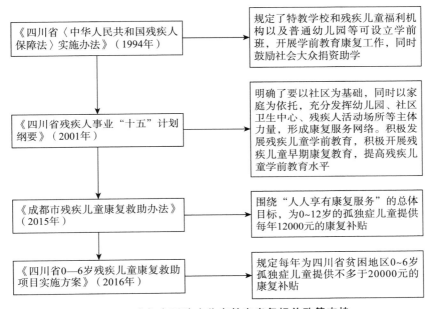

图 2-3　成都市孤独症儿童教育康复相关政策支持

2. 经济支持

2009~2011 年，"贫困残疾儿童抢救性康复项目"在中央财政安排专项资金的情况下实施。成都市作为其中一个试点城市也实施了该项目（见表 2-4）。

表 2-4　2009~2011 年成都市贫困残疾儿童抢救性康复项目实施情况

	2009~2010 年	2010~2011 年
资金来源	中央财政	中央财政
定点机构	四川省残联北斗星孤独症儿童训练基地；成都市残疾儿童学前教育康复中心	四川省八一康复中心
救助条件	（1）定点机构诊断证明；（2）3~6 周岁；（3）贫困家庭儿童，城乡低保家庭儿童优先；（4）四川省户籍	

	2009～2010 年	2010～2011 年
每人救助金额	10000 元	10000 元
救助人数	30 人	30 人
合计金额	300000 元	300000 元

资料来源：笔者在四川省残联调研所得。

　　该项目分配给四川省 50 个名额，成都市分得 30 个名额，虽然救助名额有限，但在一定程度上为孤独症儿童带来了福音。

　　自 2012 年开始，成都市开始实施孤独症儿童"七彩梦行动计划"救助项目，该项目在 2012～2016 年，均采用救助名额定点分配的方式，由四川省残联将名额分配给各市指定康复机构。2015 年，成都市为了鼓励各民办孤独症儿童教育康复机构的发展，特采用招标的方式，选定"七彩梦行动计划"项目的定点实施机构。最终通过评选，总共选出了 5 家机构。第一名是北斗星亲子苑，得到 50 个名额；第二名是四川省残联北斗星孤独症儿童训练基地，得到 40 个名额；第三名是成都康培助残公益服务中心，得到 20 个名额；第四名是彗星孤独症儿童康复中心，得到 10 个名额；第五名是武侯区西南儿童医院，得到 10 个名额。除招标这一新形式外，四川省残联还引入了第三方监督评估机构香港复康会，由香港复康会、省残联和家长三方共同组成监督方，监督"七彩梦行动计划"项目的实施情况，以保证该项目的正规性和公平性。2012～2016 年"七彩梦行动计划"项目实施情况见表 2-5。

表 2-5　2012～2016 年"七彩梦行动计划"项目实施情况

	2012～2013 年	2013～2014 年	2014～2015 年	2015～2016 年
资金来源	中央财政	中央财政	中央财政	中央财政
四川省名额	240 个	440 个	440 个	440 个
成都市名额	130 个	143 个	150 个	130 个
定点机构	北斗星亲子苑；四川省残联北斗星孤独症儿童训练基地	北斗星亲子苑；四川省残联北斗星孤独症儿童训练基地	善工家园；北斗星亲子苑；四川省残联北斗星孤独症儿童训练基地	北斗星亲子苑；四川省残联北斗星孤独症儿童训练基地；成都康培助残公益服务中心；彗星孤独症儿童康复中心；武侯区西南儿童医院

	2012~2013 年	2013~2014 年	2014~2015 年	2015~2016 年
救助条件	（1）县级以上医院鉴定；（2）贫困低保证明；（3）3~6 岁；（4）四川省户籍		（1）省级医院鉴定；（2）家长收入证明；（3）3~6 岁；（4）四川省户籍	
救助金额	12000 元	12000 元	12000 元	12000 元
救助人数	130 人	143 人	150 人	130 人
合计	1560000 元	1716000 元	1800000 元	1560000 元

资料来源：笔者在四川省残联调研所得。

除以上两个中国残联主持的救助项目外，2015 年，《成都市残疾儿童康复救助办法》出台。该办法规定为符合申请要求的 0~12 岁孤独症儿童每年提供 12000 元的教育康复训练补贴。救助的资金主要由市和区（市）县财政局两级按照一定的比例分摊。资金的划拨采取年初预拨、年后结算的方式进行。采用家长预先垫付机制，凭有效凭证进行报销。但由于成都市残联将孤独症儿童纳入精神残疾儿童范围进行统计，无法获得孤独症儿童确切救助数量。除此之外，2016 年，国药集团出资为在四川省八一康复中心接受教育康复训练的孤独症儿童提供 2000 元/人的补贴，共有 50 个名额。

3. 人文关怀

近年来，随着成都市人民对孤独症儿童认识的提高，越来越多的公众为患病儿童奉献爱心。为了消除大家的误解，使孤独症儿童可以更多地获得大众的理解和认可，2015 年 4 月 2 日上午，成都市残联精协孤独症分会在龙泉驿区举办了"爱在蓝天下——关注第八个世界孤独症日"孤独症儿童画展活动。在画展上，各界关爱孤独症儿童的人士聚在一起分享孤独症儿童创作的快乐。2016 年 6 月，四川省残联在成都市开展对全省孤独症教育康复机构教师的免费培训活动，共培训三期，每期 6.5 天，总共培训 171 人，并为其提供食宿等。培训结束，由中国残联康复协会进行考核，并颁发证书。该培训进一步提高了成都市孤独症儿童教育康复从业人员的专业技能。除此之外，四川省残联、成都市残联还为孤独症儿童家长提供教育康复咨询服务，青羊区特教中心为孤独症儿童家长提供教育康复咨询、转衔等服务，四川省西部精神医学会为孤独症儿童家长提供心理咨询等服务。

三　成都市学龄前孤独症儿童教育康复发展情况

1. 孤独症儿童早期诊断、筛选情况

2013 年，中国残疾人联合会和国家卫生计生委印发了《0~6 岁儿童残疾筛查工作规范（试行）》，该文件规定要对包括孤独症儿童在内的 5 类残疾儿童进行筛查，并选定了包括成都市在内的五个城市作为试点城市。因此，2014 年 3 月，成都市残联、卫生局联合印发了《成都市 0~6 岁儿童残疾筛查工作试点实施方案》，该方案规定先在成都市青羊区、武侯区、温江区等 10 个区（县）开展试点工作，并投入 80.5 万元的经费，保证了整个筛查的顺利实施。筛查工作的流程如图 2-4 所示。

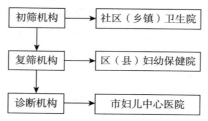

图 2-4　成都市 0~6 岁儿童残疾筛查流程

资料来源：笔者根据《成都市 0~6 岁儿童残疾筛查工作试点实施方案》总结所得。

经过以上筛查流程确诊的儿童，将根据家长的意愿转介到康复机构接受教育康复训练。根据笔者在成都市卫计委进行调研获得的数据，依据此流程 2016 年成都市共筛查出 11 名 0~6 岁孤独症儿童。

2. 教育康复类型分析

根据主体不同，学龄前孤独症儿童的教育康复大体上可分为特殊教育机构的教育康复（简称"机构教育康复"）、家庭教育康复、社区教育康复和融合教育。当前成都市学龄前孤独症儿童教育康复的类型主要是机构教育康复和家庭教育康复。目前成都市在残联备案的康复机构有 20 家左右，以民办非营利性康复机构为主，除此之外，还有公办康复机构四川省八一康复中心等和民办公助康复机构四川北斗星助残康复服务中心等。对于家庭教育康复，笔者 2017 年对孤独症儿童家长发放的 112 份问卷调查结果显示，97.32% 的家长会对孤独症儿童进行家庭教育康复，采用的方法主要是游戏法。在社区教育康复方面，成都市尚未取得

突破性发展，目前所谓的"社区教育康复"，只是一些康复机构，如北斗星亲子苑、童行心智障碍儿童关爱中心的老师为孤独症儿童提供上门服务，在与孤独症儿童进行互动的过程中指导家长在家为孤独症儿童进行符合家庭环境的教育康复训练。在融合教育方面，目前成都市只是有一些康复机构与普通幼儿园进行合作，让一些恢复情况好的孤独症儿童进入普通幼儿园接受教育。

3. 教育康复内容、方法和师资情况分析

由于各机构教育康复的内容和方法不同，不好具体介绍。成都市目前尚未对孤独症儿童教育康复机构的师资情况进行统计，因此相关数据缺失。为了对成都市学龄前孤独症儿童的教育康复内容、方法和师资情况进行详细呈现，笔者选取了几个有代表性的机构来进行介绍，为了突出代表性，笔者选取了公办机构、民办公助机构和民办机构各一个来进行分析。

（1）四川省八一康复中心

据 2017 年调查，四川省八一康复中心（四川省康复医院）成立于 2010 年 6 月，其性质是四川省残联直接管理的公办康复机构。中心位于四川省成都市温江区永宁镇成都国际医学城内，占地 185 亩，现有职工 640 余人。

根据笔者实地调研，孤独症儿童的教育康复主要是在儿童康复科，儿童康复科是八一康复中心的重点科室之一。2016 年初，在香港儿童特殊教育专家李美仪老师的带领下，儿童康复科专门针对孤独症儿童的教育康复成立了"康乐教室"。目前该教室拥有 11 名康复治疗师，其中本科 3 人、专科 8 人。从 2016 年招收孤独症儿童至今，已有 64 名学龄前孤独症儿童在此接受教育康复训练，目前在训的有 34 名儿童。"康乐教室"主要实行小组教学，每 6 个孩子为一组。每周上 5 天课，每天 2 个课时，主要是结构化教学（见图 2-5）。训练费用为 3600～6000 元/月。学费主要是由个人承担和政府补贴相结合。在该机构接受训练的儿童可以申请"四川省 0～6 岁残疾儿童康复救助项目"和"院内孤独症儿童救助项目"补贴，两个项目的实施情况如表 2-6 所示。

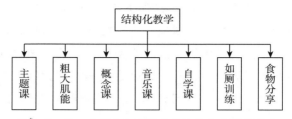

图 2-5　八一康复中心孤独症儿童结构化教学示意

资料来源：笔者在八一康复中心调研所得。

表 2-6　八一康复中心孤独症儿童救助项目情况

项目名称	资金来源	申请条件	救助标准	2016 年救助人数	2017 年救助人数
四川省 0 ~ 6 岁残疾儿童康复救助项目	地方财政	1. 登记在册的贫困、低保家庭的儿童和孤儿；2. 有康复潜力；3. 0~6 岁，且有四川省户籍	20000 元以下/年	3 人	0 人
院内孤独症儿童救助项目	国药集团捐赠	符合孤独症儿童诊断标准	2000 元/年	29 人	5 人

资料来源：笔者在八一康复中心调研所得。

　　在该康复中心，孤独症儿童的入院流程如图 2-6 所示，值得一提的是，康复中心实施"一站式"教育康复计划，康复训练效果好的孤独症儿童可以免费进入普通幼儿园进行融合教育。

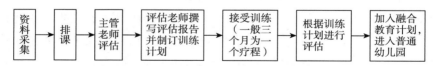

图 2-6　八一康复中心孤独症儿童入院接受教育康复训练流程

资料来源：笔者在八一康复中心调研所得。

（2）四川北斗星助残康复服务中心

　　四川北斗星助残康复服务中心成立于 2016 年 3 月，其前身是成都北斗星孤独症儿童训练基地，2011 年 9 月，由四川省残联挂牌为"四川省残联北斗星孤独症儿童训练基地"，是一个正规、专业的学龄前孤独症儿童教育康复训练、研究中心，并向家长提供早期教育康复技术支持，性质为民办公助的非营利性社会机构，其也是四川省唯一一家省残联授牌的孤独症儿童康复训练机构。基地于 2007 年在成都市抚琴西路 108 号落户，占地约 800 平方米，每年的租金为 20 万~30 万元。该基地招收的儿童年龄在 0~7 岁，主要为学龄前孤独症儿童提供教育康复训练。每年有 300 多人次的孤独症儿童到机构进行教育康复训练，基地成立 10 余年来，累计为 1000 多名孤独症儿童提供了专业的教育康复服务，专业康复教学能力目前在四川省名列前茅。该机构现有专职老师 66 人，各类兼职老师近 20 人，按照师生比 1：5~1：3 配置老师。儿童入园接受教育康复流程如图 2-7 所示。

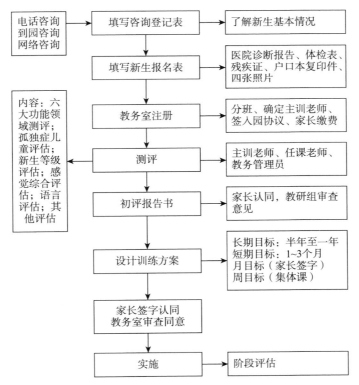

图 2-7　四川北斗星助残康复服务中心儿童入园接受教育康复流程

资料来源：笔者调研所得。

该机构会根据孤独症儿童的症状设计训练方案，有针对性地开设相关课程。

该机构课程设置包括社交沟通训练课、感觉运动发展课、社会化融合课、情绪辅导训练课、ABA 行为训练课、言语训练课等，并且针对孤独症儿童的特殊需要，开设一对一的个别化训练课。除此之外充分考虑到孤独症儿童家庭的需求，将家长的教育咨询和培训列为教学的一项重点工作。

该机构的主要运营资金来自教育康复收费，虽是民办公助，但残联主要负责牵头工作，将有资助意向的企事业单位引荐到该机构，残联本身并未提供资金支持。收费标准如表2-7所示。

表2-7　四川北斗星助残康复服务中心收费标准

半日班	全日班	全托班	个训卡	评估	感统评估
2200元/月	2600元/月	3000元/月	2000元/20次	500元/次	300元/次
感统次卡	综合次卡	听觉统合训练	生活材料费（半日班）	生活材料费（全日班）	评估教材
2000元/20次	1500元/20次	1800元/次	75元/季度	90元/季度	30元/本

资料来源：笔者调研所得。

从2009年开始，该机构就参加了中国残联贫困孤独症儿童抢救性康复救助项目，为四川省贫困孤独症儿童及其家庭带来了福音，得到中国残联及省残联领导的充分认可。2012年9月19日，由四川省残联与八一康复中心共同发起的"七彩梦行动计划"正式启动，该机构在3年内为350名孤独症儿童提供了教育康复训练服务。

（3）北斗星亲子苑

北斗星亲子苑是一家民办教育康复机构，创办时间为2003年2月，位于成都市温江区金马镇五湖街77号，占地面积约4000平方米，免费用的成都市科技局的房屋。北斗星亲子苑是四川省第一所在教育局注册的特殊儿童康复幼儿园，为孤独症儿童提供专业的教育康复训练服务。机构现有教职工32人，其中，本科学历5人、大专学历27人。教师大多为特殊教育、幼教等专业。有7~10年工作经验的教师有16人，有3~7年工作经验的有14人，还有2位是新招入的教师。目前该机构为70名1.5~7岁的孤独症儿童提供教育康复训练服务。该机构的课程设置如表2-8所示。除此之外，该机构还为不能到校参加学习、训练的儿童提供社区服务，进入儿童家里为其开展个别化教育计划（IEP）制订、教育康复训练辅导和教育康复评估等系列服务。

表 2-8　北斗星亲子苑 1.5~7 岁孤独症儿童周一至周五全日制
教育康复服务（25 节/周）

个训课	（ABA 教学模式）5 节
语言与沟通课	（2~4 人）5 节
音乐治疗课	（8~10 人）3 节
游戏活动课	（8~10 人）2 节
感觉运动课	（8~10 人）5 节
精细课	（8~10 人）5 节，同时结合幼儿园儿童发展教学课程

资料来源：笔者调研所得。

该机构的主要运营资金来自教育康复收费和社会爱心组织的捐赠等。
收费标准如表 2-9 所示。

表 2-9　北斗星亲子苑收费项目

单位：元/（生·月）

收费项目	收费标准
康复训练	800
个训	700
共计	1500

资料来源：笔者调研所得。

该机构的康复流程如图 2-8 所示。

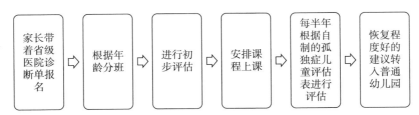

图 2-8　北斗星亲子苑孤独症儿童的教育康复流程

资料来源：笔者调研所得。

4. 教育康复转衔情况分析

根据笔者调研，成都市目前有青羊区特殊教育中心、四川省残联和
市残联为孤独症儿童提供相关咨询服务。除此之外，根据《成都市 0~6
岁儿童残疾筛查工作试点实施方案》，孤独症儿童在市妇儿中心医院确诊
后，该院要为孤独症儿童提供康复和医疗的信息。成都市学龄前孤独症
儿童家长可到特殊教育中心、残联咨询相关政策和服务信息，为孤独症

儿童选择合适的教育康复机构接受教育康复训练。

　　根据笔者对相关康复机构的走访，成都市经过教育康复训练恢复效果良好的孤独症儿童可以转入普通幼儿园或升入小学进行学习。由于没有进行相关数据统计，所以具体人数不详。但据康复机构负责人介绍，这只是一小部分，大部分儿童还是进入特殊教育学校进行学习。

四　学龄前孤独症儿童教育康复调查问卷分析

　　为了更好地了解成都市学龄前孤独症儿童的教育康复情况，笔者除了对教育康复机构进行实地走访外，还向接受教育康复训练的孤独症儿童的家长发放了问卷。本次共发放有效问卷112份，下面笔者将从学龄前孤独症儿童基本情况、家庭基本情况、教育康复情况和教育康复需求情况四个方面进行分析。

1. 学龄前孤独症儿童基本情况

　　由于学龄前孤独症儿童年龄较小，因此本次调查问卷的填写人为其接受教育康复训练时的监护人。在填写人身份方面，75.00%为父母；20.54%为祖父母；3.57%为其他人，如保姆、姨等；0.89%为兄弟姐妹。本次问卷调查的对象为学龄前孤独症儿童，其中男孩85人，女孩27人，男女比例大概是3∶1，由此可见男孩的发病率明显高于女孩。其中9.8%的儿童孤独症的严重程度为非常严重，严重的占比为38.4%，一般的占比为35.7%，不严重只是有孤独症倾向的占比为16.1%。其年龄分布如图2-9所示，其中，2周岁及以下的仅占3%，2~7周岁的占比为97%，其中3~6周岁的占比为68%。3~6周岁为孤独症儿童的抢救性黄金康复期，在此期间若能接受良好的教育康复服务，对以后的发展将会产生非常大的积极影响。

　　根据表2-10，大部分儿童发现患有孤独症的年龄在0~4周岁，其中2~3周岁最多，共有46人，5~6周岁最少，仅有2人。大部分儿童第一次接受教育康复训练的年龄是2~3周岁，其次是3~4周岁，也主要集中于0~4周岁。但是通过对两者交叉分析可以发现，孤独症儿童从发现患有孤独症到第一次接受教育康复训练之间是有延迟的。2周岁及以下发现患有孤独症的儿童中只有61.54%的儿童在当年接受了教育康复训练，有26.92%的儿童在2~3周岁才第一次接受教育康复训练，7.69%的儿童

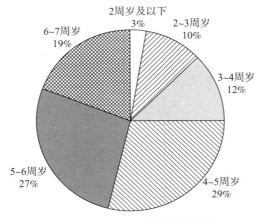

图 2-9　孤独症儿童的年龄构成

在 4~5 周岁才接受教育康复训练，其他年龄段的儿童情况类似，均有延迟，这说明有些孤独症儿童在发现患有孤独症后并没有立刻接受教育康复训练，这在一定程度上错过了抢救的黄金时期。对此，我国应建立有效的指导机制，使孤独症儿童接受教育康复训练的延迟期缩短，争取使孤独症儿童在最短时间内接受教育康复训练。

表 2-10　孤独症儿童发现患有孤独症与第一次接受教育康复训练的年龄交叉分析

单位：人，%

	Y	该儿童第一次接受教育康复训练的年龄						总计
X	年龄	2周岁及以下	2~3周岁	3~4周岁	4~5周岁	5~6周岁	6~7周岁	
该儿童发现患有孤独症的年龄	2周岁及以下	16（61.54）	7（26.92）	1（3.85）	2（7.69）	0	0	26
	2~3周岁	0	29（63.04）	12（26.09）	4（8.70）	0	1（2.17）	46
	3~4周岁	0	0	19（67.86）	5（17.86）	4（14.29）	0	28
	4~5周岁	0	0	0	8（80.00）	2（20.00）	0	10
	5~6周岁	0	0	0	0	1（50.00）	1（50.00）	2
	6~7周岁	0	0	0	0	0	0	0
总计		16	36	32	19	7	2	112

注：括号内为占比。

当前孤独症已被纳入精神残疾的范畴，孤独症儿童可以办理残疾证并申请相应补贴。但调查结果显示，办理残疾证的孤独症儿童有 46 人，占比为 41.07%，没有办理残疾证的孤独症儿童占比为 58.93%（见表 2-11）。根据访谈，笔者了解到大部分家长不为儿童办理残疾证的原因是不希望孩子从小就被贴上残疾人的标签，同时他们也抱有自己的孩子可以像正常人一样生活求学的希望。虽然 41.07%（46 人）的孤独症儿童办理了残疾证，但其中仍有 28.26%（13 人）的儿童没有享受到残疾人补贴。这说明在残疾人补贴的发放上存在漏洞。71.74%（33 人）的儿童享有残疾人补贴，不同的地区补贴标准不同，因此补贴的金额有三种情况，分别是每月 50 元、每月 80 元、每月 100 元。

表 2-11　该儿童是否持有残疾证与该儿童是否享有残疾人补贴交叉分析

单位：人

| | | 该儿童是否享有残疾人补贴 | | 总计 |
		否	是	
该儿童是否持有残疾证	否	66	0	66
	是	13	33	46
总计		79	33	112

2. 学龄前孤独症儿童家庭基本情况

调查数据显示，孤独症儿童的家庭所在地为城市的占比为 43.8%，城镇的占比为 32.1%，农村的占比为 24.1%（见图 2-10）。其中因为孩子训练在机构附近租房子的家庭有 76 个，占比为 67.86%。根据表 2-12 可知，在机构附近租房子的以城镇和农村家庭为主。这势必会增加儿童家庭的额外开支，加重儿童家庭的经济负担。除此之外，为了照看孩子，父母双方有一方放弃工作的占比为 58.93%，其中母亲放弃工作的占比为 93.94%。父母有一方为照看孩子放弃工作，势必会减少家庭的收入。

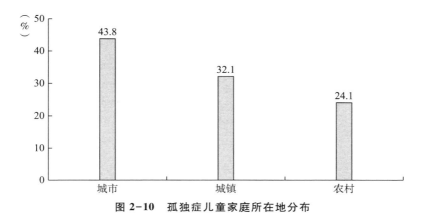

图 2-10　孤独症儿童家庭所在地分布

表 2-12　家庭所在地与是否在教育康复机构附近租房子交叉分析

单位：人

		家庭所在地			总计
		城市	城镇	农村	
是否在教育康复机构附近租房子	否	28	5	3	36
	是	21	31	24	76
总计		49	36	27	112

　　关于孤独症儿童家庭的经济收入，调查结果显示，19.64%的家庭年收入在 2 万元以下，25.89%的家庭年收入在 2 万~4 万元，20.54%的家庭年收入在 4 万~6 万元（见图 2-11）。66.07%的家庭年收入在 6 万元以下，表明孤独症儿童的家庭年收入普遍不高。收入来源如图 2-12 所示，主要是工薪收入和打工收入。图 2-13 显示，教育康复机构的学费在 2 万~3 万元/年的占比最高，为 34.82%，其次是 1 万~2 万元/年，占比为 25.89%，3 万~4 万元/年的占比为 11.61%，4 万~5 万元/年的占比为 14.92%，5 万~6 万元/年的占比为 2.68%。根据图 2-14，对于机构的学费设置，19%的家长认为非常贵，43%的家长认为比较贵，34%的家长认为一般，仅有 4 %的家长认为不贵。在机构学费的负担方式方面，53.57%的家庭完全自负，46.43%的家庭是国家补贴一部分自己负担一部分。除此之外，根据图 2-15，除了教育康复机构学费支出以外，孤独症儿童家庭每月与教育康复训练相关的其他项目支出（如房租、交通费、生活费等）在 2000~4000 元的居多，占比为 59.82%，其次是 2000 元以下的，

占比为 21.43%，在 4000~6000 元的占比为 17.86%，仅有 0.89% 的家庭支出在 6000~8000 元。教育康复机构的学费再加上其他支出，孤独症儿童家庭在该儿童教育康复方面每年的支出在 40000 元以上。根据对孤独症儿童家庭经济情况的调查结果，43.75% 的家庭贫穷，39.29% 的家庭收支相抵，15.18% 的家庭略有节余，1.78% 的家庭富裕（见图 2-16）。根据上述数据，我们可知，孤独症儿童家庭经济负担沉重，急需国家的经济援助。

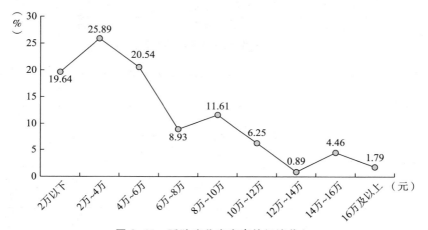

图 2-11　孤独症儿童家庭的经济收入

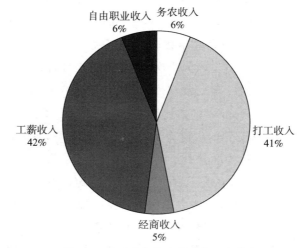

图 2-12　孤独症儿童家庭收入来源

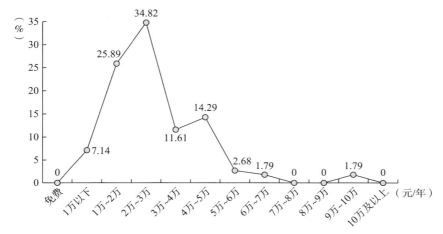

图 2-13　教育康复机构学费标准

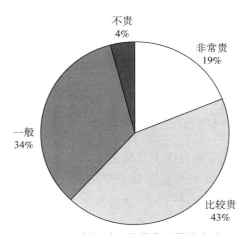

图 2-14　家长对机构学费设置的态度

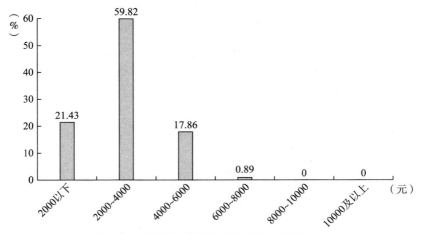

图 2-15　孤独症儿童家庭每月其他项目支出

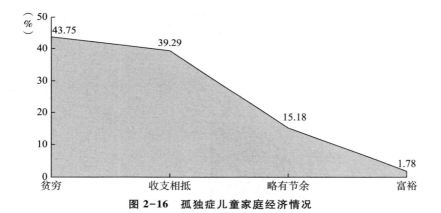

图 2-16　孤独症儿童家庭经济情况

根据孤独症儿童家庭对国家及成都市教育康复训练相关补贴项目的申请情况来看，46.43%的家庭申请到了相关补贴。其中75.00%的人享受到了国家"七彩梦行动计划"项目的补贴，21.15%的人享受到了成都市残联项目的补贴，3.85%的人享受到了"彩票公益金"项目的补贴（见表2-13）。每个项目的补贴均为12000元/（人·年）。这在一定程度上减轻了家庭的负担。但仍有53.57%的家庭没有享受到相关补贴。没有享受的原因是：46.67%的家庭不知道如何申请；23.33%的家庭认为申请程序太烦琐，嫌麻烦；21.67%的家庭申请过，但没申请上；仅有8.33%的家庭表示不需要申请（见图2-17）。对此，我国一方面应扩大救助规模，增加补贴名额，使更多孤独症儿童享受到补贴；另一方面应加大宣传力度，使更多的家长了解申请程序。

表 2-13 孤独症儿童教育康复补贴申请情况

单位：人，%

		享有以下哪个项目的补贴				总计
		"彩票公益金"项目	"七彩梦行动计划"项目	成都市残联项目	其他	
是否享有国家专项补贴	否	0	0	0	0	60
	是	2（3.85）	39（75.00）	11（21.15）	0	52

注：括号内为占比。

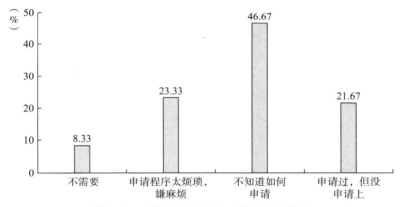

图 2-17 孤独症儿童没有享受补贴的原因

对于国家 2016 年 3 月出台的通知将 6 岁以下疑似孤独症儿童的孤独症诊断访谈量表（ADI）测评纳入基本医疗保险支付范围，笔者也做了一个调查，调查结果发现 17.86% 的家长知道该政策，82.14% 的家长并不知道此消息，没有家庭享受到此项服务。这进一步说明家长对于孤独症儿童国家福利保障信息缺乏了解。另外，根据笔者在成都市医保局的调研，当时该项报销政策尚未实施，还处于前期准备阶段，虽然国家规定要于 2016 年 6 月 30 日前纳入，但明显政策的施行具有一定的滞后性。

3. 学龄前孤独症儿童教育康复情况

在机构教育康复方面，调查结果显示，96.43% 的孤独症儿童在民办机构接受教育康复训练，只有 3.57% 的孤独症儿童在公办机构接受教育康复训练，其中 77.68% 的机构为非营利性，22.32% 的机构为营利性。

调查对孤独症儿童在机构一周的上课次数进行了统计，5~6次占比最高，为47.32%，其次是10次以上，占比为20.54%，7~8次占比为10.71%，3~4次占比为9.82%，9~10次占比为8.04%，1~2次占比为3.57%（见图2-18）。总体来说，训练次数偏少，未能满足孤独症儿童的需求。由于师资数量有限而儿童人数较多，只能减少个体训练次数，以使孤独症儿童都能够接受训练。

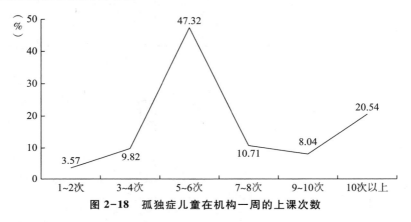

图 2-18　孤独症儿童在机构一周的上课次数

教育康复机构除为儿童提供教育康复训练外，还为儿童家长开展讲座，普及孤独症相关知识和家庭教育康复训练方法。调查结果显示，88.39%的机构会举办相关讲座，讲座的举办频率如图2-19所示。

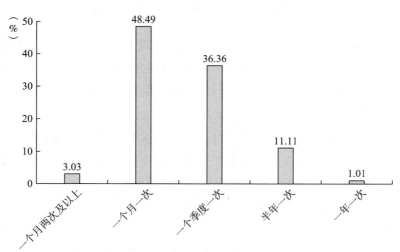

图 2-19　教育康复机构讲座举办频率

对于机构教育康复训练的效果，笔者也进行了调查。调查采用量表的形式，对孤独症儿童的训练效果进行赋值，例如，1 分表示更加恶化；2 分表示没有改善；3 分表示不确定；4 分表示改善很小；5 分表示改善很大。最终得出表 2-14 的数据，并制作了图 2-20。根据各个指标的平均分（平均分=分值和/人数），可以看出孤独症儿童通过教育康复训练，其各方面的障碍均有所改善。其中改善最大的是感知觉神经系统失调，其后依次是言语和语言障碍、缺乏正确的表达和交流方式、固定刻板行为、缺乏主动与他人沟通的能力、社会适应能力水平低下。其中缺乏主动与他人沟通的能力、社会适应能力水平低下改善的效果相对较差与孤独症儿童在机构接受的隔离式教育康复形式有关，应加强孤独症儿童与社会的联系，使其多与普通儿童进行融合交往，提高他们的社交能力和社会适应能力。

表 2-14　孤独症儿童的各项障碍指标改善程度

单位：%，分

指标	1 分	2 分	3 分	4 分	5 分	平均分
感知觉神经系统失调	0	3.57	25.00	42.86	28.57	3.96
言语和语言障碍	1.79	14.29	14.29	37.50	32.14	3.84
缺乏正确的表达和交流方式	2.68	112.50	116.96	53.57	14.29	3.64
缺乏主动与他人沟通的能力	2.68	16.96	20.54	46.43	13.39	3.51
固定刻板行为	3.57	9.82	23.21	45.54	17.86	3.64
社会适应能力水平低下	1.79	16.96	26.79	44.64	9.82	3.44

笔者对孤独症儿童家长对教育康复机构整体的满意度的调查结果显示，8.04% 的家长对机构教育康复非常满意，满意的占 54.45%，一般的占 33.93%，不满意的占 1.79%，非常不满意的占 1.79%。表明家长对机构教育康复的满意度较高。为了详细探究孤独症儿童家长对机构的满意度，笔者将教育康复机构的情况分解成了几个指标：教学环境、师资构成、课程设置、训练方式、训练内容、编班形式、学费设置。对满意度进行赋值，1 分表示非常不满意；2 分表示不满意；3 分表示一般；4 分表示满意；5 分表示非常满意。根据图 2-21 各指标的平均分（平均分=分值和/人数），孤独症儿童家长对于机构的教学环境、师资构成、课程

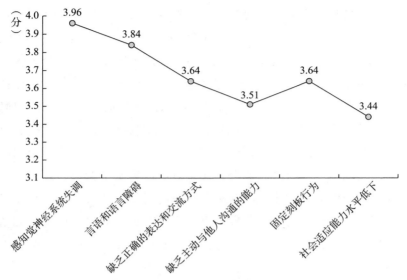

图 2-20　孤独症儿童的各项障碍指标改善程度

设置、训练方式、训练内容、编班形式等都比较满意，对于机构的学费设置满意度较低，说明家长认为机构的学费设置不是很合理。

表 2-15　家长对教育康复机构各项指标的满意度

单位：%，分

指标	1 分	2 分	3 分	4 分	5 分	平均分
教学环境	2.68	8.04	19.64	48.21	21.43	3.78
师资构成	1.79	7.14	20.54	50.00	20.54	3.80
课程设置	1.79	8.04	20.54	48.21	21.43	3.79
训练方式	1.79	5.36	21.43	53.57	17.86	3.80
训练内容	1.79	4.46	23.21	51.79	18.75	3.81
编班形式	1.79	6.25	25.89	51.79	14.29	3.71
学费设置	3.57	12.5	33.04	41.07	9.82	3.41

在家庭教育康复方面，调查显示，97.32%的家长会在家对孩子进行教育康复方面的训练。笔者还对孤独症儿童家长获取孤独症相关信息的途径进行了统计，结果见图 2-22，选择人数较多的是网络和教育康复机构或其他相关机构组织的讲座，这说明我国的其他信息机构并没有发挥出明显的作用，因此，其他信息机构应加大信息传播力度，使家长能获

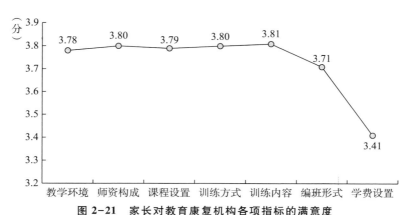

图 2-21　家长对教育康复机构各项指标的满意度

得更多的信息。

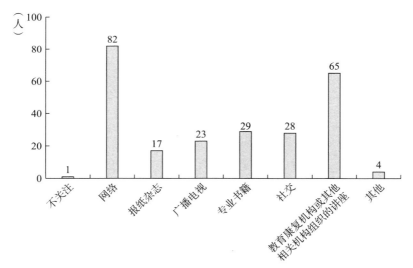

图 2-22　家长获取孤独症相关信息的途径

在社区教育康复方面，仅有 6.25% 的家庭所在的社区有针对孤独症儿童进行教育康复训练的设置，93.75% 的家庭所在的社区没有针对孤独症儿童进行教育康复训练的设置。由此更进一步印证了社区教育康复的缺失问题。

笔者对当前社会对孤独症儿童的歧视严重程度的调查结果显示，37.50% 的家长认为非常严重，50.00% 的家长认为严重，11.61% 的家长认为一般，仅有 0.89% 的家长认为不严重（见图 2-23）。对于是否有普通幼儿园接收孤独症儿童，56%的家长认为有，44%的家长认为没有（见图2-24）。这说明目前成都市有一部分幼儿园愿意接纳孤独症儿童。

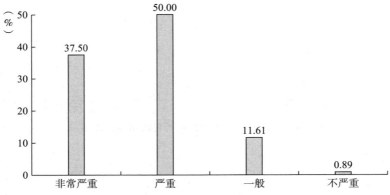

图 2-23　社会对孤独症儿童的歧视严重程度

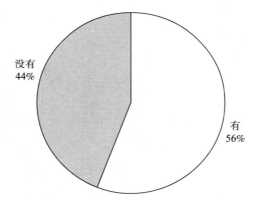

图 2-24　普通幼儿园接收孤独症儿童情况

4. 学龄前孤独症儿童教育康复需求情况

笔者对学龄前孤独症儿童教育康复需求情况进行了调查，通过量表的形式对相应的需要程度进行赋值，1 分表示非常不需要；2 分表示不需要；3 分表示一般；4 分表示需要；5 分表示非常需要。得出了表 2-16 的数据，并制作了图 2-25。根据图 2-25 各指标的平均分（平均分 = 分值和/人数）可知，孤独症儿童家庭对于经济支持需要的分数最高，为 4.62 分，其次是专业支持需要和儿童教育指导需要，对于心理支持需要和资料支持需要的分数较低，其中资料支持需要分数最低。因此，对于孤独症儿童家庭的经济援助仍是我国孤独症儿童救助事业的主要任务，除此之外，也应加强其他几个方面的工作。解决主要矛盾的同时也要兼顾次要矛盾。

表 2-16　学龄前孤独症儿童教育康复的需求情况

单位：%，分

相关需求	1 分	2 分	3 分	4 分	5 分	平均分
资料支持需要	0.89	0.89	17.86	26.79	53.57	4.31
经济支持需要	0.89	2.68	5.36	16.07	75.00	4.62
心理支持需要	0.89	0.89	13.39	24.11	60.71	4.43
专业支持需要	0.89	1.79	7.14	24.11	66.07	4.53
儿童教育指导需要	0.89	0.89	8.04	25.00	65.18	4.53

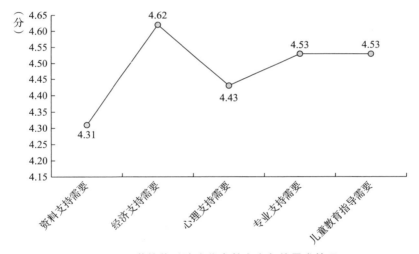

图 2-25　学龄前孤独症儿童教育康复的需求情况

五　成都市学龄前孤独症儿童教育康复调研总结

通过此次调研，笔者对成都市学龄前孤独症儿童的教育康复发展情况有了整体上的把握。下面笔者将对此次调研进行总结。主要分为两个部分，第一部分介绍成都市学龄前孤独症儿童教育康复的成功之处，对其成功的做法进行总结；第二部分介绍成都市学龄前孤独症儿童教育康复的不足之处，希望其对不足之处可以加以改进，以促进成都市孤独症儿童教育康复事业更好地发展。

1. 调研地区的经验总结

此次对成都市进行调研发现，成都市在学龄前孤独症儿童的教育康复方面有许多成功之处可以为其他地方提供借鉴。主要表现在以下几个方面。

第一，加强康复机构管理，鼓励民办机构发展。成都市残联采用招标的方式进行"七彩梦行动计划"项目定点机构的选拔，并邀请第三方机构进行项目考核监督，提高了项目运行的透明度，保障资金专款专用，防止挪作他用，也有利于对康复机构进行监督，保证康复机构合法合规运营，为孤独症儿童提供良好的服务。同时，此举也鼓励了康复机构的发展，在机构间形成良好的竞争机制，促进机构的良性发展。

第二，康复机构比较正规，融合教育发展初见雏形。通过对三个代表性强的康复机构进行调研发现，机构内部职能分工明确，收费标准比较透明，可以基本上满足孤独症儿童的康复需求，同时对家长对教育康复机构的满意度的调查结果显示，对于教育康复机构提供的训练，家长表示满意的居多，表明康复机构提供的训练服务得到了家长的肯定。另外，通过对机构进行调研发现，康复机构都竭尽所能为孤独症儿童寻找融合教育的机会，八一康复中心还与普通幼儿园合作，使孤独症儿童有进入普通幼儿园的机会。

第三，增加救助名额，在一定程度上减轻了孤独症儿童家庭压力。成都市残联出台了《成都市残疾儿童康复救助办法》，该办法规定符合申请条件的成都市孤独症儿童均可申请教育康复训练补贴1.2万元/（人·年）。此办法的实施弥补了国家救助项目名额有限造成的空缺，使得成都市12岁以下的孤独症儿童都有同等的机会获得教育康复训练补贴，在一定程度上减轻了孤独症儿童家庭沉重的负担，对于孤独症儿童的家长也起到了良好的心理安慰作用。

第四，学龄前孤独症儿童的教育康复支持网络初步形成。当前成都市残联联合财政局等政府部门，为学龄前孤独症儿童提供补贴；四川省残联、成都市残联、青羊区特殊教育中心、四川西部精神医学协会以及公益组织等都为孤独症儿童及其家庭提供信息咨询和心理辅导服务；北斗星亲子苑为孤独症儿童提供上门辅导，在一定意义上弥补了社区教育康复的空白；还有一些普通幼儿园愿意对孤独症儿童开展融合教育，促进孤独症儿童的社会适应性发展。当前成都市政府机构、信息服务机构、家庭、普通学校等主体都加入到了学龄前孤独症儿童的教育康复中来，初步形成了教育康复支持网络。

2. 调研地区的不足之处

虽然成都市学龄前孤独症儿童的教育康复有成功之处可以为其他地方提供借鉴，但是也存在许多不足之处，成都市学龄前孤独症儿童的教育康复发展面临的问题与我国其他地方存在的问题有相同之处，例如，家庭经济负担重，国家补贴仍是杯水车薪；儿童进入普通幼儿园仍比较困难，社会歧视严重；康复机构师资力量有限，缺少高学历人才；等等。除此之外，笔者将对上述没有提到的问题进行介绍。

第一，康复机构供不应求。目前成都市在残联备案的学龄前孤独症儿童教育康复机构有 20 家左右，由于机构可容纳的儿童数量极其有限，许多儿童需要排队预约等候进入康复机构进行训练，这样就耽误了孤独症儿童的最佳康复期。

第二，康复机构的资金紧张，需要政府财政支持。笔者通过对成都市民办非营利性康复机构走访了解到，民办机构由于非营利性，收费较低，营业收入较少，而机构运营，如场地租用、教具购买、设施设备维修、人员的薪资等都需要大量的金钱。虽有社会爱心捐赠，但仍是杯水车薪。因此，需要国家的经济支持。

第三章　孤独症儿童义务教育阶段的
社会支持

第一节　国内外文献综述

一　国外文献综述

（一）关于孤独症儿童学龄期社会支持的研究

1. 关于社会支持的定义

20世纪70年代，出现了社会支持的概念。美国智力与发展障碍协会曾指出，支持就是提供大量的资源和策略，目的是让残疾人在社区环境中正常地生活，并使其功能得到发挥。[①] 社会支持最早是在病理学领域中提出的，随后发展社会学、心理学、教育学等领域的学者都进行了深入的研究。[②] Saylor等和Mundhenke等的研究表明，社会支持可以作为残疾学生抵抗外界压力的缓冲器，可以提高残疾学生的学业成绩和社交能力，降低边缘性，有助于特殊儿童的心态健康。[③] Tardy认为社会支持系统是一个包含情感支持、工具支持、评估支持和信息支持的庞大网络。[④]

---

① American Association on Intellectual and Development Disabilities (AAIDD). Supports and SIS, http://www.aaidd.org/sis/supports-and-sis.

② David W. Johnson, Roger T. Johnson, Lee A. Buckman and P. Richards, "The Effect of Prolonged Implementation of Cooperative Learning on Social Support Within the Classroom," *Journal of Psychology* 119 (1985): 405–411.

③ Conway F. Saylor and John Bradley Leach, "Perceived Bullying and Social Support in Students Accessing Special Inclusion Programming," *Journal of Developmental & Physical Disabilities* 21 (2009): 69–80; Lotta Mundhenke, Liselotte Hermansson and Birgitta Sjöqvist Nätterlund, "Experience of Swedish Children with Autism Disorder: Activities and Social Support in Daily Life," *Scandinavian Journal of Occupational Therapy* 17 (2010): 130–139.

④ Charles H. Tardy, "Social Support Measurement," *American Journal of Community Psychology* 13 (1985): 187–202.

2. 关于孤独症儿童社会支持的研究

Patricia Recio 等学者的研究显示社会支持可以降低孤独症儿童父母的耻辱感，提高孤独症儿童的生活质量。[①] 在社会支持的研究中，普遍认为支持主体主要包括父母、同伴、教师和社区。McDonald 等以美国1988 年实施的家校协作项目（Families and School Together，FAST）为例，开展有关处于弱势地位孩子的社会支持研究，该项目通过构建家庭与社区之间的网络，促进残疾学生的社会性发展，孤独症儿童及其他残疾学生的学业成绩明显提高，社会交往方面的技能也获得显著进步。[②] 孤独症儿童家长的参与在美国融合教育支持中占有相当重的分量，除此以外，美国也十分注重为家庭提供多方面的服务，比如营养师服务、心理咨询等。Thomas 等就孤独症儿童相关服务支持做了一项研究，结果显示受教育程度与压力呈现正比关系，即受教育程度越高的家庭越需要得到相关服务，另外收入越高的家庭，对服务的使用也愈加频繁。[③] Julie 等把自闭谱系障碍儿童的社区支持分为融合型学校和当地社区团体两个部分，将提供的服务类型分为正式性支持服务和非正式性支持服务，来自融合型学校的正式性支持服务主要包括教师和治疗师的相关指导、关于儿童饮食的建议以及交通服务等；而非正式性支持服务则包括课外活动等。主要目的都是让自闭谱系障碍儿童有更多的机会参与同伴之间的交流互动，从而促进对儿童的自我概念、归属感和自我价值的培养。[④]

3. 社会工作介入孤独症儿童社会支持的研究

与孤独症儿童相关的社会工作研究包括：ASD 对个人和家庭的影

① Patricia Recio, Fernando Molero, CristinaGarcía-Ael and DanielPérez-Garín, "Perceived Discrimination and Self-esteem among Family Caregivers of Children with Autism Spectrum Disorders (ASD) and Children with Intellectual Disabilities (ID) in Spain: The Mediational Role of Affiliate Stigma and Social Support," *Research in Developmental Disabilities* 105 (2020): 103737.

② Lynn McDonald, D. Moberg, Roger L. Brown, Ismael Rodriguez-Espiricueta, Nydia I. Flores, Melissa P. Burke and Gail E. Coover, "After-School Multifamily Groups: A Randomized Controlled Trail Involving Low-Income, Urban, Latino Children," *Children & Schools* 28 (2006): 25-34.

③ K. Thomas, Alan R. Ellis, Carolyn McLaurin, J. Daniels and J. Morrissey, "Access to Care for Autism-Related Services," *Journal of Autism & Developmental Disorders* 37 (2007): 1902-1912.

④ Julie Causton and Kate MacLeod, *The Paraprofessional's Effective Support in Inclusive Classrooms* (New York: Paul H. Brookes Publishing Co, 2009) pp. 27-75.

响；ASD 的财务负担；使用循证实践来支持 ASD 幼儿父母；社工在筛查 ASD 幼儿方面的作用；种族和族裔差异；关键人生历程转变的影响；针对 ASD 儿童多元文化父母的干预措施的文化知识和社区包容性研究。但是 Lauren 等研究发现无法在美国社会工作与社会福利学会（American Academy of Social Work and Social Welfare's，AASWSW）文献中找到有关孤独症谱系障碍人群的任何特定语言或工作论文。[①] 具体而言，在与社会工作相关的以下两个关键领域，研究存在重大空白：确定孤独症谱系障碍群体中边缘化和剥夺公民权的原因和后果；制定基于证据的适用于整个生命周期中孤独症患者个人的社区相关干预措施。Lauren 等的研究重点从生命历程的角度出发，认为社会工作专业必须做出承诺才能从事研究教育劳动力，提倡为孤独症患者建立一个更加公正和包容的社会，旨在支持孤独症谱系障碍个体及其家庭，提高社会工作研究人员在调查人们各种经历方面所具有的关键作用，开发一系列多系统干预措施并测试其连续性，应对社会不公正现象，并促进那些处于困境中的孤独症谱系障碍人们有意义地融入社会。

（二）关于融合教育背景下孤独症儿童社会支持的研究

1. 将社会支持理论与融合教育相结合的研究

Farmer 等学者将社会支持理论引入融合教育已有近 30 年的时间。[②] Salend 将融合教育定义为"由家长、教育工作者及社区成员发起的运动，它寻求创设全纳性的学校，建立起满足特殊儿童的需要、尊重个体差异的支持性社区"。[③] 融合教育的发展离不开系统性的社会支持。[④] UNESCO 在《特殊需要教育行动纲领》中明确指出"为融合教育政策提供支持服

---

① Lauren Bishop-Fitzpatrick, Sarah Dababnah , Mary J. Baker-Ericzén , Matthew J. Smith and Sandra M. Magaña, "Autism Spectrum Disorder and the Science of Social Work：A Grand Challenge for Social Work Research," *Social Work in Mental Health* 17（2019）：1, 73–92.

② Thomas W. Farmer and E. Farmer, "Social Relationships of Students with Exceptionalities in Mainstream Classrooms：Social Networks and Homophily," *Exceptional Children* 62（1996）：431–450.

③ 邓猛、潘剑芳：《关于全纳教育思想的几点理论回顾及其对我们的启示》，《中国特殊教育》2003 年第 4 期。

④ Susan R. Copeland, Carolyn Hughes, Erik W. Carter, Carol Guth, Judith A. Presley, Cherwanda R. Williams and Stephanie E. Fowler, "Increasing Access to General Education Perspectives of Participants in a High School Peer Support Program," *Remedial and Special Education* 25（2004）：342–352.

务是保证其成功的关键"。① Loreman 认为有效的融合教育建立在七项支持的基础上，具体包括积极的态度、支持性的政策和管理、给予循证实践基础的学校变革、灵活的课程和教学、社区参与、教师反思、必要的师资培训和资源。②

2. 融合教育背景下孤独症学生社会支持系统组成的研究

Wenz-Gross 等对班级中孤独症学生的社会支持主体进行分析，包括家庭中的成人、家庭之外的成人以及同伴等。③ Duhaney 等认为父母是融合教育背景下残疾学生最重要的支持来源，是积极倡导融合教育的群体之一。④ Ahmmed 则认为融合教育实践过程中最重要的角色是学校教师。⑤ Gledhill 等研究并推荐了小学教师在课堂里针对孤独症学生采用的五种社会支持策略，分别是常规技巧、发展型游戏和小组工作、明确的情感和身体语言教学意识、信息通信技术以及前面几种的整合。⑥ Carter 等提出同伴支持是促进孤独症儿童自我发展的重要方法。⑦ Peters 认为社区支持可以作为融合教育背景下学校支持的重要补充，社区成员包括社区领导、教育和康复工作者、妇女联合会的代表等。⑧ Savolainen 等研究表明，父

---

① UNESCO. The Salamanca Statement and Framework for Action on Special Needs Education: Adopted by the World Conference on Special Needs Education: Access and Quality. Salamanca, June 7-10, 1994.

② Tim Loreman, "Seven Pillars of Support for Inclusive Education: Moving from 'Why?' to 'How?'," *International Journal of Whole Schooling* 3 (2007): 22-38.

③ M. Wenz-Gross and G. Siperstein, "Importance of Social Support in the Adjustment of Children with Learning Problems," *Exceptional Children* 63 (1997): 183-193.

④ Laurel M. Garrick Duhaney and S. Salend, "Parental Perceptions of Inclusive Educational Placements," *Remedial and Special Education* 21 (2000): 121-128.

⑤ Masud Ahmmed, "Measuring Perceived School Support for Inclusive Education in Bangladesh: The Development of a Context-Specific Scale," *Asia Pacific Education Review* 14 (2013): 337-344.

⑥ Jamie Gledhill and Janet L. Currie, "Characteristics of Teachers' Recommended Social Support Strategies for Primary Students with ASD," *International Online Journal of Primary Education* 9 (2020): 18-34.

⑦ Erik W. Carter and Craig H. Kennedy, "Promoting Access to the General Curriculum Using Peer Support Strategies," *Research and Practice for Person with Severe Disabilities* 31 (2006): 284-292.

⑧ Susan J. Peters, *Inclusive Education: An EFA Strategy for All Children* (World Bank Education Advisory Service, 2004), p. 20.

母、教师、同伴和社区工作者的共同参与促进了孤独症儿童社会支持系统的完善。①

3. 融合教育背景下孤独症儿童社会支持系统特点的研究

融合教育背景下孤独症儿童社会支持系统是一个多层次多因素的复杂系统，也是一个强调社会不同主体全面参与的开放系统。Furman 等认为支持主体在不同的环境中所提供的社会支持不同，孤独症学生从不同主体处所接受到的社会支持程度也有所不同。② UNESCO 认为"实现对有特殊教育需要儿童进行成功教育这一目标不仅仅是教育行政部门和学校系统的任务，它还需要家庭、社区与非正式组织的参与以及广大公众的支持"。③ 这正契合了融合教育背景下孤独症儿童社会支持系统的核心思想。Claiborne 等也曾指出，融合环境应扩大到整个社会情境，当整体环境内各因素相互作用时，其效果将是巨大的。④ Bolourian 等学者从全生命周期的角度分析了不同阶段融合教育的侧重点：小学阶段注重发展积极的师生关系，初中和高中阶段则应注意社会关系的培养，减少抑郁、焦虑等精神健康问题。⑤

二　国内文献综述

（一）孤独症儿童学龄期社会支持的研究

1. 关于社会支持的定义

社会学领域的学者对社会支持概念从功能、结构、实际支持、应该支持、静态或动态交互的角度进行了多维度的研究。洪小良和刘祖云从

---

① Hannu Savolainen, Heikki Kokkala, Hanna Alasuutari and Finland, *Meeting Special and Diverse Education Needs: Making Inclusive Education a Reality* (Ministry of Foreign Affairs of Finland, Dept for International Development Cooperation, 2000), p. 24.

② Wyndol Furman and Dviane Buhrmester, "Age and Sex Differences in Perceptions of Networks of Personal Relationships," *Children Development* 1 (1992): 103–115.

③ UNESCO. The Salamanca Statement and Framework for Action on Special Needs Education: Adopted by the World Conference on Special Needs Education. Salamanca, June 7–10, 1994.

④ Lise Claiborne, Sue Cornforth, Ava Gibson and Alexandra Smith, "Supporting Students with Impairments in Higher Education: Social Inclusion or Cold Comfort?" *International Journal of Inclusive Education* 15 (2011): 513–527.

⑤ Yasamin Bolourian, Katherine Stavropoulos and Jan Blacher, *Autism in the Classroom: Educational Issues across the Lifespan* (IntechOpen, 2019).

特殊儿童的社会保障的视角研究如何为残疾儿童提供更好的支持。[①]　相对而言，国外学者主要在融合教育背景下进行探究，我国学者主要从本土化的随班就读的角度进行研究。

2. 关于孤独症儿童社会支持的研究

杜元可通过对江浙地区 10 个孤独症儿童照顾者进行研究，提出通过完善动力结构、建立政府支持体系、强调社会工作的介入等多种措施来完善孤独症儿童家庭的社会支持网络。[②]　倪赤丹等基于对深圳市 120 个孤独症儿童家庭的实证分析，提出应当通过早期家庭干预、家庭公共政策倡导、社区人文关怀开发、亲朋网络建设等措施构建一个由家庭内部支持网、家庭亲朋支持网、家庭社区支持网、家庭社会支持网构成的孤独症儿童家庭支持网的"理想模型"。[③]　陈阿江等学者基于湖市的调研发现，以"公"为基础的正式支持体系成为孤独症儿童社会支持体系的核心。[④]

3. 社会工作介入孤独症儿童社会支持的研究

金碧华等认为对于孤独症儿童融合教育社会支持系统的建构，社会工作是一种有效的介入手段，可从情感支持、信息支持以及公共资源支持等方面介入。[⑤]　杨艳梅通过运用社会工作的专业方法，减轻孤独症儿童家长的双重压力，扩大社会支持主体、完善社会支持网络系统，帮助孤独症儿童和他们的照顾者走出边缘群体阴影。[⑥]　王平通过对孤独症儿童社会支持问题以及原因进行分析，发现迫切需要社会工作者进入校园，运用个案工

①　洪小良：《关系特质与社会支持——以北京市城市贫困家庭为例》，《北京行政学院学报》2007 年第 4 期，第 72~77 页；刘祖云：《转型期的二元社会结构问题探讨》，《学习论坛》2009 年第 4 期，第 59~62 页。

②　杜元可：《自闭症儿童照顾者的社会支持网络研究——以江浙地区 10 个自闭症儿童照顾者为例》，硕士学位论文，中国青年政治学院，2011。

③　倪赤丹、苏敏：《自闭症儿童家庭支持网的"理想模型"及其构建——对深圳 120 个孤独症儿童家庭的实证分析》，《社会工作》2012 年第 9 期。

④　陈阿江、刘怡君、吕年青：《自闭症儿童正式支持体系建设的探索——以湖市为例》，《中国矿业大学学报》（社会科学版）2022 年第 1 期。

⑤　金碧华、周介媛：《社会工作介入自闭症儿童融合教育社会支持系统的建构》，《浙江理工大学学报》（社会科学版）2018 年第 6 期。

⑥　杨艳梅：《社会工作视角下对自闭症儿童家庭社会支持网络的研究》，硕士学位论文，新疆师范大学，2017。

作等专业方法，了解对象的需求和困境。[①]

（二）关于融合教育背景下孤独症儿童社会支持的研究

1. 将社会支持理论与融合教育相结合的研究

我国关于将社会支持理论运用到融合教育中的研究起步较晚。蔡卓倪等学者面向特殊儿童家庭教育社会支持情况开展了调研分析。[②] 杨柳等[③]和冯雅静等[④]主要以特殊教育学校或随班就读教师为研究对象，研究教师主体获得的社会支持情况。冯国山等认为要提高孤独症学生的教育质量，应立足学校教育，从环境、评估、课程、教学和人员五个方面建构孤独症学生的学校支持系统。[⑤]

2. 融合教育背景下孤独症学生社会支持系统组成的研究

Bronfenbrenner 认为家庭、学校和社区是三个与残疾学生直接发生联系的社会支持主体，并结合生态系统理论，构建出包括以上主体在内的微观系统以及这三者互动的中观系统。[⑥] 熊絮茸等将融合教育背景下的儿童和家庭作为孤独症儿童社会生态系统的双核心，并将孤独症儿童家庭外延，划分为家庭内微观系统、家庭为介质的中间生态系统、发展为外轴的外层生态系统以及以社会为本的宏观系统。[⑦] 刘宗琴提出通过社会工作介入随班就读支持体系建设，建构多维协同机制，促进社会接纳与教育改善。[⑧]

---

① 王平：《自闭症儿童社会支持问题的社会工作介入》，硕士学位论文，东北石油大学，2018。

② 蔡卓倪、李敏、周成燕：《特殊儿童家庭教育社会支持情况调查分析》，《中国特殊教育》2010 年第 12 期。

③ 杨柳、孟万金：《特殊教育教师的社会支持探析》，《中国特殊教育》2013 年第 3 期。

④ 冯雅静、王雁：《随班就读任职教师职业适应与社会支持的关系研究》，《中国特殊教育》2013 年第 5 期。

⑤ 冯国山、曹云、张鑫：《自闭症学生学校支持系统的思考》，《现代特殊教育》2016 年第 20 期。

⑥ Urie Bronfenbrenner：《人类发展生态学》，曾淑贤、刘凯、陈淑芳译，台北：心理出版社，2010。

⑦ 熊絮茸、孙玉梅：《自闭症儿童社会生态系统初探》，《中国特殊教育》2014 年第 7 期；熊絮茸、孙玉梅：《自闭症谱系障碍儿童家庭的社会支持及其影响因素研究》，《中国妇幼保健》2014 年第 31 期。

⑧ 刘宗琴：《翼动之困：社会支持视角下的合肥市孤独症儿童随班就读现象研究》，硕士学位论文，江西财经大学，2021。

3. 融合教育背景下孤独症儿童社会支持系统特点的研究

熊絮茸等提出以孤独症儿童家庭为核心的社会支持系统是一个复杂的生态系统，家庭获取的支持是孤独症儿童融合教育持续发展的核心要素，也是区别于普通儿童社会支持系统的最重要标志。[①] 家庭、学校、社区并非处于相互隔绝孤立的状态，父母、教师、同伴和社区成员之间的交互作用十分明显。杨梦伟研究了家庭、社区、组织"三方融合"模式在孤独症儿童教育中的应用。[②]

三　国内外文献评述

通过对以上国内外文献的回顾，发现国外对社会支持和融合教育的研究起步较早，并将其运用到残疾儿童的相关研究中，通过使用定性和定量的研究方法，从不同角度研究了融合教育背景下孤独症儿童义务教育阶段的社会支持，在理论和实践上都具有指导意义。我国残疾儿童的福利和义务教育保障起步较晚，根据我国国情需要走出了一条随班就读的融合教育制度道路。目前针对孤独症儿童的相关研究文献很多，涉及面很广，包括孤独症儿童的融合教育、社会支持以及社会工作融入孤独症儿童的社会支持等。

通过文献综述，发现融合教育背景下孤独症儿童社会支持的相关研究存在以下不足。

首先，大量研究或单独针对孤独症儿童的融合教育，或仅仅针对孤独症儿童的社会支持，将这两个关键概念结合起来研究的文献缺乏。尤其是国内的相关学者，更多是从医学或特殊教育角度进行研究，缺乏对两者的深度融合。融合教育背景下孤独症儿童的社会支持研究目前是一个新兴领域。

其次，国内对于残疾儿童的教育保障尤其是对于孤独症群体的关注起步较晚，融合教育及随班就读的正式实施主要依靠近年来政策的大力宣导及推进，很多研究尚处于空白阶段。现有部分文献指出：我国孤独症儿童义务教育阶段融合教育社会支持发展存在一定的困境，并提出一

---

①　熊絮茸、孙玉梅：《自闭症儿童社会生态系统初探》，《中国特殊教育》2014 年第 7 期。
②　杨梦伟：《"三方融合"模式在自闭症儿童教育中的应用研究——以郑州市 H 小学某个案为例》，硕士学位论文，西北农林科技大学，2021。

系列的制度性思考，从宏观的角度去思考社会支持系统，但缺乏一定的实地调研。

最后，目前国内对于融合教育背景下孤独症儿童的社会支持，主要是通过定性化研究，证明社会支持有一定的中介作用，但是专门定量化对融合教育背景下孤独症儿童义务教育阶段社会支持进行的研究较为缺乏，亟待实证性和循证性研究。

第二节　孤独症儿童义务教育阶段社会支持现状与发展困境

根据社会支持的来源，一般分为正式社会支持和非正式社会支持（见图3-1）。

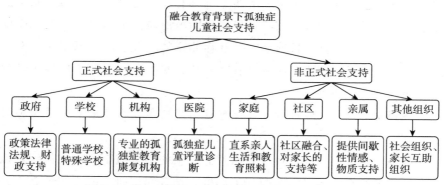

图3-1　融合教育背景下孤独症儿童的社会支持系统

一　孤独症儿童义务教育阶段的正式社会支持现状

孤独症儿童及其家庭获得的正式社会支持由政府、机构、学校和医院提供。政府的正式支持体现为法律法规和政策的制定以及各级政府的财政支持。

（一）义务教育阶段孤独症儿童及其融合教育相关政策和法律法规

目前我国对于义务教育阶段的残疾学生的教育有政策可循，零拒绝入学有法可依，但是法律法规建设体系仍不健全，政策也需要进一步改进。从制定孤独症儿童教育相关政策与法律法规的权力机构和地域划分角度，下面笔者将对针对义务教育阶段孤独症儿童的法律法规和相关政策内容按照国家层面和地方层面进行梳理。

1. 国家在孤独症儿童教育方面的有关法律法规和政策

根据图3-2，我们可知，自2005年开始，我国对于孤独症儿童的关注度愈加提升，2014年开始，我国对推动残疾儿童的融合教育愈加重视，出台了一系列的政策鼓励和落实义务教育阶段残疾学生的融合教育。

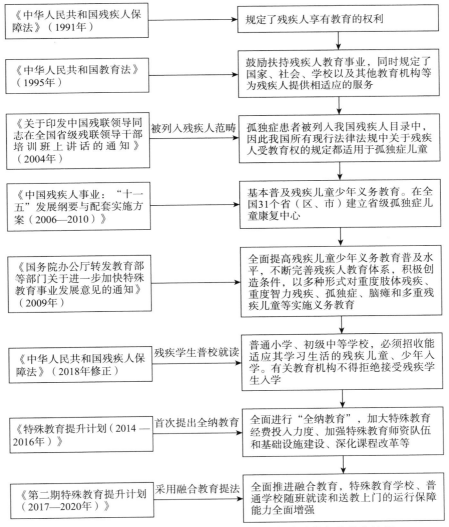

图3-2　融合教育背景下孤独症儿童义务教育阶段相关法律法规

其中《特殊教育提升计划（2014—2016 年）》和《第二期特殊教育提升计划（2017—2020 年）》的发布，更是将我国的融合教育推上了高速发展的道路，虽都是为了推动融合教育、提升残疾学生的义务教育阶段入学率，但二者在具体细则和框架上又有不同。

表 3-1　第一、二期特殊教育计划的不同之处

不同之处	《特殊教育提升计划（2014—2016 年）》	《第二期特殊教育提升计划（2017—2020 年）》
总体目标	全面推进全纳教育，到 2016 年，全国基本普及残疾儿童少年义务教育，视力、听力、智力残疾儿童少年义务教育入学率达到 90% 以上，其他残疾人受教育机会明显增加	全面推进融合教育，到 2020 年，各级各类特殊教育普及水平全面提高，残疾儿童少年义务教育入学率达到 95% 以上。特殊教育学校、普通学校随班就读和送教上门的运行保障能力全面增强。普通学校随班就读质量整体提高
随班就读及资源教室建设	扩大普通学校随班就读规模。尽可能在普通学校安排残疾学生随班就读，加强特殊教育资源教室、无障碍设施等建设	优先采用普通学校随班就读的方式，就近安排适龄残疾儿童少年接受义务教育
特殊教育学校	提高特殊教育学校招生能力。支持现有特殊教育学校扩大招生规模、增加招生类别	鼓励各地积极探索举办孤独症儿童少年特殊教育学校（部）
多种送教模式及学籍管理	组织开展送教上门。县（市、区）教育行政部门要统筹安排特殊教育学校和普通学校教育资源，为确实不能到校就读的重度残疾儿童少年提供送教上门或远程教育等服务，并将其纳入学籍管理	以县（市、区）为单位，逐一核实未入学适龄残疾儿童少年数据。通过特殊教育学校就读、普通学校就读、特教班就读、送教上门等多种方式，落实"一人一案"
特殊教育经费机制	义务教育阶段特殊教育学校生均预算内公用经费标准要在三年内达到每年 6000 元，有条件的地区可进一步提高。随班就读、特教班和送教上门的义务教育阶段生均公用经费参照上述标准执行	在落实义务教育阶段特殊教育学校生均公用经费 6000 元补助标准基础上，有条件的地区可以根据学校招收重度、多重残疾学生的比例，适当增加年度预算。随班就读、特教班和送教上门的义务教育阶段生均公用经费标准按特殊教育学校执行
特殊教育资源中心建设	支持接收随班就读残疾学生较多的普通学校设立特殊教育资源教室（中心），为残疾学生提供个别化教育和康复训练	支持特殊教育学校建立特殊教育资源中心，提供特殊教育指导和支持服务

续表

不同之处	《特殊教育提升计划（2014—2016 年）》	《第二期特殊教育提升计划（2017—2020 年）》
特殊教育教师队伍建设	全面落实国家规定的特殊教育津贴等特殊教育教师工资待遇倾斜政策。对在普通学校承担残疾学生随班就读教学和管理工作的教师，在绩效考核中给予倾斜。加强普通学校随班就读、资源指导、送教上门等特殊教育教师培训	支持师范类院校和其他高校扩大特殊教育专业招生规模，提高培养质量。到 2020 年，所有从事特殊教育的专任教师均应取得教师资格证，非特教专业毕业的教师还应经过省级教育行政部门组织的特殊教育专业培训并考核合格
特殊教育课程教学改革	根据国家义务教育课程标准，结合残疾学生特点和需求，制定盲、聋和培智三类特殊教育学校课程标准。加强个别化教育，促进融合教育	依据盲、聋和培智三类特殊教育学校义务教育课程标准（2016 年版），研制多重残疾、孤独症等学生的课程指南。推进差异教学和个别化教学，提高教育教学的针对性

2. 关于孤独症儿童教育的地方性法规

近年来，我国对孤独症儿童教育问题愈加关注。有学者通过研究特定地区的法规，提出政府在孤独症儿童的教育政策方面存在不足，认为私立学校的支持还不够，孤独症公共教育机构在基础设施建设与教育水平上也存在不足。[1] 从目前的政策中可以看到地方政府在加强孤独症儿童教育方面所做出的努力和改进，很多地方性法规都有自己的特色和亮点，虽然各地的情况不同，但是各地可相互借鉴好的政策，具有普遍适用性的政策还可以提升到国家层面。表 3-2 对我国关于孤独症儿童教育的地方性法规进行了举例。

表 3-2　我国关于孤独症儿童教育的地方性法规

	地区	法规细则
将孤独症儿童的义务教育问题作为关注重点的地方性法规	广东省	各级人民政府推进融合教育，建立残疾儿童、少年随班就读支持保障体系，将具有接受普通教育能力的残疾儿童、少年纳入普通教育机构实施学前教育和义务教育，重点解决不适宜在普通教育机构就读的孤独症等残疾儿童、少年的义务教育问题[2]

---

[1] 唐美丽、李金燕、王波、李博、吴瑕、沈静、张劲松：《探析我国当前孤独症儿童融合教育的现状与对策——以江苏省南京市为例》，《改革与开放》2015 年第 10 期。

[2] 《广东省实施〈中华人民共和国残疾人保障法〉办法》，http://www.gddpf.org.cn/xxgk/zcfg/qybz/content/post_607536.html，最后访问日期：2023 年 10 月 13 日。

续表

	地区	法规细则
将孤独症儿童的义务教育问题作为关注重点的地方性法规	湖北省	各级人民政府应当为孤独症等残疾儿童、少年接受教育创造条件，帮助其接受义务教育①
	北京市	关注孤独症儿童、少年义务教育中的特殊需求，以多种形式对孤独症等残疾儿童实施义务教育，不断满足残疾儿童多样化的特殊教育需求②
	成都市	特别关注孤独症儿童少年的特殊教育："鼓励有条件的区（县）试点建设孤独症儿童特殊教育学校（部）或在特殊教育学校招收孤独症儿童。"③
为孤独症儿童提供多种形式教育的地方性法规	武汉市	教育主管部门应当根据盲、聋、弱智儿童的入学需要，举办特殊教育学校和辅读班，并采取措施改善办学条件，提高教学质量，以社区教育、送教上门等方式对孤独症等儿童实施义务教育④
	内蒙古自治区	对重度孤独症等儿童实施义务教育，采取社区教育、送教上门等多种形式⑤
	桂林市	提高特殊教育学校招生能力。鼓励有条件的县试点建设孤独症儿童特殊教育学校（部）⑥
孤独症儿童教育配套措施的地方性法规规章	上海市	将孤独症检测作为关注重点，加强医教结合。建立残疾儿童发现、诊断与安置工作管理网络；建立特殊教育机构与医疗机构合作制度；建设残疾儿童信息通报系统⑦

① 《湖北省实施〈中华人民共和国残疾人保障法〉办法》，http://www.hbdpf.org.cn/ws-bw/bwzd/wqbw/flzc/164928.htm，最后访问日期：2023年10月13日。
② 《北京市教委、市政府教育督导室、市发展改革委、市民政局、市财政局、市人力社保局、市卫生局、市编办、市残联关于贯彻落实第四次全国特殊教育工作会议精神进一步加快首都特殊教育事业发展的意见》，https://www.faxin.cn/lib/dffl/DfflSimple.aspx?gid=B258508，最后访问日期：2023年10月13日。
③ 《成都市人民政府办公厅转发市教育局等部门关于〈成都市特殊教育提升计划（2014~2016）实施方案〉的通知》，http://edu.chengdu.gov.cn/cdedu/uploadfiles/201809291113015342.pdf，最后访问日期：2023年10月13日。
④ 《武汉市实施〈中华人民共和国残疾人保障法〉办法》，http://www.whdpf.org.cn/zlzx/zcfg/tnull_1494523.shtml，最后访问日期：2023年10月13日。
⑤ 《内蒙古自治区实施〈中华人民共和国残疾人保障法〉办法》，http://www.npc.gov.cn/zgrdw/npc/zfjc/cjrbzfzfjc/2012-07/26/content_1731047.htm，最后访问日期：2023年10月13日。
⑥ 《桂林市人民政府办公室关于转发市教育局等部门关于桂林市特殊教育提升计划（2014~2016）实施方案的通知》，https://wenku.baidu.com/view/b637e6a1f011f18583d049649b6648d7c0c70874.html?_wkts_=1697179348236，最后访问日期：2023年10月13日。
⑦ 《上海市教育委员会 上海卫生局关于开展特殊教育医教结合工作的通知》，https://view.officeapps.live.com/op/view.aspx?src=https%3A%2F%2Fedu.sh.gov.cn%2Fcmsres%2Fbd%2Fbdb6fa0a254f4226b64e05247ea2000b%2F56834e12ddca5725537ee1307a725de5.doc&wdOrigin=BROWSELINK，最后访问日期：2023年10月13日。

	地区	法规细则
孤独症儿童教育配套措施的地方性法规规章	青海省	残疾人特殊教育应具备适合孤独症等残疾儿童少年学习、康复、生活的场所和设施①
	邵阳市	规定孤独症学生的教师和教辅人员的数量及教师待遇问题："招收孤独症学生的学校按1∶2师生比例，开展残疾学生随班就读的普通中小学和送教上门学校按1∶5师生比例标准配备专业教师。"②

（二）融合教育背景下财政支持情况

1. 国家财政支持状况

特殊教育补助资金是促进特殊教育发展的重要经济支持。长期以来，我国对特殊教育的财政支持力度不大，因此特殊教育的发展十分缓慢。近年来，国家财政逐渐加大了对于特殊教育的支持力度。资助范围从中西部地区扩大到全国所有省份，基本实现全覆盖，支持的内容扩展至重点支持普通学校建立资源教室、特殊教育学校设备设施等。2014年，《特殊教育提升计划（2014—2016年）》提出将义务教育阶段特殊教育学校公用经费单列，2014年的生均标准达4000元，2015年为5000元，2016年则为6000元。各地方则有所不同。随班就读、特教班和送教上门的义务教育阶段每生平均公用经费也逐步得到同标准落实。特殊教育标准普遍高于普通教育。历年中央特殊教育专项补助资金见图3-3。

为规范中央特殊教育专项补助资金的管理和使用，财政部和教育部于2015年颁布了《特殊教育补助资金管理办法》，要求发挥资金使用的最大作用。补助资金支持对象为全国独立设置的特殊教育学校和招收较多残疾学生随班就读的义务教育阶段学校。资金主要用于：支持特殊教育学校改善办学条件；支持特教资源中心和义务教育阶段普校的资源教室建设，为资源中心和资源教室配备必要的特殊教育教学和康复设备；支持为重度残疾学生提供送教上门服务，为送教上门的教师提供交通补助。

---

① 《青海省残疾人保障条例》，http：//www.npc.gov.cn/zgrdw/npc/zfjc/cjrbzfzfjc/2012-07/26/content_1731067.htm，最后访问日期：2023年10月13日。

② 《邵阳市人民政府办公室关于全面落实〈湖南省特殊教育提升计划实施方案（2014～2016）〉的通知》，https：//www.shaoyang.gov.cn/shaoyang/szfbwj/201510/60db933321d141efac8594d01500f4ba.shtml，最后访问日期：2023年10月13日。

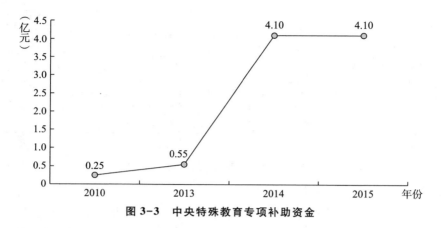

图 3-3　中央特殊教育专项补助资金

2. 地方财政支持情况

在全国各省（区、市）市提升计划实施方案中，每个地方财政支持的生均公用经费标准等各项内容基本上以《特殊教育计划（2014—2016年）》为标准，略做调整（见表 3-3）。

表 3-3　部分地区孤独症学生特殊教育和康复财政支持情况

地区	特殊教育相关经费支持	孤独症学生教育康复补贴
江苏	义务教育阶段特殊教育学校生均公用经费按照当地普通同类学校生均公用经费的 8 倍以上拨付	7~14 周岁年最低救助标准 1.4 万元
浙江	符合条件的残疾学生在义务教育学校就读的，免收住宿费	孤独症儿童每月最高补贴 2400 元，每年最高补贴 24000 元
福建	实施"三免两补"，省级财政将特殊教育学校寄宿生每人每年生活补助费提高到 3000 元（按 10 个月计算）	每人每年不超过 15000 元，每月不超过 1500 元
广东	生均公用经费按不低于普通学生生均公用经费标准 5 倍且每年不低于 6000 元的标准拨付	未覆盖义务教育阶段残疾学生
湖北	特殊教育学校生均公用经费按照当地普通同类学校生均公用经费的 8 倍以上拨付，达到每年 6000 元	2022 年从 0~10 岁扩大至 0~17 岁，每年 17000 元
四川	生均公用经费标准三年内达到 6000 元，各地可根据实际情况对残疾学生提供交通补助	未覆盖义务教育阶段残疾学生

地区	特殊教育相关经费支持	孤独症学生教育康复补贴
云南	生均公用经费标准达到 6000 元,省财政每年安排 5000 万元特殊教育专项经费	未覆盖义务教育阶段残疾学生
陕西	生均公用经费标准三年内达到 6000 元,省财政每年安排不低于 3000 万元经费	未覆盖义务教育阶段残疾学生
北京	生均公用经费标准 15000 元,实行"三免两补"(免学杂费、免教科书费、免住宿费、补助生活费、补助交通费)	每月康复费用不足(含)500 元的,按照实际发生费用给予补助;每月康复费用超过 500 元的,在社区卫生服务机构接受康复服务,其超出部分按照实际发生费用的 70% 给予补助
天津	生均公用经费标准 6000 元,免费年限 15 年	未覆盖义务教育阶段残疾学生
上海	生均公用经费标准 7800 元,免费年限 15 年	未满 18 周岁的孤独症儿童每年补助 24000 元
重庆	生均公用经费标准 6000 元	未覆盖义务教育阶段残疾学生
广西	生均公用经费标准三年内达到 6000 元	7~17 岁孤独症儿童:提供 1~3 个阶段康复训练服务,3 个月为一个阶段,每个阶段救助标准不低于 3000 元
内蒙古	生均公用经费标准达到 6000 元基本标准。安排特殊教育专项经费 1000 万元,各盟市设立特殊教育专项经费	未覆盖义务教育阶段残疾学生
新疆	生均公用经费标准三年内达到 6000 元。每年安排 150 万元作为助学专项经费	未覆盖义务教育阶段残疾学生
成都	生均公用经费按 6000 元标准执行	0~15 岁孤独症儿童每年最高 3 万元

(三)孤独症儿童学校教育现状

融合教育背景下孤独症儿童的教育安置形式有很多种,在我国学校教育中,孤独症儿童主要被安置在以下教育环境中:特殊学校及普通学校特殊班、普通班+资源教室、普通学校普通班。

1. 特殊学校安置形式

特殊学校是孤独症儿童教育安置的主要方式之一。目前,孤独症儿童的数量已经占到了特殊教育学校总人数的 1/3 左右,有些学校甚至达到 1/2。2014 年初,国务院明确提出鼓励建设孤独症特殊教育学校。目前,全国只有两所公立的孤独症特殊教育学校。广州市康纳学校(广州儿童孤独症康复研究中心）是国内第一所专门为 16 岁以下孤独症谱系障碍儿童提供义务教育、早期教育、早期干预、康复治疗、科学研究的公立全日制特殊教育学校。另一所公立的孤独症特殊教育学校为福州市星语学校，是专门为孤独症儿童提供义务教育服务的市属公办特殊教育学校。

孤独症儿童进入特殊教育学校就读，对于特校的教育教学也提出了很多新挑战，主要表现在以下几个方面：针对孤独症儿童的教材缺乏，现有师资不足，无法满足一对一的教学需求；大多数采用混班，即孤独症儿童与其他障碍类型的特殊儿童在同一个班级上课，这种混班教学由于专业化师资有限，儿童的特殊教育需求更难以满足；国外有些特殊学校采取的是独立编班教学模式，国内这种模式仍在尝试中，尚未见到关于独立编班效果的研究报道。①

孤独症儿童的编班方式是近年来争议较多的一个问题。有学者通过对 9 个省区市的特殊教育教师进行调查发现，一方面，当前在我国特殊学校的孤独症儿童教育中，混合编班是最主要的编班方式，单独编班仍然少量地存在着。另一方面，少数特殊学校中存在的单独编班现象，仍然受到传统的以障碍类型和障碍程度划分教育安置地点模式的影响。②

2. 普通学校安置情况

融合教育背景下孤独症儿童就读于普通班级是国际主流趋势。仅仅将孤独症儿童与普通儿童安置在同一个教室，并不是真正的融合。因此，实行融合教育必须由大量懂得特殊教育与普通教育相结合的教师来支撑。③ 由他们根据其他教师和家长的积极反馈，制订孤独症儿童的个别化教育计划，并及时调整教育方法策略。班主任老师还需要针对孤独症儿童存在的问题及弱势，采用不同的个性化教学方法。

（1）普通学校特殊班

特殊班一般附设在普通学校内，专门为特殊儿童服务。特殊班有两种形式：① 全日制特殊班，由受过特殊教育专业训练的教师负责几乎全

① 熊絮茸、孙玉梅：《自闭症儿童融合教育现状调查、困境分析及家庭参与的探索》，《内蒙古师范大学学报》（教育科学版）2014 年第 4 期。
② 邓猛、杜林：《西方特殊教育范式的变迁及我国特殊教育学校功能转型的思考》，《中国特殊教育》2019 年第 3 期。
③ 李春梅、林利、刘颖：《自闭症儿童的融合教育》，《医学综述》2009 年第 16 期。

部的教育教学工作；②部分时间制特殊班，学生一部分时间单独上课和活动，另一部分时间则与普通学生一起上课和活动。现有的特殊班主要为第二种形式，特殊班的学生人数一般为 10~15 人。

比如，四川省成都市青羊区同辉国际学校是一所集九年制培智教育和六年制普通小学教育于一体的"特普共校"，该校现有 24 个义务教育小学普通教学班和 12 个培智班，普通班每班也有 1~2 名经过测试可以随班就读的有特殊需要学生，培智班招收智障和孤独症等类别的残疾儿童。该校是四川省内第一所在国际全纳教育理念指导下建立的较高品质的融合学校。

这种特殊班并非完全招收孤独症儿童，往往混合招收其他障碍类型的儿童，如智力障碍脑瘫儿童。它的优势在于在一定程度上为特殊儿童创造了融合的环境，增加了孤独症儿童与普通儿童日常交往的机会，方便教师进行有效的个别化教学，特殊班往往由特殊教育专业的教师负责，并且班额较少。

（2）普通班+资源教室

我国自 20 世纪 50 年代就开始出现随班就读，随班就读中最主要的教育安置形式为普通班+资源教室，这种模式是指特殊儿童与普通学生大部分时间在同一个班级中接受普通教育，又由于特殊儿童的需求有部分时间在资源教室接受个别辅导。这种教室聘有专门从事特殊教育工作的资源教师，有特殊教育需求的学生在特定的时间到此接受特殊教育，其他时间仍在普通班级中上课。目前成都市成华区的随班就读采用的正是这种安置模式。

（3）普通学校普通班

根据负责特殊儿童的教师不同，普通学校普通班又可以分为以下几类。

一是完全由普通教师负责，对特殊儿童实施教育。这种形式下的特殊儿童障碍程度较轻，需要的辅助较少。在这种形式下，教师往往需要采用多种教学策略，使孤独症儿童能够参与到教学活动中。

二是孤独症儿童由该班的普通教师和特殊教师共同负责，普通教师和特殊教师开展合作教学。在合作教学中，最常见的组合形式是教学—辅助。对于孤独症儿童而言，特殊教师还要时刻关注学生的情绪和行为，出现突发情况，如自伤行为等时，需要及时抽离课堂进行干预。合作教学在一些发达国家和地区比较常见，能及时应对突发情况，提供个别化的服务，但目前国内对这种教学形式的研究还只停留在对国外理论和实践的综述。

比如，成都市青羊区同辉国际学校积极地探索共同教学教研道路。该学校依据科学的医学分级，将 20 名轻度智障或孤独症的孩子均匀分散到普通班级。对于随班所带来的教育问题，普教和特教教师必须共同交流，提出解决方案，学校也安排普教和特教教师在特定的时间内进行岗位互换体验，增进彼此的理解。

（四）孤独症儿童教育康复机构

我国为孤独症儿童提供教育康复的机构，从 20 世纪 90 年代初开始建立，据中国残联信息中心的不完全统计，截至 2018 年，全国范围内承担各级残联孤独症儿童康复工作任务的实名制教育康复机构已达 1811 个。① 根据 2014 年的《中国自闭症儿童发展状况报告》，国内的教育干预机构有不同的服务模式，机构属性也不尽相同，具体包括由残联主管的全公办学校模式、教育部门主管的全国公办教育模式、以各省（区、市）残疾人康复中心孤独症科为代表的由残联主管的公办模式、民办公助模式和民办机构，还有一些孤独症儿童康复协会的社团以及家长组织等。

笔者通过整理残联历年发布的统计公报中的相关机构数据，发现随着孤独症儿童的数量逐渐攀升，国家对于孤独症儿童教育康复机构的扶持也逐渐加强。2008~2014 年的《残疾人事业统计公报》均明确指出我国省级孤独症教育康复机构的数量以及训练人数，自 2015 年开始，则缺少这部分数据的统计，取而代之的是全国孤独症教育康复机构的数量和所有精神障碍类别的训练人数，特此说明（见表 3-4）。

表 3-4　孤独症教育康复机构的数量以及训练人数

单位：个，人

年份	机构数量	训练人数
2008	省级 29	1027
2009	省级 32	1090

① 《2018 年残疾人事业发展统计公报》（残联发〔2019〕18 号），http://www.hscjr.org.cn/c/2019-04-01/489167.shtml。

续表

年份	机构数量	训练人数
2010	省级 34	5620
2011	省级 30	6910
2012	省级 30	11119
2013	省级 34	16656
2014	省级 41	19727
2015	—	22533
2016		—
2017	全国 1161	—
2018	全国 1811	—

注：表中—表示资料缺乏。

资料来源：笔者根据历年残联统计公报整理所得。

二 融合教育背景下孤独症儿童义务教育阶段的非正式社会支持

1. 孤独症儿童家庭支持情况

孤独症儿童由于具有极大的社会沟通障碍，往往在对其他人的行为和刺激做出反应时，会表现出与普通儿童非常大的差异。[①] 孤独症儿童的身体发展特质决定了其以独立个体身份吸纳各种教育资源的能力非常有限，儿童最直接、最牢固的支持来源是家庭，家庭对于孤独症儿童发展的重要意义不言而喻，探索家庭如何参与其中的具体方式也显得急不可待。

孤独症儿童能感受到家庭的温暖，亲人彼此间的理念不合或是意识局限，也会导致家庭内部出现支持不足的情况。杨同玲研究发现家庭的网络互动性较高，但成员之间互动强度参差不齐。[②] 熊絮茸等调查发现，较少参与儿童照顾的家庭成员对孤独症的了解比较有限，对家庭内部的合力支持产生了一定负向影响，无法形成孤独症儿童教育支持所要求的内部一致性。[③] 在笔者访谈中也出现了家庭内部成员无法接受现实、逃

---

① Gary Mesibov and Eric Schopler, "The Development of Community-Based Programs for Autistic Adolescents," *Children's Health Care* 12（1983）：20—24.

② 杨同玲：《自闭症儿童家庭的社会支持网络建构研究》，硕士学位论文，苏州大学，2015。

③ 熊絮茸、孙玉梅：《自闭症谱系障碍儿童家庭的社会支持及其影响因素研究》，《中国妇幼保健》2014 年第 31 期。

避养育照料责任的情况。

2. 社区支持情况

当前社区、街道等对孤独症儿童的介入基本空白。孤独症儿童父母的压力迫切需要得到社区的分担。杨静在调查中发现，99 名孤独症儿童中仅有 2 人享受到了就医优惠政策，对孤独症家庭实施特殊照顾的社区仅占总样本的 12%，另有 10 人曾获得社区提供的临时性帮助。① 也有研究发现已有社区的支持功能开始发挥积极作用。李赟研究发现桂林九龙社区于 2010 年开始关注孤独症儿童，联合民政局统一发放救助，在特殊节日开展相关活动，社区及邻里为孤独症儿童提供临时照看服务，但照看者并非专业人士，托付也是临时性的。② 熊絮茸等在对 246 名孤独症儿童的调查中发现，从社区获得融合教育支持的儿童比例非常有限，对孤独症儿童家庭实施教育及社会支持的社区仅占总样本的 11.3%（n=28），大多是在 4 月 2 日世界孤独症日时提供了帮助。③

3. 社会组织支持情况

社会组织也为孤独症儿童及其家庭贡献了自己的一份力量和支持。

残联的活动宣传和组织安排。2015 年，全国各级残联以"关注孤独症儿童，走向美好未来"为主题组织了第二十五次全国助残日活动，开展了 2015 年国际残疾人日系列宣传活动，圆满完成了残疾人事业重大工作项目的宣传报道任务，也为社会公众进一步认识孤独症儿童做出了贡献。2014 年，各级残联依托残疾儿童康复机构建立了儿童家长学校 1547个，开展了 3625 次学校家长活动，参与人数达 4170 人次。④

其他 NGO 组织的支持。比如中国精神残疾人及亲友协会（以下简称"中国精协"）孤独症工作委员会（以下简称"孤工委"）是中国精协下设的五大工作委员会之一，由孤独症患者家长、中国精协全体委员、

① 杨静：《自闭症儿童的生存现状研究——基于对河北省 99 个孤独症儿童家庭的调查》，《文教资料》2010 年第 12 期。

② 李赟：《孤独症谱系障碍儿童少年情绪面孔识别特征及相关纤维束研究》，硕士学位论文，南京医科大学，2016。

③ 熊絮茸、孙玉梅：《自闭症儿童融合教育现状调查、困境分析及家庭参与的探索》，《内蒙古师范大学学报》（教育科学版）2014 年第 4 期。

④ 《2014 年中国残疾人事业发展统计公报》（残联发〔2015〕12 号），http://tjxy.bzmc.edu.cn/news/show-362-7-55.html。

国内有影响力的孤独症专家和社会影响力较大的相关社会组织负责人组成，专门开展与孤独症人群相关的各项工作，下设机构服务协会和家长服务协会，是政府、个人和机构间"上情下达"和"下情上达"的重要的快捷通道和工作平台，负责孤独症行业相关政策研究与落实，发布"世界孤独症日"宣传口号与主题，负责孤独症社会组织引导与服务、教师专业化建设，加强社会倡导，促进孤独症服务行业规范化、专业化发展。孤工委组织带领家长开展了社会倡导、自助互助和政府政策促进等系列工作，2015年全面开展了"领航家长教练技术初阶培训"，积极为孤独症照料者提供信息支持和咨询服务。孤工委于2017年开启孤独症家庭系统化服务模式，承办北京市海淀区社会办的家长ABA专业康复技能培训项目，举办6场面向家长的ABA公益讲座，服务约300人次，为16个家庭提供系统化服务；承办北京市海淀区社会办的孤独症专业志愿者培训与服务项目，举办培训3次，建立专业志愿者团队4个，志愿者人数达300余人。2018年，两会上孤独症提案人以及教育部，国家卫计委，民政部，财政部，中国残联康复部、教就部、维权部，北京市残联康复部相关负责人以及相关专家共计21人集聚孤工委，就2018年两会孤独症提案的办理开展调研，为孤独症儿童及其家庭谋取更多利益和权利做出巨大贡献。作为发布了中国第一份孤独症领域行业报告《中国自闭症儿童发展状况报告》的机构——北京五彩鹿儿童行为矫正中心推出了孤独症儿童社会融合教育示范项目以及孤独症家庭心理援助服务项目，对社区公众开展关于孤独症知识的宣传，倡导营造尊重、接纳和关爱孤独症儿童的支持性社区环境，在孤独症干预、融合和科研领域做出了令人瞩目的贡献。

近年来，家长自助组织团体呈明显增长态势，成为家庭非正式资源支持的重要来源之一。有同样境遇的家长往往会惺惺相惜，成为互相交流的对象。[①] 也有人认为家长之间的相互鼓励十分必要，但现阶段这种支持呈现出碎片化、不连续的状态，组织完善和支持力度有待加大。[②]

---

①　熊絮茸、孙玉梅：《自闭症谱系障碍儿童家庭的社会支持及其影响因素研究》，《中国妇幼保健》2014年第31期。

②　杨同玲：《自闭症儿童家庭的社会支持网络建构研究》，硕士学位论文，苏州大学，2015。

服务项目中来自高校的志愿者参与有热情、时间有弹性，专业学习能力也较强，对孤独症儿童的支持作用较大，但现实是志愿者也存在着流动性大、流失率高等问题。①

三　我国孤独症儿童义务教育阶段社会支持的发展困境

由于我国对孤独症儿童的认识和研究起步较晚，社会支持系统尚不完善，当前孤独症儿童及其家长无论是在物质上还是在精神方面获得的社会支持资源数量均少于普通儿童及其家长。孤独症儿童社会支持的主体主要是家人，康复教育也主要依靠医疗系统和专业机构、特殊教育学校，但在我国大力推进并逐步健全融合教育体系的背景下，普通学校也成为社会支持的主体部分，学校的校长、教师和普通学生也是支持的重要提供者。根据孤独症儿童融合教育现状调查，很多孤独症儿童面临社会支持困境。下面分别从宏观层面、中观层面和微观层面来说明孤独症儿童在融合教育背景下的社会支持困境。

1. 宏观层面的困境

宏观支持系统以政府机构为主体，包括法律法规、基本政策、经济补助和服务机构的建立。宏观层面的支持还包括文化接纳和公众意识。

国家规定各地区依照当地情况为孤独症儿童提供每年 1 万～3 万元的送训补助，由残联把资金发放到指定为孤独症儿童提供康复训练的机构，并不是发放到儿童家长手中，这一政策确实给那些难以承受高昂康复费用的家庭减轻了负担，但是也出现了受众覆盖不全的现象。对于那些没有选择残联指定的康复机构去训练的孤独症儿童家庭来说，这部分补助相当于没有。另外，目前国家并没有针对孤独症儿童融合教育的专项资金，资金提供还集中于建设特殊教育资源中心、为接收孤独症儿童的学校提供高出普通学生多倍的生均公费等资源支持。笔者经过整理（见表3-3）发现，相当一部分省（区、市）尚未出台针对义务教育阶段孤独症儿童的康复救助和补贴政策，仅仅涵盖了 0～6 岁的学龄前阶段，学龄期的残疾儿童的康复费用对于整个家庭来说也是很重的一笔负担，但完

---

① 　孟雨锦：《自闭症患者家庭的困境分析及社会工作的介入策略》，硕士学位论文，山东大学，2019。

全没有享受到国家的政策福利。

另外，孤独症儿童在融合教育过程中获得社会支持的一大障碍是社会公众对于孤独症儿童的认知不足以及接纳度较低，容易出现"望文生义"的认知偏差，"污名化"或"天才化"严重。2020年4月2日世界孤独症日，"一直被误解的孤独症"的宣传话题在各大社交媒体上引发热议，数以万计的孤独症儿童家属、社会公众关注并参与讨论。公益团队在街头开展随机采访问起公众对孤独症儿童的印象时，"孤僻""内向""天才儿童"这些词语不绝于耳，这也和网络舆论上显示的公众对孤独症儿童的印象标签相差无几。社会大众对孤独症儿童的看法是带着美化滤镜的，比如"天才儿童"，而实际上绝大部分孤独症儿童的智商都比较低下，无法理解正常人的沟通以及行为模式，不了解这部分群体的人就会对此感到很怪异甚至排斥，因为这和人们印象中的孤独症不一样，他们无法理解、无法宽容。还有一部分公众会产生"孤独症"即"精神病"的错误认知，随之出现避之不及的孤立行为，俨然给孤独症群体打上了精神类残疾的标签。笔者访谈的对象也屡次提及"公众的不包容""有色眼镜"。

2. 中观层面的困境

中观层面社会支持系统主要包括孤独症儿童家庭所在社区、随班就读的普通学校、特殊教育学校、孤独症教育康复机构、社会组织。

普校随班就读困难重重。我国出台了关于融合教育的政策，在第二期特殊教育计划提出后，普通学校拒收孤独症儿童的情况有所减少，但更为关键的是如何实现真正意义上的"融合"而非只坐在同一个班级里。目前师资力量的不足、专用教材的缺失以及针对孤独症学生随班就读的教学策略使用为零也使得融合教育的"融合"难以真正落地。国外在实践中开发了许多有效的方法策略以帮助孤独症儿童进入普通班级后更好地适应社交和学习环境。缺乏有效及充分的支持是融合教育最大的困境。我国在特殊教育基础设施的建设上已趋于完善，下一步要使融合教育迈上一级更高台阶，针对孤独症儿童入校后的实际情况进行有针对性的帮扶，这就对融合教育实施者的培训和专业知识方面提出更高的要求，要加强对普校教师对孤独症儿童情绪管理、社交能力培养、突发行为应对等方面能力的培养。[①]

特校融合教育全员参与较为有限。在我国特殊教育"双轨"制度下，特殊教育学校依然是很多义务教育阶段特殊儿童入学的首选。但是经过较长时间的发展，特校依旧面临着师资和专业教材缺乏的问题，孤独症儿童的特殊教育需要则难以被满足。孤独症儿童的发病率逐年攀升，有的特校孤独症学生数量甚至会达到特校学生总数的 1/2，对于孤独症学生到底是单独编班更适合还是混合编班有利于其发展，目前国内还没有更多尝试或结论。在笔者访谈中，有一位在特校就读的孩子母亲也谈到了这些问题，认为特校老师掌握的孤独症相关专业知识也不足以应对孩子在校的问题。

康复机构的数量及其发展有限。康复机构较少，质量参差不齐，集中分布于东部发达城市，师资力量非常短缺，难以满足孤独症儿童对教育的需求；机构准入门槛较低，从业人员的专业背景没有统一标准、学历层次偏低。[②] 各省一般都明确规定，只有在定点机构参与康复的儿童才能够享受到政府送训补贴的福利，且救助资金大多直接划拨给定点机构。目前，定点机构资格认证和师资队伍壮大是一个相对缓慢的过程，这与日益增长的孤独症儿童康复教育需求之间存在很大的供需不均矛盾。

社区融合教育支持的缺失。孤独症儿童康复教育最终应该回归到家庭与社区的支持。[③] 根据 2018 年 3~8 月的统计数据，天津参加孤独症儿童康复救助项目的有 900 余人，但接受社区康复的仅有 61 人，从社区中获得支持的比例非常有限。目前社区康复在欧美国家相当普及，而在我国还处于探索阶段，国外经验可以为我国孤独症儿童社区康复融合教育模式提供路线图。社区支持一方面体现为发挥社区康复功能，让儿童在家门口就可以得到正规且有效的康复训练，可减轻家长的经济负担和家庭养护负担，也给家庭带去短暂的"喘息"服务；另一方面体现为社区

---

① 连福鑫、贺荟中：《美国自闭症儿童融合教育研究综述及启示》，《中国特殊教育》2011年第 4 期。

② 熊絮茸、孙玉梅：《自闭症谱系障碍儿童家庭的社会支持及其影响因素研究》，《中国妇幼保健》2014 年第 31 期。

③ Linda C. Eaves and Helena H. Ho, "School Placement and Academic Achievement in Children with Autistic Spectrum Disorders," *Journal of Development and Physical Disabilities* 9 (1997): 277-291.

可建立孤独症家长反映诉求和维权的渠道，现阶段家庭反映诉求的主要渠道是残联、妇联、民政部门和所在单位，社区是落实层面与政府部门建立联动机制的最好基层单位。

社会工作的作用发挥依然有限。当下社会支持依然是由政府承担主要责任，仍未真正意识到社工在对特殊儿童及其家庭救助方面可发挥的服务功能，导致社工作用的发挥受限，使得社会工作的专业性发挥缺乏实践经验。目前佛山、厦门、南京、成都、广州都建立了孤独症儿童社会工作中心。

3. 微观层面的困境

孤独症儿童家长缺乏社会支持。孤独症儿童的出现对于每一个家庭来说都是致命的打击，家庭内部成员都会经历一个相对漫长的心理接受期以及恢复期，但仍然存在不少家长难以走出"被诅咒"的心理状态。照顾孤独症儿童日常起居和教育康复，加上社会公众不够包容开放的舆论环境，大部分家长承担着巨大的心理与经济压力。《中国孤独症家庭需求蓝皮书》对孤独症患者家长身心状况的调查数据显示，近50%的家长认为自己比较悲观，缺乏社会的支持。[1] 孤独症儿童的出现，导致父母感情破裂，家庭成员不理解或是理念不一致、巨大的心力付出与孩子微小的能力进步之间的落差让很多家长身心疲惫。一些提高孤独症家长承受能力的服务项目应运而生，比如喘息服务项目、家长互助项目，但该类项目存在服务次数有限、帮扶效果不显著的问题，家长难免再次产生心理上的无力感。

第三节　成都市成华区调研情况

2014 年发布的《特殊教育提升计划（2014—2016 年）》提出，鼓励有条件的地区尝试建设孤独症儿童少年特殊教育学校（部）。[2] 在全国推行融合教育的背景下，北京、上海和成都走在了融合教育试点的前沿，率先落实并不断优化。成华区的融合教育体系建设走在成都市前列，在

---

① 中国精神残疾人及亲友协会编著《中国孤独症家庭需求蓝皮书》，华夏出版社，2014。
② 冯国山、曹云、张鑫：《自闭症学生学校支持系统的思考》，《现代特殊教育》2016 年第 20 期。

助力特殊儿童融合教育方面硕果累累。在成都市乃至全国推行融合教育的背景下，成华区在随班就读教师、资源教师人才队伍的建设，提升特殊儿童随班就读质量方面的策略，推进融合教育的阶段性成果是值得借鉴的。故选择成华区这样一个政策、经济和学校等正式支持较为充足的地区作为样本，研究孤独症儿童义务教育阶段的社会支持，探索各社会支持主体之间的协同配合。

本节将围绕义务教育阶段孤独症儿童在融合教育背景下获得的社会支持的提供主体——学校（特殊学校、普通学校）、专业机构以及孤独症儿童家庭展开研究。梳理成华区特殊教育资源中心对本地区融合教育体系建设的推动作用，对成华区普校教师进行问卷调查，以了解教师提供的信息支持、情感支持、评估支持以及其他学生提供的同伴支持程度，并通过与资源教师的访谈，将三位义务教育阶段就读普校的孤独症儿童作为案例进行分析，以补充调查问卷中未捕捉到的现实问题。另外，从孤独症儿童家庭访谈中了解家庭内部、社区及公众支持的程度及困境。通过整理获取的第一手资料，以成华区为例，梳理当前融合教育背景下义务教育阶段的孤独症儿童社会支持来源、内容、质量的情况，为后文探讨建立社会支持系统的模型和相关阐述做支撑及铺垫。

一　成华区融合教育实施现状

自融合教育于 20 世纪 90 年代被联合国教科文组织明确提出来，其逐渐成为世界特殊教育发展的主流趋势。我国也在历经多年的摸索发展中，寻找适应国情又顺应国际主流的融合教育发展道路。成都市成华区在国务院、省、市各级特殊教育和融合教育的政策文件下，将融合教育确立为特殊教育的重要发展方向，相继出台了一系列相关政策，如 2016 年印发的《成都市成华区教育局关于进一步加强特殊教育随班就读工作的实施意见》《成华区特殊教育资源教室建设标准》《成都市成华区特殊资源中心巡回指导教师职责》，2018 年印发的《成都市成华区第二期特殊教育提升计划（2018—2020 年）实施方案》。

成华区自实施融合教育以来，对特殊教育事业发展进行了整体规划，形成了 1 个区级资源中心、5 个二级资源教室（东西南北中）、N 个教学点的"片区化、圈层化"资源布局体系，已建立特教资源教室 27 个

（含 2 个市级示范性特殊教育资源教室）。以成华区特殊教育学校为依托搭建的区特殊教育资源中心平台，现有随班就读教师 195 名、特校教师 26 名，立足区域教育实际，统筹规划特教资源教室布局，辐射片区所有随读学生。目前，成都市成华区有普通中小学 47 所（52 个校点），特教学校 1 所。在普通中小学随班就读的学生有 196 名，特教学校有 75 名，送教上门有 18 名，入学率达 99.57%。

（一）区特殊教育学校

1988 年，我国确立了以特殊学校为骨干、普通学校随班就读和附设特教班为主体的特殊教育发展模式。经过多年的发展，作为最典型的隔离式特殊教育的特殊学校与我国融合教育的本土化代表随班就读成为残疾儿童接受教育的主要安置形式，我国的特殊教育形成了一种二元体系。在这种体系中，特殊学校与随班就读是相辅相成的。特殊学校发挥着两种作用：一是为不能在普通学校中接受教育的中重度残疾儿童提供特殊教育；二是作为随班就读的资源中心，为随班就读的发展提供残疾鉴定、教师培训、咨询、专业指导等多方面的服务。

2005 年 9 月，成华区在水碾河小学内附设特殊教育中心。随着成华区教育事业的快速发展，2010 年 7 月，成华区人民政府建立了专门招收中重度智障特殊儿童的九年义务制学校——成都市成华区特殊教育学校。学校面积近 2600 平方米，功能设施齐备，现有教师 26 人、教学班 7 个，分别是启蒙、启明、启迪、培聪、培慧、育德、育才。有脑瘫、孤独症、唐氏综合征、癫痫、肢体残疾、智力残疾、精神障碍、语言障碍、多动症等中重度残障儿童 76 人，其中孤独症儿童有 24 个，占所有在校生的 31.58%，接近 1/3。

特殊学校是孤独症儿童教育安置的主要方式之一。当前特殊学校中对孤独症儿童的教育主要根据教育部 2007 年颁布的《培智学校义务教育课程设置实验方案》设定课程结构。该方案包括一般性课程和补充性课程。一般性课程的设置目的是满足学生素质的最基本要求，使其拥有适应生活、适应社会的基本能力，占课程的 70%～80%；补充性课程侧重于满足学生个别化发展需要，强调给学生提供更高质量的相关服务，体现学生个体发展的多样化要求，占课程的 20%～30%。具体的康复训练课程（课时）安排如表 3-5 所示。

表 3-5　孤独症儿童康复训练课程（课时）安排

年级	课程（课时）安排				
低年级	感知 （2课时）	沟通 （4课时）	心理健康与科学教育 （2课时）		
中年级	感知 （1课时）	沟通 （3课时）	心理健康与科学教育 （2课时）	社交 （2课时）	
高年级	职业康复 （1课时）	沟通 （2课时）	心理健康与科学教育 （2课时）	职业指导 （1课时）	社交 （2课时）

（二）区特殊教育资源中心

2016年3月，成华区依托区特殊教育学校成立了成华区特殊教育资源中心（见图3-4）。至此，成华区已具备完善的特殊教育体系，形成了"三结合"特殊教育网络（随班就读+特殊学校+送教上门），满足了区内不同能力层级特殊儿童的入学需求。特殊教育资源中心定位为特殊教育的管理中心、指导中心、研究中心、培训中心、资源中心、服务中心。

1. 区特殊教育资源中心功能与运行机制

成华区特殊教育资源中心从无到有，又逐步完善构建力量形成"区教育局—区特教资源中心—学校"三级行政管理体系，明确资源中心、特殊教育学校、普通学校、随班就读班级各自的工作职责，建立相应的管理制度，明确了各级部门各自的目标与任务。在政策上，推动以区为主布局特殊教育学校，以义务教育阶段学校为主向户籍人口开设随班就读学位，为重度残疾的学生提供送教上门，这种"三结合"模式为特殊儿童提供了多元选择教育场所的机会。特教资源中心负责对特殊儿童的教育安置模式进行分析与匹配，介绍随班就读学校、特殊教育学校、送教上门的不同特点，让家长在专业的指导意见下为特殊儿童选择合适的教育安置方式。

成都市成华区特殊教育资源中心的功能与职责包括以下七个方面。

①负责研制全区特殊教育发展规划，拟定和实施推行计划。

②负责区内各种中小学随班就读、送教上门对象的评估审核与备案，建立和管理相应的信息资源库。

③负责对区内各种中小学随班就读、送教上门工作进行巡回指导（含教学用具研发与使用指导）、管理与考核。

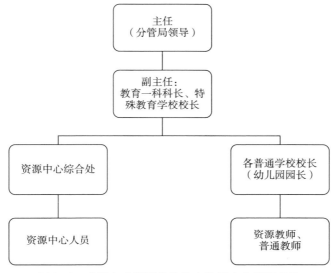

图 3-4 成都市成华区特殊教育资源中心管理架构

④ 负责组织和开展随班就读、送教上门工作的研究，组织全区随班就读、送教上门教师进行专业培训，积极开展教研与科研。

⑤ 负责区内特殊教育资源教室的定位确定并拟定配置方案，指导学校资源教室的使用，适时建立区域资源教室选配设备的流动机制。

⑥ 负责为家长开展咨询培训服务，积极培育扶残助学志愿者组织。

⑦ 配合卫生部门、残联，对随班就读、送教上门学生进行康复训练。

可以看出特殊教育资源中心作为融合教育工作的枢纽与核心机构，向上承接并分解市级的融合教育政策要求，向下落实普通学校随班就读、特殊学校送教上门等相关教师培训、场地安置、资源配置、监督指导等综合性职能工作。具体运行管理机制如图 3-5 所示。

2. 特殊教育资源中心关于融合教育的保障机制

特殊教育资源中心的内部管理逐渐走上规范化的道路，在市、区教育局的指导下，建立健全了以区特殊教育资源中心为指导、随班就读学校为主体、特殊教育学校为骨干、送教上门和远程教育为补充的融合教育体系。成华区还为融合教育实施了多方位的保障措施。

在经费上，按照《成都市成华区人民政府办公室转发教育局等部门关于〈成华区特殊教育提升计划（2015—2016 年）实施方案〉的通知》

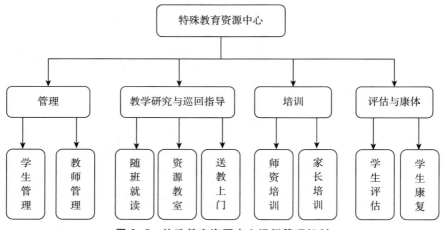

图 3-5　特殊教育资源中心运行管理机制

的要求，成华区按时足额拨付随班就读学生生均公用经费，将特殊教育资源中心和特殊教育资源教室工作经费纳入财政预算，并建立动态投入和管理机制。《成都市成华区第二期特殊教育提升计划（2018—2020 年）实施方案》中明确指出，对区特殊教育学校按每年每生 15000 元的标准补助公用经费，同时建立动态调整机制，随班就读和送教上门的特殊教育学生生均公用经费标准按照特殊教育学校标准执行。在师资和管理人员配置上，严格按上级规定配置教师，特殊教育资源中心设管理人员（兼职）3 人，配备 3 名有特教、康复、心理专业背景的专职特殊教育随班就读巡回指导教师，3~5 名兼职资源教师，以确保资源中心有充足的人力资源对全区特教工作定期提供专业支持，包括工作调研、完善全区特教档案、资源教室建设、师资培训、送教上门、个案咨询、课题研究等。在考学成绩上，也充分考虑了义务教育阶段教师教学的要求压力，对随班就读的特殊学生实行多元化评价，其文化课成绩计入班级各类考试统计中，但本人不纳入全班人数中，即采取"增加分子，减少分母"的计分策略，有效地减轻了教育行政部门在对学校综合评价上的压力，也保证了随班就读的相关教师的工作热情。同时，根据特殊教育的特点，建立了随班就读工作评价和激励机制，由区特殊教育资源中心负责每年组织对随班就读学校进行工作考核，其考核结果纳入学校年度目标考核，各学校在年度考核、评优、晋升、培训、绩效管理等方面向随班就读教师适度倾斜，建立了对教师的综合考核评价制度。为鼓励教师从事特殊教育事业，承担残疾学生随班就读教学的教师可按照不低于基本工资的20%获得绩效奖励，评优晋升优先考虑长期从事特殊教育工作的教师。

妥善做好适龄特殊儿童教育安置，逐一核实未入学适龄特殊儿童数据。成华区教育局会同卫计、民政、残联等部门建立由各类专家组成的残疾人教育专家委员会，负责区域内特殊儿童教育安置诊断评估，落实"一人一案"，确保"应进全进"，送教上门服务的特殊学生纳入中小学生学籍管理。特教资源中心对各校随班就读的工作开展情况进行了全面的了解，并建立特殊教育资源中心的学生档案目录，指导各个学校的教师建立特殊学生学籍档案和成长记录袋，做好资料的收集工作并进行跟踪管理。特教资源中心建立了有特殊需要学生学籍管理制度，解决了随班就读和送教上门特殊学生界定不明确、不规范等问题。

在师资培养方面，加强随班就读教师和资源教师的各级培训工作，力保三年内实现全区特殊教育教师全员接受培训，力争培养1~3名市级特殊教育名师或优秀学科带头人。到2020年，所有从事特殊教育的专任教师应持双证上岗，即教师资格证和特殊教育专业培训考核合格证，全区资源教师完成市级培训及上岗考核。2017~2019年成华区关于教师融合教育相关培养培训的情况见表3-6。

表3-6　2017~2019年成华区关于教师融合教育相关培养培训的情况

2017 年	2018 年	2019 年
成都市教育局组织随班就读（资源教室）骨干教师赴南京培训	区教育局开展特殊儿童课堂教学观摩和专题培训	四川省教科院特殊儿童融合教育教研支持保障体系建设改革试点项目培训
区教育局组织开展融合教育研究课观摩研讨活动	区教育局开展全纳教育专题培训	首届特殊教育优秀教育教学成果颁奖交流暨融合教育专题培训
区中小学教师暑期培训	区首届特殊教育优秀论文评选活动	"安置导向的智障学生转衔教育体系探索与实践"成果现场推广会暨特殊教育优质课展评活动表彰培训会
区特殊教育资源中心组织区中小学随班就读骨干教师（资源教师）培训	成华区优秀教育教学成果	"成都市特殊教育服务云平台"业务培训会
区特殊教育资源中心成立融合教育研究中心组	区首届特殊教育优秀教育教学成果论文集	特殊教育优质课展评活动

2017 年	2018 年	2019 年
区随班就读（资源教室）骨干教师赴南京高级研修培训	——	成华区新教师全纳教育培训
——	——	特殊教育优质课展评颁奖交流暨融合教育专题培训

在区特殊教育资源中心的指导下，成华区建立了三级特殊教育资源中心工作机制，按照区域东、西、南、北、中的地理位置，在 20 个特殊教育资源教室中选取 5 个资源教室作为随班就读工作二级资源中心，区特殊教育资源中心作为龙头，对所在片区的其他点位资源教室的工作开展进行指导。形成区特殊教育资源中心（一级）—片区重点资源教室（二级）——一般资源教室（三级）三级工作运行机制。按照《成都市普通学校特殊教育资源教室建设标准》的要求，在招收残疾学生 5 人以上的普通学校建立特殊教育资源教室，并配备 1 名特殊教育资源教师。

区特殊教育资源中心定期召开全区特殊教育工作会议，建立了以特殊教育资源中心为核心的特殊教育网络化管理体制和服务体制，成立了巡回指导小组，配备专职巡回指导教师，指导各学校建立健全特殊学生受教育档案，对普通学校随班就读工作进行定期督促、检查和考核，实施网络化管理。特殊教育资源中心还对融合教育巡回辅导中的相关问题进行汇总与回复，给予指导性建议，为一线随班就读工作的领导、教师提供指导性的、可操作性的信息，为基层学校开展随班就读工作提供业务支持，提高随班就读工作效率，更好地实现融合教育。

（三）随班就读

1. 孤独症儿童随班就读

在我国相关法律法规的不断完善下，孤独症学生的入学困难日益减少。教育部 2006～2016 年全国教育事业发展统计公报显示，普通学校（包含普通小学及普通初中随班就读）招收义务教育阶段残疾学生的数量普遍呈现逐年增长态势。虽然针对普通学校中孤独症学生历年入学率以及在读学生人数尚未有确切的统计数据，但我们可以根据历年特殊学生总体就学率做出推断，在普通学校在读的孤独症学生人数同样呈现增

长态势。随着主流学校里越来越多地出现了孤独症学生，融合教育推进
过程中的综合服务、康复干预等方面问题也日益凸显。相较于传统的教
育方式以及干预训练，融合教育可为存在缺陷的孤独症学生提供平等的
社交和学习环境，更有利于其日后的社会融合。

　　根据对成华区普通学校的调查，孤独症儿童随班就读实施流程如图
3-6 所示。

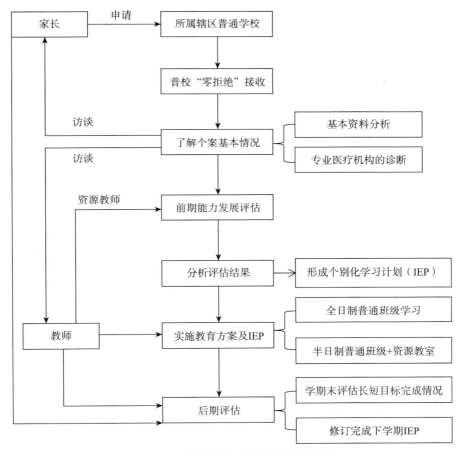

图 3-6　孤独症儿童随班就读实施流程

　　从图 3-6 中可以看出，在孤独症儿童从入学到随班就读的过程中，
家长与资源教师、随班就读教师的身影随处可见，这也体现了家校合作
和沟通的重要性与及时性。另外，在教师随班就读工作的行政支持、考
核体系、问题反馈和孤独症学生的 IEP 设计等环节中，学校领导层的参

与也必不可少，校长及分管领导的融合教育理念深入程度，直接关系到整个校园融合教育理念的深化和工作落实情况。

2. 成华区普通中小学融合教育基本情况

本研究采用问卷调查形式，向成华区开展了融合教育的义务教育阶段学校随班就读教师发放问卷。共发放问卷 225 份，回收有效问卷 217 份，有效率为 96.44%。其中男教师占比为 6.91%，女教师占比为 93.09%；教龄 1 年以下的占 10.14%，1~5 年的占 32.26%，6~9 年的占 8.29%，10 年及以上的占 49.31%；有孤独症儿童教育经历的占 17.97%。问卷调查内容涵盖教师对孤独症儿童的态度、师资培训和专业度情况、同伴支持与家校合作、学校行政支持等方面，可以反映出目前普校教师和行政层面给予义务教育阶段孤独症儿童的情感支持、信息支持、工具支持和同伴支持。在现已开展融合教育并接收孤独症儿童的普通学校中，不仅能了解与孤独症儿童最紧密接触的随班就读教师的态度与工作现状，还能了解学校领导层面，甚至是区级领导层面的重视程度与落实情况。另外，学校里的其他普通学生也是社会成员的一分子，走出校园，他们也依然能与他人分享融合的理念，传递包容理解的感受。这也是孤独症儿童进行融合教育的一大优势，即实现走出校园以后的社会接纳与融合。

（1）随班就读教师对孤独症儿童的了解程度和教育安置态度

随班就读教师对孤独症儿童及筛查量表的了解程度和教育安置态度可以反映出学校教师对于孤独症儿童的情感支持和评估支持情况。问卷调查结果显示，在对孤独症儿童了解程度方面，完全不了解的教师占 5.02%，完全了解的占 2.56%，了解部分的占 92.42%。对孤独症儿童教育康复相关知识和技能完全不了解的教师占 35.90%，了解部分的占 61.54%，了解较多的占 2.56%。对于孤独症儿童随班就读的态度是支持的教师居多，占 51.00%，其次是不太理解，占 37.82%，无所谓的占 10.26%，反感的仅占 0.92%。

但是随班就读教师认为孤独症儿童接受教育的最佳安置地点依次是特殊教育学校（34.40%）、孤独症儿童康复中心（30.40%）、普通学校随班就读（26.20%）、专门的孤独症学校（23.50%）、其他教育形式（13.02%）（见图 3-7）。

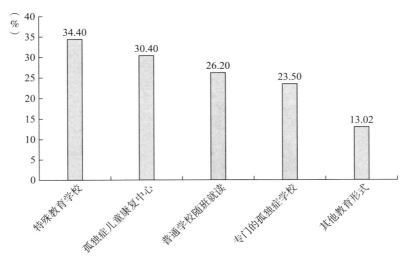

图 3-7 教师对于孤独症儿童接受教育最佳安置地点的选择

注：部分家长选择了多个选项。

可见，随班就读教师对于孤独症儿童接受教育的最佳安置地点更多偏向于特殊教育学校或是专门的教育机构。虽然如图 3-7 所示，教师对于孤独症儿童随班就读呈现的支持的积极态度较多，但是也有一部分老师对于这部分孩子的学校选择存在质疑或不理解。对于这一点，问卷结果和访谈中发现的问题一致。在笔者访谈过程中，RC 学校的资源教师说道："也有老师提出过为什么这些孤独症儿童要来到普校进行学习，就应该去特殊教育学校或是专门的孤独症康复机构接受专业的训练，他们可以学的就是偏向于生活自理方面的，我们这里提供不了那些针对性的支持。"还有真正树立了融合教育理念的随班就读教师认为孤独症儿童就读普通学校是正确的选择："普通学校对于他们的社会交往能力有很好的锻炼和提升，也为他们日后走向社会提供了很好的实践。"结合访谈和问卷调查不难发现，普校教师对于孤独症儿童随班就读呈现出一方面不排斥孤独症儿童进入常规课堂，另一方面觉得孤独症儿童有更合适的教育地点选择。这一结果与韦小满等关于随班就读教师对于孤独症儿童教育安置形式的态度的研究结果基本保持一致。①

① 韦小满、袁文得：《关于普小教师与特教教师对有特殊教育需要学生随班就读态度的调查》，《中国特殊教育》2000 年第 3 期。

针对有孤独症儿童教学经验老师的调查显示，对于自己班上有孤独症儿童其他班级没有的情况，欣然接受的占大多数，有 61.54%；消极接受和无所谓的均占 17.95%；觉得不公平的占 2.56%（见图 3-8）。

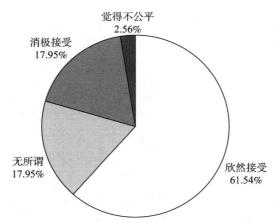

图 3-8　随班就读教师对于班级孤独症儿童的接受程度

调查结果显示，持积极态度接受的教师超过一半，但仍然有接近 40% 的老师持中立态度或以消极态度接受孤独症儿童随班就读。

有 69.23% 的教师表示不会使用筛查量表和工具，30.77% 的教师表示会使用。教师掌握的量表和工具情况如图 3-9 所示，教师掌握的康复训练方法情况如图 3-10 所示。

根据教师反馈的有关特殊教育专业性的问题，比如筛查量表和工具及康复训练方法的掌握情况，除了少数教师掌握了专门针对孤独症儿童的筛查量表（ABC），其他教师掌握的多为特殊儿童普遍使用类型的筛查量表，比如韦氏智力量表、功能性行为评估量表。目前不会使用康复训练方法的教师占多数。由表 3-7 可知，随班就读教师在特殊教育专业性和针对性方面能力较弱。对于班级有孤独症儿童随班就读的教师，有 64.1% 的教师有关孤独症学生教育的知识多是依靠自学，有 43.59% 的教师依靠所在学校提供的培训和课程，41.03% 的教师依靠外出接受培训，33.32% 的教师获得过外聘专家或特教中心指导。

（2）随班就读教师师资和培训情况

随班就读教师师资和培训情况反映出学校教师可以给予孤独症儿童的工具支持和信息支持情况。普校教师的学历多集中于本科（84.8%），

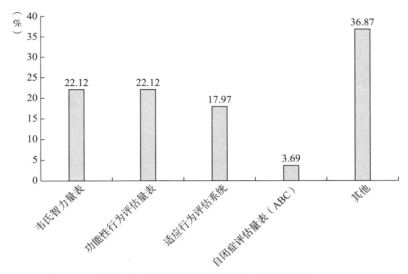

图 3-9 教师掌握的筛查量表和工具情况

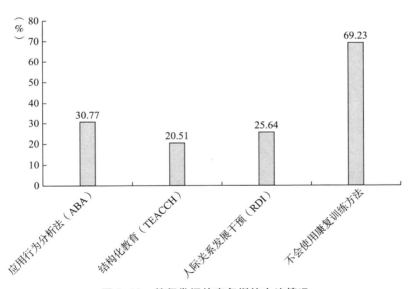

图 3-10 教师掌握的康复训练方法情况

硕士（7.8%）和专科（7.4%）学历较少。根据对随班就读教师专业的调查，教师普遍集中于汉语言文学、小学教育、教育管理、学科类等专业背景，无一人是特殊教育专业背景。详细情况如表 3-7 所示。

表 3-7　随班就读教师专业背景情况

单位：人，%

专业背景	人数	占比
汉语言文学	35	18.23
英语	28	14.58
小学教育	21	10.94
教育管理	19	9.90
数学	15	7.81
语文	12	6.25
美术	10	5.21
音乐	8	4.17
体育教育	7	3.65
师范其他专业	11	5.73
与师范无关专业	26	13.54

　　普校教师缺少特殊教育专业背景，自然限制了其对随班就读特殊儿童的管理作用发挥。既然参与融合教育的教师已经脱离了学校的教学环境，那么在职期间的师资培养也就显得必不可少了。教师的专业发展是连续、动态且终身的过程，发生在职前师资培养、新教师入职培训及专业生涯中持续的在职培训等不同阶段。提高教师的知识水平与教学能力，包含知识的积累、技能的熟练与教育能力的提高等方面。特殊教育在我国教育事业版图中占据越来越重的分量，针对我国特殊教育师资队伍建设情况，教师整体专业化水平不高、教师队伍结构不合理、教师专业发展机制尚未完全建立等问题，2012 年教育部出台《关于加强特殊教育教师队伍建设的意见》，提出要将提升专业化水平作为特殊教育教师队伍建设的重点和主要措施，2014 年国务院办公厅转发的《特殊教育提升计划（2014—2016 年）》，明确提出了以下几点任务要求：一是扩大特殊教育教师培养规模，二是加大特殊教育教师培养力度，三是提高特殊教育教师专业化水平。由此可见提高特殊教育教师的专业化水平是我国当前特殊教育师资队伍建设的重中之重，直接关系到特殊儿童受教育的质量。对于孤独症儿童的教师来说，根据特殊教育教师专业标准，在专业成长的不同阶段，应该具备的知识和技能非常多，但实际上一线的孤独症儿

童教师由于教育背景、学历水平等众多因素，难免在很多特教和孤独症专业知识能力方面存在不足，所以要提高孤独症儿童教师专业知识水平和教学能力，给予其持续性的培训，弥补知识技能的不足也是重要环节。

根据前文对成华区特殊教育资源中心的调研资料可知，市级、区级开展的特殊教育和融合教育专题培训次数较多，但是根据随班就读教师的反馈，只接受过 1 次培训的占 46.08%，接受过 2 次培训的有 26.73%，接受过 3 次培训的有 10.60%，接受过 4 次培训的最少，仅有 1.84%，接受 5 次及以上培训的占了 14.75%（见图 3-11）。可见，虽然开展的主题教育培训总体次数较多，但是各个学校派出参加的随班就读教师由于各种原因出席的次数很少。

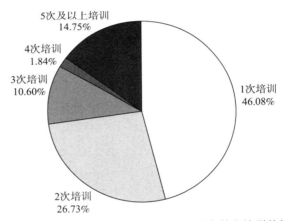

图 3-11　随班就读教师参与特殊教育和融合教育培训的情况

根据教师填写的关键词词频统计，教师们提及"融合教育"主题培训课程的占了 64.18%，"全纳教育"专题培训的占 3.74%，与"特殊儿童特点及其教育"相关的占 5.15%，与"随班就读课堂管理"相关的占 3.39%，与"特殊儿童心理学习与辅导"相关的占 4.52%，与"融合教育课程设计与个别化教育计划制定"相关的占 2.34%，没有接受过培训的占 7.94%。对于参加过的有关孤独症学生的培训课程主题，仅有 3 人明确填写了与其教学相关的课程，分别是应用行为分析法、孤独症孩子的行为矫正及结构化教学、孤独症康复训练，其余的教师多是参与的融合教育相关培训。

对于参与过的培训或讲座，教师认为帮助最大的依次是：融合教育相关的培训，有 69 人（32.24%）；与特殊儿童的心理辅导及心理学相关的培训，有 18 人（8.41%）；市、区和校级组织的培训，有 20 人（9.35%）；专家讲座，有 13 人（5.60%）；具体案例讲授以及实际操作方法相关的课程，有 9 人（4.20%）；实地参观学习以及观摩课，有 6 人（2.80%）；情绪管理，有 5 人（2.34%）。

关于教师在实践教学过程中还需得到哪些方面的培训课程，结果显示最需要个别化教育的开展方法（82.48%），其次是问题行为的处理和矫正（77.88%）、情绪管理（72.35%）、课堂教学策略和课程调整方法（52.99%）（见图 3-12）。

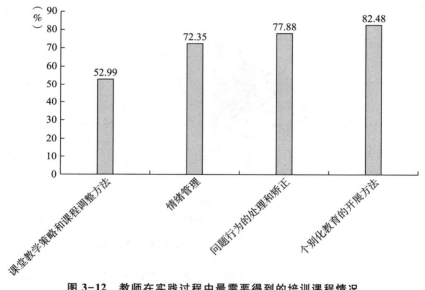

图 3-12　教师在实践过程中最需要得到的培训课程情况

教师在随班就读教育过程中的实操包括个别化教育计划（IEP）的制订、特殊儿童课程调整和教学方法调整。对特殊儿童实行了 IEP 的教师占 63.59%，没有实行 IEP 的占 18.43%，制订了 IEP，但是由于各种原因没有完全执行的占 17.97%。IEP 的实施需要得到学校行政层面、随班就读教师、资源教师、家长等多方面的参与。根据调查结果，IEP 评估、反馈和实施过程中涉及人员最多的依次是班主任（87.18%）、相关学科老师（82.05%）、资源教室老师（71.79%）、家长（69.23%）、分管融合教育的相关领导（43.59%）（见图 3-13）。

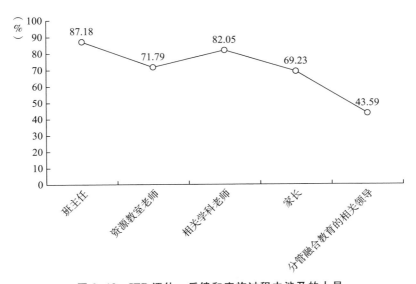

图 3-13 IEP 评估、反馈和实施过程中涉及的人员

　　IEP 的"灵魂"在于个别化，针对每一个特殊儿童的障碍程度和能力特质制订独一无二的教学计划，不仅该计划的前期制订重要，中期的跟进和后期的反馈同样重要，由于特殊儿童在不断成长变化，同时各方会对计划进行评定，所以需要对 IEP 进行定期的整理与适度调整。一学期修订一次 IEP 的教师最多（46.53%），另外，一年修订一次的有16.60%，一月修订一次的有 7.37%，有 12.44% 的教师选择"没有修订"，剩余的教师由于没有实行 IEP 计划选择"空"。

　　由于特殊儿童对于常规课堂的知识接受能力和进度不同，所以为了保证特殊儿童随班就读质量和学业成绩，减少随班混读现象，教师需要对其课程和学习要求进行适当调整和降低，比如注重特殊儿童对关键字词的学习掌握。教师对孤独症儿童进行课程调整以及分层教学的情况：针对学习能力调整，如降低难度、缩小范围（51.28%）；增加生活能力训练（17.95%）；根据学生特点开设新课（12.82%）；没有调整（7.69%）；其他调整方式（10.26%）。在各科教学中，教师对孤独症儿童分层教学的情况是：有 35.90% 的教师常常进行分层教学，33.32% 的教师是有时会，20.51% 的教师是偶尔，10.26% 的教师不曾对孤独症学生采用分层教学。可以看出，普校对于随班就读孤独症儿童的专项学习设计并未落到实处。这一点从教师对孤独症学生的学习评价中也可以看出，认为孤独症学生完全不能跟上普校学习的有 48.72%，认为某些科目能跟上的有28.21%，认为基本能跟上的有 23.02%（见图 3-14）。

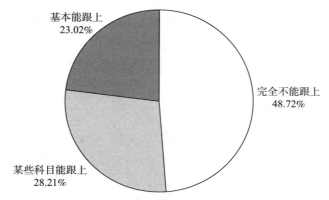

基本能跟上
23.02%

完全不能跟上
48.72%

某些科目能跟上
28.21%

图 3-14　孤独症儿童的普校学习情况

根据教师反馈，孤独症学生学习有困难的科目主要是数学和语文。

由于随班就读教师的独特性，其既不能直接参照普通学校教师标准，也不能简单照搬特殊教育学校教师标准，需要跨越普通教育和特殊教育。2015 年《特殊教育教师专业标准（试行）》颁布，对特殊教育教师（包括随班就读教师）的专业标准提出了具体的要求，弥补了随班就读教师标准的空白。在调查的教师是否了解该专业标准方面，结果显示几乎不了解的占 30.41%，知道一点的占 41.03%，掌握部分的占 23.50%，掌握较好的占 5.07%（见图 3-15）。

超过七成的随班就读教师对于《特殊教育教师专业标准（试行）》了解程度很低。其中，在专业能力方面，该标准包含 5 个领域 30 项内容，明确提出了在教育教学设计方面，教师要运用合适的评估工具和评估方法、为学生制订个别化教育计划、合理地调整教学目标和教学内容等。这些方面的要求在图 3-12 中都有所体现。IEP 落实得不完整、调整教学目标欠佳和分层教学的实施效果不尽如人意，也能从侧面反映出随班就读教师对《特殊教育教师专业标准（试行）》的掌握程度较低。

（3）孤独症儿童的同伴支持和家校合作情况

社交沟通是孤独症儿童的核心障碍。孤独症儿童自身表达能力受限，研究发现孤独症儿童的朋辈群体十分缺乏。随班就读给孤独症儿童提供

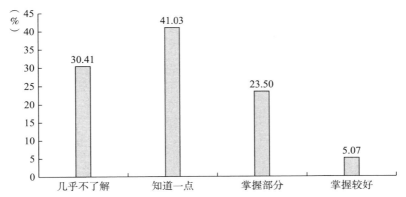

图 3-15　随班就读教师对于《特殊教育教师专业标准（试行）》的了解情况

了与普通儿童日常交往的机会，有利于相互了解，孤独症儿童可以通过观察、模仿、正强化社交行为，表达自身社交需求。孤独症儿童只有接触普通及年龄相近的同伴，经历真实情景下的社会交往，才能泛化所学的认知与生活技能。普通儿童也可以给予特殊儿童帮助，在帮助孤独症儿童的过程中同样也有利于其接触和理解社会的多样性，树立健康优良的社会认知，培育爱与平等的种子。孤独症儿童同伴支持情况如图 3-16 所示。

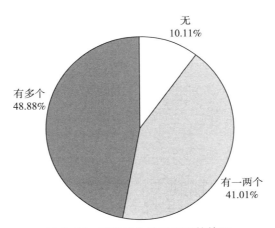

图 3-16　孤独症儿童同伴支持情况

在班级中其他同学是否主动找孤独症儿童玩耍方面，偶尔的居多，占 58.97%，其次是常常，占 28.21%，没有同学主动找孤独症儿童的占 12.82%。根据教师反馈，超过八成的同班同学对于孤独症儿童表现出包容或接受，但是主动发出社交邀请的普通学生却不多。

孤独症儿童家长除了照料需求、经济支持和心理支持需求外，对专业辅导需求也是十分急切的。除了在孩子学龄前在专业的孤独症康复中心或机构学习康复知识，在孩子学龄期与普校随班就读教师的配合也至关重要。教师在课堂中对学生进行有针对性的辅导，课后希望孩子的学习效果得到家长的进一步巩固。除此以外，IEP 的制订、反馈和修订也需要家长的配合协作，因此家长与教师的理念一致和行动上的积极配合显得尤为重要，双倍的辅导可以使孩子发展更快速。但是根据教师的问卷调查结果，认为家长在家校合作过程中的参与度很高的仅为 14.74%，参与度较高的为 34.10%，参与度一般的为 32.26%，参与度较低的为 11.06%，参与度很低的为 7.83%（见图 3-17）。由此可见，在融合教育背景下，特殊儿童随班就读的家校合作中家长角色扮演良好的不超过半数。这一调查结果也与资源教师访谈中提到的问题一致，资源教师提到班主任、科任教师与特殊儿童家长之间融合教育理念的不统一、家长的不配合等，也让教师们的工作开展起来有难度、成就感较低。另外，普通儿童家长的融合理念被屡次提及，教师认为不仅应对特殊儿童家长，更应该扩大到其他社会人士，普及一些孤独症儿童和融合教育的知识。

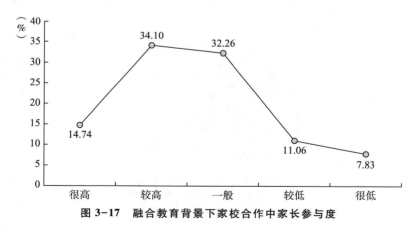

图 3-17　融合教育背景下家校合作中家长参与度

另外，由于特殊儿童的自身障碍，在生理与行为方面存在较多问题，班主任、科任教师有时会应接不暇，因此有的学校在开展随班就读过程中允许特殊儿童的家长陪读。这种陪读模式在所调查的学校中并没有普遍开展起来，班级建立了家长陪读制度的为 33.64%，未建立家长陪读制度的为 66.36%。但是愿意家长进班陪读的教师占 47.19%，不愿意家长进班陪读的占 14.61%，对此保持中立态度的占 38.20%。根据词条整理，教师愿意家长进入课堂陪读的原因首先集中在家校合作方面，比如可以加强教师和家长之间的联系与沟通，家长可以更了解学校的工作模式，可以与教师共同引导、协助管理，提升家长对于孩子教育的参与度。其次是家长陪读可以更好地观察孩子以随时了解情况。最后是家长也可以对孩子的学习进行指导，能对其起到较好的约束作用。另外还有原因是家长可以控制孩子情绪、保障安全等。根据教师不愿意家长进班陪读的词条统计，主要原因集中在增加了课堂管理的难度，比如影响其他学生的学习、影响正常的教学秩序，还会引起其他学生过多关注，甚至是班主任与科任教师的反对。可见，在家校合作中，家长的参与在降低随班就读教师工作难度方面占据一席之地。

（4）孤独症儿童随班就读效果

家长也对随班就读教师有要求，希望孩子能在以下方面有收获：融入班集体，其他孩子接纳（76.92%），在课堂上有收获（64.10%），情绪或行为管理能力有提高（56.41%），社交能力有改善（61.54%），其他（20.51%）（见图 3-18）。

特殊儿童在进行随班就读之后，能力提升最大的方面依次是：社交能力（76.92%）、情绪控制（56.41%）、运动能力等其他方面（43.59%）、学习成绩（33.33%）（见图 3-19）。

家长比较关心孤独症儿童的社交能力和情绪控制能力，孤独症儿童在随班就读后这两个方面能力都得到了有效提升，但学习成绩和运动能力等其他方面远达不到家长预期值。这也与教师对孤独症儿童几乎跟不上学校学习的评价一致。随班就"坐"的痛点在于普通学校缺乏适合特殊儿童的教材，专业干预和教学策略几乎为零，专门的教学资源不足，特殊儿童得不到有针对性的训练。另外，笔者在进入普校与资源教师交流中了解到，目前成华区暂无针对孤独症儿童专门的考卷或考题，即孤独症学生在参与考试过程中与其他普通学生进行同等考试测验。笔者从成华区教育局教育科科长处了解到，目前成华区关于推动融合教育发展的一项规定，明确了特殊儿童的考试成绩计入所在班级的总分里，但特殊儿童人数不计入该班总体人数，即在平均分测算中"增加了分子，减

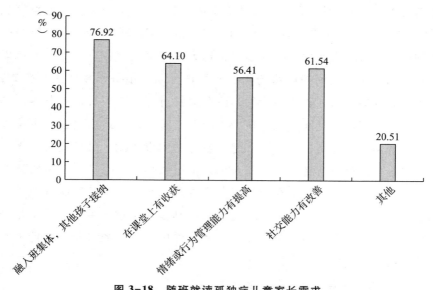

图 3-18　随班就读孤独症儿童家长需求

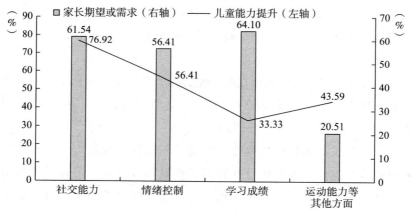

图 3-19　家长期望或需求与孤独症儿童能力提升的情况

小了分母"，变相提高了特殊儿童融合教育班级的平均分，也能直接激励随班就读教师的工作积极性。但是在国外中小学中已有针对孤独症学生的考试题目，特教老师会为孤独症学生单独出一套考题，对这一点可以进行借鉴。

（5）融合教育背景下学校行政支持情况

融合教育的开展并不能只关注孤独症儿童的安置方式，更为重要的是特殊教育需要的相关服务。有效的融合教育应建立在七项支持的基础上，包括积极的态度、支持性的政策和管理、学校变革、灵活的课程和教学、社区参与、教师反思、必要的师资培训和资源。目前，在孤独症儿童的随班就读工作的开展中，如何提高普通学校领导层面尤其是校长对融合教育理念的认知程度、如何使教师掌握关于孤独症儿童行为特点和处理策略的知识等问题都亟待解决，这些问题将直接影响孤独症儿童所接受教育的质量。

　　学校建立的随班就读工作小组人员构成。根据调查结果，普校建立了随班就读工作小组的有 87.10%，未建立的有 12.90%。具体的人员构成如图 3-20 所示。可见学校领导层面的参与度较高。

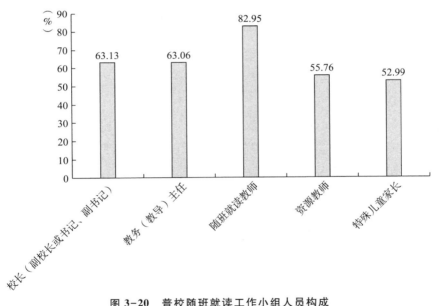

图 3-20　普校随班就读工作小组人员构成

　　学校的融合教育校园文化建设。随班就读教师的反馈结果显示，认为本校的融合教育相关的校园文化建设较好的居多，为 40.09%，其次是很好，为 30.88%，一般为 27.75%，较差为 1.38%（见图 3-21）。

　　学校领导层在融合教育方面的作用发挥。关于学校领导层在融合教育方面（政策宣讲、硬件配置、支持力度、观念意识）发挥的作用如何，认为非常支持的占 58.99%，较为支持的有 31.80%，支持力度一般的有 8.29%，不太重视的仅为 0.92%。可见学校领导层对于融合教育普

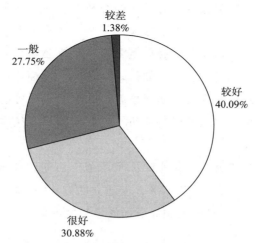

图 3-21　普校的融合教育相关的校园文化建设情况

遍重视且推行力度也较大。学校领导层的重视和支持力度直接关系到下面的行政层和各级老师的积极性，也与学校随班就读教师工作相关政策直接挂钩。

随班就读教师的津贴与绩效考核。在是否享受了随班就读教师的特教津贴方面，只有 25.34% 的教师享受过，其余 74.65% 的教师没享受过特教津贴。在是否享受了学校对随班就读教师在绩效考核中给予倾斜方面，68.66% 的教师表示没有享受过这项规定，31.33% 的教师选择了"是"。

这也与教师对于当前薪资水平的满意程度有联系，如表 3-8 所示。

表 3-8　普校随班就读教师对于薪资水平的满意程度

单位：人，%

满意程度	人数	比例
很不满意	21	9.68
较不满意	35	16.13
一般满意	117	53.92
较为满意	36	16.59
非常满意	8	3.69

在《特殊教育提升计划（2014—2016 年）》的指导下，成都市成华

区教育局在下发的《关于进一步加强特殊教育随班就读工作的实施意见》中明确指出：建立随班就读工作评价和激励机制，各学校在年度考核、评优、晋级、培训、绩效管理等方面向从事随班就读教师适度倾斜。但接近七成的学校尚未落实这项规定。

（6）融合教育背景下随班就读教师的需求情况

所调查的随班就读教师普遍反映压力沉重，认为压力很大的有41.93%，压力较大的有47.93%，压力较小的有8.76%，压力几乎没有的仅有1.38%。随班就读教师压力较大的主要原因是特殊儿童增加了管理班级的难度（76.92%）和不具备相关专业技能和知识从而在实操上面临压力（71.79%），具体如图3-22所示。

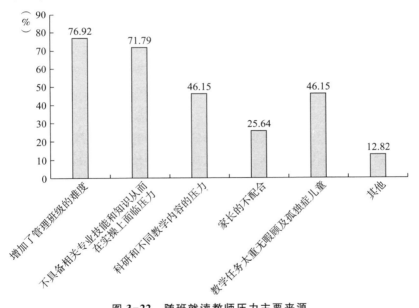

图3-22 随班就读教师压力主要来源

另外，随班就读教师认为制约孤独症儿童融合教育的因素主要有师资的培养与人才队伍的建设（79.49%）、缺乏孤独症教育康复的专业知识技能（74.36%）、未配置特殊教育教师（58.97%）、专业培训和指导不足（69.23%）、普通学生及其家长的接纳度（46.15%）、特殊儿童家长的配合度以及对融合教育的理解不到位（43.59%）、特殊儿童自身的制约（43.59%）、没有专任教师的编制（30.77%）、资金的分配与使用（25.64%）、学校行政层面的支持力度（25.64%）等。

随班就读教师认为当前融合教育所需支持的前三位是：加强专业指导（74.65%）、配备专职资源教师（68.66%）以及增加相关培训机会（67.74%）。详细需求如表3-9所示。

表3-9　随班就读教师对融合教育的支持需求

单位：人次，%

融合教育所需支持	人数	占比
加强专业指导	162	74.65
配备专职资源教师	149	68.66
增加相关培训机会	147	67.74
政策上加大对融合教育的支持力度（政策、编制、班额等）	132	60.82
完善学校硬件与软件设施	115	52.10
获得其他家长和社会的理解与关注	109	50.23
获得特殊儿童家长的理解和支持	103	47.47
其他	25	11.52

当前成华区行政支持层面的不足还在于，对于义务教育阶段的孤独症儿童总数暂未有明确数据。笔者从成华区特校负责人处了解到，由于办证单位不严谨，孤独症儿童的残疾证多数并未标明其自身的病情，比如残疾类别写的是精神残疾、智力残疾或多重残疾，残疾类别的统计口径较为混乱，给之后的随班就读和送教上门、特校就读造成工作上的混乱。

（四）资源教室

资源教室是一种"折中互补"的教育措施，即在普通学校缺少特教专业师资的情况下，根据规定，接收了5个及以上特殊儿童的普通学校需要设立一个资源教室，相应地，资源教室也要配备1~3名有特教背景的资源教师，协助随班就读教师工作，让特殊儿童不进入特殊学校也能获得特教教师的教育和康复支持，以减少普通教育与特殊教育的隔离。对于多数轻度或者轻中度的特殊儿童而言，资源教室与普通教育的结合是一种最少限制的教育措施。

按照2016年发布的《成华区特殊教育资源教室建设标准》，特殊教育资源教室的功能与职责如下。

①为随班就读儿童提供最基本的康复与学业辅导、生活辅导，设计和提供其特殊需要的课程与服务。

②为随班就读教师提供特殊教育需求的各类参考资料、理论与技术的支持，并提供对各类随班就读学生辅导训练的场所。

③为特殊儿童家长提供教育训练的资料、方法及咨询服务。

④积极发挥辐射作用，有计划地安排所负责区域范围内其他学校随班就读学生接受康复训练。

⑤为极重度残疾儿童提供送教上门服务。

⑥负责特殊儿童受教育情况的档案建立和管理。

⑦二级资源教室应承担对片区三级资源教室的辐射、指导和引领。

资源教室在实践中不断深化和完善其功能，补充了对随班就读学生制订个别化教育计划（IEP）、对特殊儿童家长的教育技术支持、为普校教师提供教育信息等功能（见图3-23）。

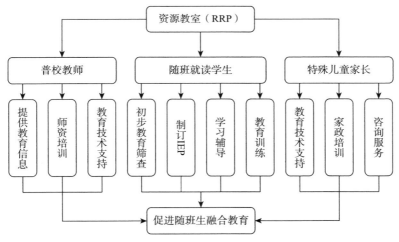

图3-23　资源教室（RRP）功能示意

（五）孤独症儿童融合教育的案例

孤独症儿童被称为"特殊儿童之王"，可见其问题行为的广度和程度均显著高于其他类型特殊儿童。相关的研究文献也证实：与其他残疾儿童相比，孤独症儿童确实会给老师和家长带来较大的挑战与困难。正因如此，对于孤独症儿童的随班就读，大多数的普通学校教师表现出比对其他类型孩子更多的抗拒与恐惧。国内有关孤独症儿童随班就读的研究资料和相关报道均显示，我国孤独症儿童随班就读的质量不容乐观。[①]资源教室作为特殊儿童接受普通教育之外补救教育的关键，更应该发挥其指导性功能，为有孤独症儿童随班就读班级的教师提供技术性支持和心理辅导，必要时资源教师还需要与家长进行沟通交流，目的是提升孤独症儿童的随班就读质量，改善融合教育中容易出现的"随班混读"的现象。

本研究聚焦于资源教室对随班就读教师的指导方式和针对孤独症儿童设定的相关教学策略的实施过程，对成华区三个二级资源教室的资源教师做质性访谈，由于访谈样本数量不多，且访谈内容大多需要围绕实施情况展开，因此本研究根据研究需要进行质性化处理。为此本研究设计了一份半结构化的访谈大纲，大纲在文献研究的基础上，结合研究内容和调查目的不断扩充，适用于不同的访谈对象，希望通过教师们的叙述，对照发现他们对资源教室功能的认知与资源教室的定位是否契合，又有哪些实操上的不同，是什么因素影响着资源教室指导工作的成效。

每次访谈均经由当事人同意进行了录音，并将语音材料逐字逐句地进行转录形成文本，然后相互对照，判断一致性；依据访谈提纲中涉及的问题，再将符合每个问题的答案归并整理，再次进行相互对照，判断一致性。不断在资料分析和成文归纳中重复编码和归类。

1. 孤独症儿童融合教育案例的基本情况

表 3-10　受访资源教师基本信息

	受访者性别	职务	专业背景	担任资源教师年限	有无编制	所在学校随班就读孤独症儿童数量
L1 老师	女	专职资源教师	特殊教育	0.5 年	无	1 人
X 老师	女	原科任老师转资源教师	学前教育、心理健康	0.5 年	无	2 人

---

① 熊絮茸：《自闭症儿童教育支持与服务体系现状调查及对策探讨——以江苏省为例》，《中国校外教育》2011 年第 8 期。

	受访者性别	职务	专业背景	担任资源教师年限	有无编制	所在学校随班就读孤独症儿童数量
L2 老师	女	资源教师兼副班主任	学前教育	2 年	无	1 人

（1）孤独症儿童的基本情况：大同小异

了解孤独症儿童的基本情况，对于本研究至关重要。尤其通过了解资源教师和科任老师对孤独症儿童的印象，我们不仅可以了解孤独症儿童的基本信息和行为习惯，也可以在教师的表述中从侧面了解他们对孤独症儿童的熟悉程度。

L1 老师：A 同学是一名有孤独症倾向的三年级学生。家长之前将他带去机构里学习，但是后来还是选择进入普校，因为他们觉得孩子和那些机构的小朋友相处，他就真的变成孤独症（儿童）了。

X 老师：一共有两名孤独症儿童，都是男生，一个二年级，家长明确告知我们他是确诊为孤独症了的，希望我们能对他进行有针对性的教育，而另一个是有孤独症倾向的孩子，但是家长没有告诉我们他是这个情况，是我们资源教室的老师自行评估出来的。不过这两个学生都是以智力障碍来填写的（残疾）证，没有单独标出是孤独症情况，家长还是害怕被"扣帽子"。这两个孩子也存在刻板行为，也时有发出尖叫的现象。

L2 老师：B 同学现在四年级了，程度较轻。他比较明显的问题是无法与正常人沟通交流，没有办法理解别人说话的意思，上课也是自己玩自己的，沉浸在自己的世界里。但他有一个爱好，特别喜欢做手工和画画。刻板行为也是常出现的，他能表达积极的情绪"开心、高兴"，对像伤心、难过这种消极的情绪无法识别。

（2）随班就读教师对融合教育和孤独症儿童的认知及界定

对于普通学校的老师来说，对随班就读的认识是一个充满挑战、摸着石头过河的过程。刚接触的时候有困惑、有不解，也有出于非专业考虑的担忧。作为随班就读教师的倾诉对象与寻找支持的对象——资源教师也在访谈过程中反映了很多老师的困惑。交谈、答疑、解惑的过程也能提升随班就读教师和资源教师双方对于融合教育工作的深刻感悟，并能不断强化和改善。从中也可以看出多数老师不了解孤独症，存在"望文生义"的公众意识。

L1 老师：有一个老师认为特殊儿童放到特殊学校更好，为什么要来普通学校呢？特校的课程更加针对这部分有特殊需要的学生，普校无法给予他们，这位老师不理解特殊学生随班就读的意义。这位老师说过之后，我自己也产生过疑问，但是经过几次融合教育的培训之后，再加上了解了融合教育，发现一方面是对普通学校的普通学生有积极的意义；另一方面是特殊学生走上社会，还是会面临融合的场景，社会融合是最终的目的，这些都是有促进意义的。

X 老师：老师们对孤独症的界定不清晰，概念界定不如资源教师明晰，可能就觉得孩子不说话，沉浸在自己的世界里，更多是从他的人际交往上来判断，看他表面的迷惑性特征，缺乏医学体系上的评估支持。确诊了孤独症的那个孩子的班主任自学过一些孤独症相关的知识，比如行为矫正等。

L2 老师：老师们对随班就读也有一个逐渐适应的过程，刚开始是不太情愿的，有担忧、焦虑，考虑没有接触过这种孩子该怎么去给他上课，到后面就逐渐摸索、接受。在参加培训时，与其他平行学校的老师交流的时候，会遇到有些学校向下推进融合教育时老师们动力不足的情况。还是需要加强融合教育理念的推广，使之普及。没有特教背景的老师不见得比有特教背景的老师做得差，只要有爱心、耐心、负责任的态度。对老师们进行理念普及之后，孩子在分班的时候受到的限制会更小。

（3）普通学校的行政支持：全员参与

孤独症儿童入学难的问题在各地调查与报道中屡见不鲜，对于孤独症儿童随班就读，普通学校推诿、正常儿童家长抵制的现象也时有发生。普通学校领导层的重要性不言而喻，不仅是在孤独症儿童入学的零拒绝方面，更重要的是在推进随班就读过程中促进全员参与，在校内实现从上至下对于融合教育的认可与执行。

L1 老师：我们学校的领导都非常支持融合教育工作，我们有一个工作群，里面有直管随班就读的副校长和教育处主任，我每周要向校长汇报，与随班就读教师不方便沟通的就找领导帮忙解决。培训上也大力支持，我想去参加的培训就报给校长，都会批准。

X 老师：我是负责随班就读工作的主管，上面是主任、副校长，再到校长，校长统管四个校区。有的校区太远了，我们会采取派代表的形式，市中心相距较近的三个校区是要求老师们 100% 参加培训，另一个校区派一个主任过来回去后负责传达会议精神。通常我的很多提案，还有购买康复训练器材，他们都是很支持的。普特教育是分开的两套领导班子，总校长是一个，平时开校长办公会也是集中一起讨论。目前这样的设置很好，有一种向心力和核心力，我们成立了一个全纳教育中心，我们学校原有八大课程中心，加上我们这个就有九大课程中心。

L2 老师：如果没有行政层面和校领导的支持，下面的随班就读老师是不愿意做这么多工作的。所以行政在这方面应该有相应的考核和奖励机制，如果缺乏行政保障的话，没有老师会愿意。我们每个月会收随班就读老师的工作表，到年底了汇集到 S 主任那里计算考核分数，然后平时也会和 S 主任交流孩子的情况，上面还有三个主管特教的副校长，搭建起了推动融合教育的领导班子。区资源中心的老师也给了我们很多支持，有问题就会反馈给他们来协助解决。

（4）差异化学习和个人学习计划（IEP）制订

残疾学生在融合教育环境下的学业成就，在很大程度上取决于残疾学生自身的障碍程度以及是否获得了个别化的教育。

　　L1 老师：制订了个人学习计划，但是尚未实施。具体流程是根据成华区的表格，我把它拆分成三个部分，一是学业设置板块，我会发给随班就读的科任老师填写；二是家庭情况，出于保密原则，请家长带回家填写，然后会拿着表格与家长进行一些沟通；三是汇总一、二部分的内容，再结合自己观察到的孤独症儿童情况，最终汇总得出一份适合他的 IEP。

　　X 老师：我知道 IEP 的制订需要综合多个方面，行政人员、班主任、家长还有资源教师，召开一个圆桌会议来完成。但是目前更多的是由资源教室的老师通过平时的一些走访和观察来完成，大家没有汇集在一起来制订 IEP。由于我平时陪伴学生的时间较少，主要是通过和班主任及科任老师的沟通交流了解情况，所以会带有一定的主观判断，随班就读教师可能和我有衔接问题和差异性，老师也会采取替代性学习的方式来教学，对他们降低要求和标准。IEP是一学期修改一次，长短期目标和课程内容都进行调整。

　　L2 老师：前期会观察和访谈，也需要家长出示医院的诊断证明，观察孩子的情况，然后向家长了解孩子在家的状况，目前的生活能力、学业水平，与普通孩子在哪些方面有差距，根据孩子情况安排班级以及设置资源教室的特殊课程。我们每个月会去检查科任老师的教案，有没有根据孩子的情况设计目标、问题等。B 同学班级的老师做得比较好，孩子的过程性评价、作业、辅导都很全面。每一学期都会对下一学期的课程内容设置进行调整。我们学校的IEP 的设置是由家长、随班就读的科任老师、资源老师、班主任，还有我们的领导、负责这部分的 S 主任共同审核的，每学期会针对学生 IEP 召开随班就读会议。

海滨小学拥有市级示范资源教室，各项随班就读制度标准和细则都非常明确，并且被一一落实。IEP 的制订流程也十分科学规范，具有系统化可操作性。在此附上该学校 B 同学的一份标准版的 IEP（由于篇幅较大，包含医院诊断证明、家庭情况、老师观察部分、具体的长短期目标和学科目标，这部分内容见附录 2-1），可供参考借鉴。出于对孩子个人信息的保密，经过海滨学校相关领导的同意，将文件中的私密信息隐去。可以看出，在 B 同学的 IEP 制订之前，经过了医院的专业量表评估和医学诊断，家长对家庭情况、教学需求以及孩子基本情况等方面的交代，学校行政和教师层面的支持，资源教师、科任老师的进班观察，制订的 IEP 涵盖特殊学生的能力优劣、教育安置方式、资源教室和随班课程的设置、相关专业服务与行政支持、转衔升学服务等方面，是一份较为完整且具体，综合考虑了多方面的个人学习计划。也可以看出，要为孤独症儿童创造出良好的融合教育环境，涉及的支持主体不仅仅是学校一方，更需要医疗机构和家长的共同参与，其中任何一环的缺失或敷衍、信息不准确，都会削弱其他的支持力量。

（5）家校合作：需要普特家长共同参与

在融合教育的推进过程中，家长的配合是特殊儿童实现良好融合的重要支撑。家长的配合既包括特殊儿童家长的坚守与坚持，也包括其他普通儿童家长的理解与包容。在家校合作方面，也不乏家长角色的缺失，家长与老师教育理念有差异、不配合等问题，但更多的还是对普特家长的融合理念普及不到位。

> L1 老师：从 A 同学的行为中能看出他家庭的重视度，家庭教育方式恰当，没有出现特别大的行为问题，只是有肢体和智力问题。家长提的需求也是让孩子在学校里过得开心，与同学相处融洽。像他们这样的家庭在最开始接受孩子是这种情况的时候是很崩溃的，后来慢慢就平复了，所以对他们也没有那么高的期待，就是希望（他们）开心就好了。孩子的转衔和是否继续读普通中学的事情，他们还没考虑到那么远，走一步看一步吧。

> X 老师：我们会在班级开会的时候宣传这种融合教育的理念，

普通学生的家长没有出现电视里那样极端的情况，比如撵走别人那种，还会愿意多给予一些帮助。有一个家长因为这个小朋友的出现婚姻破裂，所以她后期重组家庭之后也不怎么管她的小孩了，我们沟通过，希望家长能来陪读，但是来了几天就没有来了。我观察到家长陪读的模式效果会比较好，有利于孩子社交模式和社交行为改善。

L2 老师：普通家长的意识还是不够，融合教育的理念还是没有普及。也会有普通学生家长反映特殊学生会影响旁边的同学，要求调座位，或者说为什么这种孩子不转移到其他班上去，或是转到特殊学校去。不要说家长了，很多老师都不太接受这样的孩子。我们的工作也很难开展，真的需要多做宣传。另外，IEP 家长填写的部分也会存在敷衍的情况。学校组织的亲子游，家长也不太愿意来参与，主要是因为看到其他的普通孩子心理落差大，这时候我们老师就会鼓励家长，需要正视这个问题，其实孩子不是你想得那么糟糕。接下来是对家长进行培训和辅导，包括心理障碍上的和康复训练的内容。全靠学校一方努力是不行的。

(6) 孤独症儿童的同伴支持情况：呈现趋势性

在老师的引导下，同桌和其他同伴的支持，才是孤独症儿童融合的关键。但是在与资源教师和班主任的访谈中，笔者发现同学对待孤独症儿童的态度呈现出规律性，即年级越高，孤独症儿童获得的同伴支持越少。Salend 和 Dunhaney 发现，融合情境中的残疾学生和普通学生互动频繁，有较高的社会支持和深厚的友谊，社会技能获得了进步，但是他们也发现，这种互动质量会随着年级的提升而降低。[①] 这一点在与家长的访谈中也被提及。

L1 老师：老师安排了一位同学坐在 A 同学旁边来辅助他，A 同

① 熊絮茸：《自闭症儿童教育支持与服务体系现状调查及对策探讨——以江苏省为例》，《中国校外教育》2011 年第 8 期。

学特别听这个同学的话，也很乐于和这个小朋友玩。但还是会有一些其他学生存在排斥心理。

X老师：我最近正好想研究下这个问题，虽然有班主任的引导和爱心陪伴天使，但是孩子们也会逐渐发现身边同学的不同，中间也会存在信息沟通渠道的差异，我发现孤独症儿童身边的朋友比较少，固定的小伙伴更少。

L2老师：我进班的时候发现，他们班的孩子模仿老师的行为，班主任老师和学科老师对他都很好，他们班其他学生对B同学的接纳度还是比较高的。在与B同学的班主任老师交流的时候，班主任也反映孤独症儿童出现了同伴互动质量降低的问题。现在比较欠缺的就是去深挖行为背后的原因，并采取矫正措施。主要还是缺乏培训和理论学习，现在教学压力大，又是期末了。以后往高年级走，会更加担心他们与同班同学之间的人际交往。

（7）普校教师反映的问题与培训需求

一些调查和研究显示，多数普通学校表示，抗拒孤独症儿童入校的主要原因是师资力量不够，教师没有相应的专业背景和知识储备，大大增加了教学难度。整理访谈资料后发现，老师们都更偏重于实操方面的培训和课程，可以有理论部分但不能是纯理论性质。

随班就读教师的问题。

L1老师：班级的融合氛围与班主任的态度关系密切。需要班主任引导，他要认可融合理念，形成很好的班级氛围。我认为随班就读效果好的关键点在于：一是对家长的培训，二是班主任的态度。

X老师：老师们反馈的问题集中在特殊学生的情绪管理和人际交往方面，通常对学业不会有很高的要求，主要是行为管理。像这种专业的培训要等后期工作梳理清楚之后才会开展。

L2 老师：随班就读教师刚开始知道班上有这样的孩子，还是很焦虑和不情愿的，后来慢慢减轻，但是有这样的孩子在，必然增加了班级的管理难度。很多老师对特殊孩子教育的方式方法还是不够了解。老师们面临的问题有课程，还有康复该如何去开展，老师们想去做这个事情，但是不知道方向，无从下手。康复和专业性的课程培训还需要加强，实操性的课程很少，针对性也不够强。老师只能自学或是与其他学校老师沟通交流，但是这种学习没有系统性。

资源教师自身的短板与需求。

L1 老师：之前我们花费了大量的时间在资源教室的装修和设计上，在教学科研上开展不足，上课时间也不够多，小组课还未来得及开展，目前只是上一对一课程。老师觉得培训效果好并且很受用的是那种分析儿童情况、具体应该如何操作的课程，对于特殊儿童的问题行为及其背后的内在原因，我们要如何分析，这部分的培训比较欠缺。

X 老师：一共有四个校区，我们（府青）和龙潭校区有资源教室，另外两个沙河和蓝水湾校区由于接收的特殊儿童不足 5 个，所以没有建设资源教室，但是我曾争取开办替代性教室。我平时管理市中心的三个校区，龙潭校区有一个老师在负责，我是作为总的巡回指导教师。我的工作是每个月要将所有的校区巡回一次。我们对老师会召开两次集中的会议，期初的计划和期末的总结。一般遇到问题会向区上反映，或者向平行学校的老师请教，询问海滨学校的老师居多，因为那个学校在区内做得比较好。感觉孩子真正的融入程度不是很理想，之前看的台湾的纪录片，如何看待随班就读儿童成为一个真正的普通儿童，有要求有界限有底线，这一块还是比较欠缺的，随班就读还是有随班混读的情况。

L2 老师：有些评估量表不太适合这部分孩子，更适合普通孩子。这部分还应该得到医院，或者区特教资源中心的指导和帮助。转衔这部分工作我们还得再改进，因为说实在的，很多初中，不像小学做得这么全面（指融合教育的资源），而且学业要求和压力也会更高，所以这部分孩子升学能够进入普通中学还是很难的。有一个孩子进入普通初中之后，由于老师没有相关的经验和支持，后面了解到这个孩子的能力反而退化变得更差了。现在（我们的）工作逐渐厘清了，我们也逐渐上手了，但是针对学科老师、班主任、资源老师、家长的理念培训还是要加强，孩子的康复方式方法也要向学科老师和家长培训，这也很重要。再有就是对普通家长融合教育理念的推广也要加强。宣传涉及隐私问题，所以我们也在考虑宣传方式方法的选择，还有一点担心是，宣传效果如何，能接受的人有多少。希望可以借助区资源中心，大家一起来做宣传工作。

2. 孤独症儿童融合教育的案例总结

（1）孤独症儿童融合的水平

要使特殊儿童真正回归到主流环境中，并非单纯地将特殊儿童从隔离情境搬到普通班级即可解决问题，更重要的是要改变涉及的课程，运用不同的教学方式以及评估方式等。

在本案例中，尽管四位孤独症儿童在本校师生的共同努力下，其物理空间的融合、名称的融合以及心理的融合已经基本实现，普通学生、教师、学校领导等与他们关系最密切的群体基本实现接纳他们在普通学校随班就读，并且能在各自的能力范围内给予保障和支持，但还是存在部分普通学生家长对融合教育理念不理解以及孤独症儿童家长不够支持的情况。在最核心和关键的课程融合方面，由于各种因素的影响和限制，学校目前仅迈出了非常小的步子，远远没有达到融合教育中的关键层次，即课程和教学内容的设计。在走访的三个二级资源教室中，仅一个学校的资源教室对于孤独症儿童 IEP 落实得非常规范且精细，可以看出普通老师的大部分时间仍用于普通学生的教学内容设计，或是精力被分散到其他事务性工作中，很少依据孤独症儿童的个人情况照顾其学习。显然，孤独症儿童的随班就读依然是较低层次的融合。

（2）孤独症儿童融合教育的效果

对于融合教育的效果，多数研究者倾向于从特殊儿童社会性发展和学业成就两个方面来衡量。西方的研究有这样一个认识，即特殊儿童在融合学校里社会性发展与自信方面都进步明显，唯独在学业方面的进步效果并不能令人满意。融合教育情境中的残疾学生和普通学生互动频繁，有较高的社会支持和深厚的友谊，社会技能获得了进步。不过这种互动质量会随着年级的提升而降低，我国有关随班就读效果的调查也得到了类似的结论。杨希洁研究发现，我国随班就读的残疾儿童在学业成就、自信心、社会交往能力方面发展良好；在各类残疾学生中，听力和智力残疾学生在校适应状况最好，而孤独症学生适应状况最差。[1]

从本案例的四位孤独症儿童的发展状况来看，基本与国内学者的研究一致：社会交往能力得到了一定发展，但提升幅度并不大，大多数的同伴关系仍然为被动交往，除了 B 同学有较强的交往欲望和行为动机，其余的孤独症儿童具有该群体的普遍特征，即缺乏社交需求和主动性；问题行为依然突出，比如不受控制、受到外界刺激会尖叫，并且随着年龄增长呈现波动甚至加剧趋势，学校和老师的适应能力依然较弱；在学业方面进步依旧不明显，在低年级时能勉强跟上，越到高年级越吃力，从 B 同学的情况也可以看出，他已算孤独症群体中学业成果显著的代表，但据班主任老师反映，"可能是临近期末，学业压力太大，他的情绪会不受控制，变得浮躁，变得和以前一二年级的时候一样，喜欢到处跑"，而老师也有自己的教学压力，不能及时采取相应的矫正措施。

（3）孤独症儿童融合教育的困难与所需支持

从本案例的研究结果来看，随班就读教师和资源教师在融合教育过程中所遇到的困难和问题主要包括以下五个方面。一是缺乏专业知识和专业技能，无法有效地管理孤独症儿童的情绪和行为问题，在大多数情况下遇到问题会"求助于陪读的家长或是先将孤独症儿童的情绪稳定下来，等恢复平静了再让其回到座位"，"目前很缺乏这方面专业的培训"。二是缺乏适当的教学策略，"不知道怎么教，教什么内容，教学课程如何变动"。老师们普遍反映对于实操类课程以及课程设计的培训需求比较迫切。三是教师工作量大，对于孤独症儿童需要花费很多精力，随班就读教师有学科教学压力，资源教师也兼任其他职责，资源教师专职的情况较少，且专业度较低、工作年限普遍不长。四是缺乏支持，即使有区特

---

① 　杨希洁：《随班就读学校残疾学生发展状况研究》，《中国特殊教育》2010 年第 7 期。

殊教育资源中心的指导和学校行政层面的支持，但是教师也不能做到事无巨细、随时关注，对于孩子的教学管理，大部分责任还是在教师身上，负责的领导也是有事汇报，从下至上地提出问题居多，从上至下的关心欠缺。老师们普遍会寻求帮助的对象是本校负责随班就读的领导、区资源中心的老师以及平行学校的其他老师，并未形成支持随班就读的合力。五是融合教育理念的普及广度和深度不足，通过整理老师们的访谈资料发现，不管是随班就读学生的家长，抑或普通学生家长，还是随班就读的老师，依然存在"特殊孩子应当去特殊学校"的固定思维，目前融合教育理念推广的范围也仅限于特殊儿童随班就读的密切相关人员，思维理念属于上层建筑，若是社会理念跟不上，相关教师无论付出多少努力，都会收效甚微。随班就读教师遇到的问题主要包括周围同事的不理解、工作量大、精力有限、缺乏相关支持等。

融合教育在学校实现与否在很大程度上取决于学校与教师能否得到足够的支持与资源。Werts 等指出，教师实际得到的资源和支持与他们需要的资源和支持之间的差距越小，融合教育就越可能获得成功。[①] Salend 构建了一个沟通网络来整合各种支持和资源，形成影响学生发展的合力。网络中包括家庭、同伴、社区、专业性组织、普通学校教师、特殊教育学校教师、辅助性支持教师、志愿者等。[②] 在本调查中，目前老师获得的资源与支持仅限于：正常儿童在校内学习和生活上对孤独症儿童的帮助；孤独症儿童家长的一定配合；普通学生家长的基本理解与支持；本校领导和同事的有限支持。到目前为止尚未获得的或急需的支持包括：系统性的培训，特别是针对孤独症儿童问题行为的矫正方法以及各种实操性问题的处理对策；区资源中心老师更充足的支持和辅导；辅助性支持人员（比如医院康复训练师、助教等）的帮助；专业组织及社区志愿组织的支持；等等。可见，就走访的三个学校而言，为随班就读教师和资源教师提供的资源和支持仍然非常有限，这在很大程度上会导致孤独

---

① Margaret Gessler Werts, Mark R. Wolery, Martha L. Venn, Diane Demblowski and Henrietta Doren, "Effects of Transition-based with Teaching with Instructive Feedback on Skill Acquisition by Children with and without Disabilities," *The Journal of Educational Research* 90 (1996): 75-86.

② Spencer J. Salend, *Effective Mainstreaming*: *Creating Inclusive Classrooms* (New Jersey: Prentice Hall, Inc. 1998).

症儿童融合教育的推进受到严重阻碍。

二　其他特殊教育安置模式

（一）特殊教育安置体系

早期的美国特殊教育以隔离的特殊教育学校或机构单独设立的特殊班为主。1970 年，Deno 提出一个严格区分的特殊教育安置体系。[①] 这一体系按照最少受限制的环境（普通学校）到最多受限制的环境（其他康复性机构）划分为七个层次，并针对不同残疾程度的学生的教育需求进行一一匹配，该体系名称由其构造而来，即广为人知的"瀑布式特殊教育安置模式"。因此，最少受限制环境的原则是确定残疾儿童教育安置模式的基本原则。[②] 我国学者朴永馨在"瀑布式特殊教育安置模式"的基础上加入自己的见解，以倒三角形的形式对特殊教育安置体系加以描述（见图 3-24）。

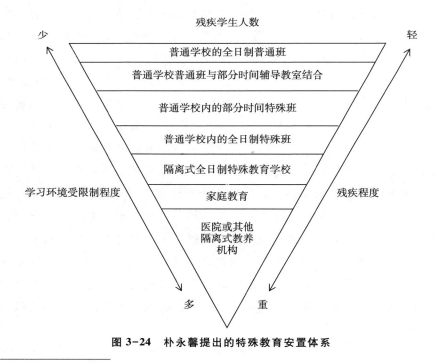

图 3-24　朴永馨提出的特殊教育安置体系

---

① Marvin D. Wyne and P. D. O'Connor, *Exceptional Children: A Developmental View* (D. C. Heath, 1979), p. 548.

② 邓猛:《从隔离到全纳: 对美国特殊教育发展模式变革的思考》,《教育研究与实验》1999 年第 4 期。

（二）送教上门

为了使所有适龄阶段的特殊儿童在义务教育阶段都能接受教育，结合不同残疾程度、有不同需求的残疾儿童及其家庭情况，成华区在融合教育背景下建立了随班就读+特殊教育学校+送教上门"三结合"的多重构建的特殊教育体系。送教上门，顾名思义，是专门开辟出来的针对重度、适宜在家康养或因其他原因不便外出的残疾儿童的教育保障机制，教育系统负责"送教上门"，残联系统负责"送康上门"，双线合作，力争为这部分不能进入普通学校也不能进入特殊学校的孩子送上平等的受教育权利。

《成华区"优质教育倍增工程"五年行动方案（2017—2021年）》明确指出：2021年，提高义务教育阶段适龄特殊儿童"送教上门""送康上门"服务质量，提高残疾儿童义务教育普及水平。目前，成华区送教上门的特殊儿童有18人，其中1人为孤独症儿童。成华区的送教上门服务原来由区特殊教育资源中心的特教老师负责，后来由于专业细分以及专业师资的不足，选择了服务外包的形式，成华区通过投标招标选择了成都市三才专业机构来负责残疾儿童的送教上门工作。区特殊教育资源中心则对其工作进行监督、指导，以及送教上门家庭的意见收集。机构的送教上门工作规定是每月提供1~2次课程，每次课程为3小时，每学期需达到成华区规定的课时，超过成都市要求的课时。

在走访区特殊教育资源中心时，负责老师提及在送教上门过程中遇到很多阻力，主要还是特殊儿童家长的心理障碍以及不配合。资源中心的老师会联系残联专干，先与特殊儿童家长进行初步沟通建立信任，使家长做好心理建设和思想准备，甩掉思想上的包袱，随后区资源中心的老师会对孩子进行评估鉴定，最后再交由第三方机构来完成送教上门工作，进行相应的课程内容设计，其间家长有任何不满可通过反馈记录表或是直接联系资源中心老师，形成服务方端、受服务方端、监督方之间可靠的运作机制，保障送教上门的服务质量。

第三方机构每学期结束后需向区资源中心提交接受送教上门的特殊儿童服务记录表，上面有孩子的个人信息、家长需求、学科教育情况，每节课结束后还要请家长填写对此服务的评语。

（三）孤独症教育康复机构

成都市成华区目前尚未对孤独症儿童教育康复机构的数量及教学内

容进行统计，因此相关数据缺失。为了对成都市成华区义务教育阶段的孤独症儿童接受的教育支持有详细了解，笔者调研了两个具有代表性的机构，下文对其进行介绍。

1. 成都成华区爱慧特殊儿童关爱中心

成都成华区爱慧特殊儿童关爱中心（以下简称"成华爱慧"）于2010年底在成华区残联大力支持下开始筹办，是西南地区建成较早的一所民办非营利性全日制特殊教育机构，上级业务主管单位为成华区残联。主要致力于为智力和精神残疾儿童提供康复服务和家庭支持。成华爱慧的服务对象是0~12岁的特殊儿童，目前在训全日制学生40余名，小课时授课学生20余名。累计为超过400名特殊儿童提供了康复服务，适时推进融合教育。在职员工14人，康复训练教师12人，师生比为1:3。教师均有学前教育、音乐、体育等教育相关专业背景，均为大专或本科学历，其中9名教师同时持有社工证和教师资格证，有2名教师具有10~15年特殊教育经验，5名教师有3~6年教学经验。

根据特殊儿童成长发育特点，融合香港协康会孤独症儿童训练指南和教学大纲，成华爱慧制定了一套特色康复课程，采用亲子陪伴模式，将个训和集体课程结合开展康复训练。重视课程的科学化、系统化、规范化、结构化、目标化建设，有完备的评估手段（香港协康会PEP-3、台湾双溪评量表、中国残联评估量表），有系统的训练大纲、严谨的个别化治疗计划，高度重视过程管理和阶段研判，切实贯彻个别化治疗训练，注重集体互动。学生每天在中心康复训练时间不少于5小时，一对一训练不少于4节。每月组织一次社会融合教育活动。成华爱慧全日制教育康复课程见表3-11。

表3-11　成华爱慧周一至周五全日制教育康复课程

序号	周一	周二	周三	周四	周五
1	拼音	拼音	拼音	拼音	拼音
2	注意力	注意力	注意力	注意力	注意力
3	语文	语文	语文	语文	语文
4	数学	数学	数学	数学	数学
5	言语	钢琴	言语	钢琴	言语

序号	周一	周二	周三	周四	周五
6	感觉统合	感觉统合	感觉统合	感觉统合	感觉统合
7	音乐	音乐	音乐	音乐	美术
8	钢琴	个训	钢琴	个训	美术

资料来源：笔者调研所得。

该机构的主要运营资金来自教育康复课程的收费，收费标准如表 3-12 所示。

表 3-12　成华爱慧收费标准

半日班	全日班	个训卡	单次评估费	单次感统课程	感统卡	综合次卡
2600 元/月	4300 元/月	2200 元/20 次	500 元/次	300 元/次	2200/20 次	1500 元/次

资料来源：笔者调研所得。

除此之外，成华爱慧为孤独症儿童及其家庭提供了强有力的情感支持服务，拥有超过 500 人的志愿者服务团队，他们来自"关爱星星的孩子"橙丝带服务队、中国狮子联会四川狮迈尔服务队、电子科技大学、成都大学、四川大学、四川影视学院、四川传媒学院等高校和社会团体。每周一至周五下午，志愿者前来陪伴孩子们，开展课堂辅助工作，志愿者的参与与付出，为成华爱慧和特殊儿童家庭带来了无尽的温暖，为推动社会接纳孤独症儿童做出了巨大的贡献。

2. 四川七彩阳光康复服务中心

四川七彩阳光康复服务中心（以下简称"中心"）成立于 2015 年，隶属四川省康复服务公益协会，是一所集医学康复、融合教育、康复工程、职业重建、助老托养等服务于一体的省级社会公益服务机构。中心面向成都市 3~12 岁特殊儿童（智力障碍、孤独症和脑瘫）提供服务。

中心一直在帮助孤独症儿童的道路上不懈努力，建立起包括物理训练（PT）、作业训练（OT）、言语吞咽训练（ST）、日常生活训练（ADL）及小组、集体、感统、娱乐等日常训练和生活的特殊儿童全日制康复服务模式，增强了专业技术力量，建立了集医疗、康复、教育和托管于一体的"医—康—养"服务模式（见表 3-13、图 3-25）。

表 3-13 四川七彩阳光康复服务中心的日托课程设置

上学		报到（8：30~9：00）	
上午	第一节课	9：00~9：40	个训课
	第二节课	9：50~10：30	小组课
	第三节课	10：40~11：20	集体课
中午	午餐 11：30~12：30		
	午休 13：00~14：30		
下午	第一节课	14：30~15：20	个训课
	第二节课	15：30~16：10	生活自理课
	第三节课	16：20~17：00	手工课或户外活动课
放学		放学（17：00）	
附加课	个训课（家长自选）	17：00~17：40	附加 1 对 1 康复训练课

资料来源：笔者调研所得。

收费标准：全日制托养 3500 元/月（含午餐+下午糕点+保险）。可申请国家救助项目补贴 1000 元/月。

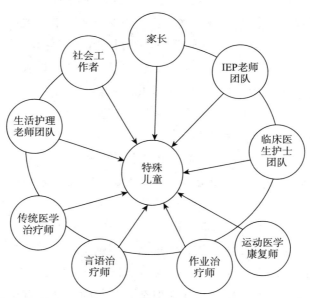

图 3-25 四川七彩阳光康复服务中心的"医—康—养"服务模式

中心还为进行托养的孤独症儿童及其家庭提供经济支持，减轻特殊儿童家庭的经济负担，其中还特别为因陪读或者照顾孤独症儿童而劳动力减少的家庭提供了就业机会（见表 3-14）。

表 3-14　四川七彩阳光康复服务中心的康复救助支持

针对对象	救助服务内容
儿童	儿童享受《贫困残疾儿童抢救性康复项目实施方案》的救助，30000 元/年
儿童	四川省康复服务公益慈善促进会接受的定向捐赠资金，用于资助托管儿童的康复
儿童	每名托管儿童获得中国平安保险公司资助的意外保险一份
家庭	从托管儿童的家庭中选拔符合要求的儿童亲属，可聘为机构工作者，享受机构员工工资标准

资料来源：笔者调研所得。

三　孤独症儿童家庭支持现状

孤独症儿童的身体发展特质决定了其以个体身份接纳各种教育资源的能力非常有限。对于孤独症儿童来说，以家长为核心的家庭对他们成长负有首要责任，特别是中国残联于 2010 年在专门协会工作简报中提出的"居家养护"的思想，迫切要求研究者的目光聚焦于家庭对于孤独症儿童发展的重要意义以及参与其中的具体方式。孤独症儿童的家庭支持，为孩子营造了和其他儿童一样的生活环境，并赋予了孩子有机会接触教育的权利，还包括开展以父母为主体的教育活动。本部分对家庭支持状况的研究主要是从家庭教育支持（信息性支持）、家庭物质支持（工具性支持）以及家庭情感支持三个方面展开。

1. 孤独症儿童个案基本情况

鉴于质性化研究要求研究对象具有一定的代表性，本研究选择了义务教育阶段 6~16 岁的孤独症儿童作为研究对象。由于孤独症儿童的语言组织和表达能力十分欠缺，所以从其家长入手进行访谈了解家庭的支持情况。选择的孤独症儿童均被医院确诊为孤独症，儿童平均年龄为 9.91 岁，最大年龄为 14 岁，最小年龄为 7 岁，安置状况如下：全日制普校随班就读 5 人，非全日制的康复机构加特校 1 人，非全日制的普校加康复机构 1 人，特校 8 人，全日制康复机构 5 人，非全日制康复机构加在家 2 人。为了保护孤独症儿童及其家庭的隐私等信息，以序号的方式对孤独症儿童进行编号（编号为 01~22），访谈对象资料见表 3-15。

表 3-15　访谈对象基本情况

编号	性别	年龄（岁）	教育安置情况	孤独症程度	家庭经济状况	父母受教育程度	主要照顾者
01	男	11	特校	重度	很好	本科	阿姨（陪读）
02	男	13	普校	中度	良好	大专	母亲（曾陪读）
03	男	9	康复机构	中-重度	一般	大专	父亲、母亲
04	男	14	特校	轻-中度	很好	本科及以上	母亲
05	男	14	特校	重度	一般	本科及以上	母亲、外婆（陪读）
06	男	7	普校+康复机构	中度	较差	大专	母亲、外婆
07	男	8	普校	中度	良好	本科	母亲（陪读）
08	女	8	特校+康复机构	重度+癫痫	良好	本科	外婆、外公（陪读）、妈妈
09	男	8	特校	重度	较差	高中	爷爷（陪读）、父母
10	女	7	康复机构+在家	重度	一般	大专	父亲、母亲
11	男	10	普校	中度	较差	高中及以上	爷爷、外婆
12	男	11	普校	中-重度	一般	本科	爷爷、父母
13	女	7	康复机构	重度	一般	大专	外婆
14	男	9	康复机构+在家	重度	较差	大专及以上	母亲
15	男	8	特校	重度（有多动症）	较差	大专	爷爷、奶奶
16	男	12	普校	轻-中度	良好	本科	母亲、奶奶
17	男	7	特校	中度	很好	研究生	母亲
18	男	11	特校	轻-中度	较差	专科	母亲
19	女	9	康复机构	中度	很好	研究生	父亲、母亲
20	男	12	康复机构	重度	一般	本科	母亲
21	男	14	康复机构	重度	一般	专科	母亲、外婆
22	女	10	特校	轻度	一般	本科	爷爷、父亲、母亲

2. 孤独症儿童义务教育阶段的家庭支持主体

　　家庭是儿童最原始也是最息息相关的生活成长环境，因此，在这个环境中的支持主体承担了照顾孤独症儿童成长的重任，家庭成员的参与和理念一致性对孤独症儿童能力的培养十分关键，家长的心理状态也对孤独症儿童日后的社会化融合影响深远。在多数情况下，孤独症儿童的家庭支持主体为父母，但是笔者在访谈过程中发现相当数量的家庭会以母亲一方或者是隔代老人为主体，父亲的参与度较低。原因多是孤独症儿童的康复以及教育费用普遍占据整个家庭支出的大部分，有的病情严重的孩子甚至需要一位亲属全天陪读，必然会使家庭中的劳动力减少，于是收入一般较高的父亲继续留在工作岗位上。

（1）角色分工明确下的父母为主体

在笔者的访谈中，多数孤独症儿童家庭都是父母作为第一支持主体，每个家庭分工也不同。

父母正常上班，孩子在全日制的特殊学校或普通学校上课。例如，在个案04的家庭中，父亲正常上班，母亲在多年照顾孩子的过程中积累了许多针对孤独症儿童康复的经验，后来为了减轻家庭的经济压力，开办了一所孤独症儿童的康复机构："之前为了照顾他，我把外企的工作给辞了，十多年前就1万多（元）工资呢，减少了好多收入，后面亲戚劝说创办一个机构可以节省康复费用，还能有份收入。于是八年前在残联的支持下做了一段时间的非公益性的机构，自己贴了十几万（元）进去。"笔者在与家长交流中得知近十年来孤独症儿童的康复机构如雨后春笋般多了起来，其中不乏孤独症儿童家长开办的机构，这些家长在多处学习到了相关的康复知识后，一是想着可以帮助其他更多的家长，二是能够增加经济来源为家庭减轻负担，但有的后面就变质了，逐渐以营利为主。个案02的父母教育方式和教育理念截然不同，母亲曾经陪读两年半，与孩子交流自然亲昵，孩子在学校遇到什么事儿都会跟妈妈说，但是父亲对待他的方式就直接冰冷一些，多是以命令式的口气与孩子交流。"可能是从一开始他就没有参与到孩子的康复和教育当中，一直是我在操持各种事情，陪读也是我从一年级就开始，他陪伴孩子的时间就很少。男孩子其实还是需要父亲的陪伴，更能培养他的男子汉气概。"

孤独症儿童的父母都会有较为明确的职责划分，一般情况下是由父亲承担支撑家庭开销的重担，母亲由于天然的对孩子的爱护便自动倾向于照顾职责。在与孤独症儿童交往的所有人员当中，接触最紧密的父母更能有效帮助儿童早期社会化，亲密信任的关系能帮助他们提高接受能力，也有益于与他人建立情感交流和同伴关系的能力培养。

（2）父母职能缺失下的隔代亲人为主体

在现实生活中，往往父母双方都需要承担家庭里的经济责任，全天上班或外出打工，孩子绝大部分的生活起居和康复教育就由隔代亲人承担。但是老人的身体状况和受教育程度等方面都不及父母理想。

个案 09 就是由爷爷陪读及接送，奶奶负责操办饮食，对专业训练方法一无所知，导致对孩子的支持十分有限。个案 09 的父母都在医疗系统内上班，应该多少都了解一些康复方面的知识，但他的爷爷告诉笔者："但是回家不会做康复训练了，都在学校里面（跟着老师），家里就没做过了。"由此也看得出家长职能和角色的缺失，孩子的饮食起居都交给老人，孩子的教育都交给特校的老师，自己只负责上班赚钱，在孤独症儿童的成长过程中参与度很低，家长自身的责任感不强，这也是笔者在其他一些家长身上能看到的通病。

个案 11 也是由年近 70 岁的爷爷负责照顾。由于父母带孩子的时间很少，他对爸爸妈妈缺乏信任，只听爷爷的话，"只有遇上星期天他们休息的时候才带回去一下"。隔代的亲人对于很多训练方式不了解，尽力能做的也仅仅是完成学校里的任务。"回家之后老师布置的作业要完成，有时候还另外拿本子给他做一些，调整一下发音那些的。"

由此也看得出隔代亲人作为家庭支持主体的作用也不亚于父母，孤独症儿童也并非没有感情的机器，谁对他们付出了时间和心力陪伴，他们就会对谁产生依赖感。但是隔代老人对于很多咨询和信息不敏感，导致他们不知道很多有关孤独症儿童的补贴政策，笔者在访谈过程中了解到，个案 09、11 的爷爷均不知道新出台的孤独症儿童补助政策从每人每年 12000 元增加到了 30000 元。个案 09 除了每周一到周四在特校接受教育，周五还要去七彩阳光康复服务中心上一天的康复课程，每月这部分的课时费用就达到 4000 元，一年下来至少要花费 5 万元，这对于先前就花了 40 多万元治疗的家庭来说更是一笔不小的费用。如果知道了国家的新政策，就可以将孩子的材料交到康复机构进行费用报销，减轻家庭经济负担。

尽管隔代亲人也能对孩子给予最好的照顾，但是其支持的深度和广度依然不能和父母相提并论，家庭支持包含情感支持、物质支持还有教育支持，这些对于孤独症儿童的社会化都发挥着潜移默化的作用。

（3）家庭成员职能的部分或完全缺失

在现实中，孤独症儿童由于自身的病情，能力改善的进程非常缓慢，家长在这漫长的过程中很容易心态崩溃，采取回避方式或者一直不愿意面对。还有一些家庭，因这个孩子的出现直接导致父母婚姻关系的破裂，母亲重组家庭，有了二孩，对孤独症孩子就采取了放养的方式等。

个案 01 就是父母几乎不参与孩子的成长，完全由雇用的阿姨来负责其上课等日常生活。"他爸爸是青岛的，爷爷年龄太大了带不下来，之前在青岛以宁（孤独症康复机构）上课，后来回成都到处找学校，是朋友介绍过来。爸爸在上海工作，一个多月才回来一次，他妈妈也回老家上班了，一年才回来一两次，经常都见不到人。孩子和他爸要亲一些，他和妈妈的接触次数少。他妈妈要亲他，他都很抗拒。"当问及孩子母亲距离那么近却不经常回来的原因时，受访者答："他妈妈到现在都不是很能接受这个情况。包括我带小孩去外面和其他家长耍的时候，她都让我不要去说这是她的娃娃。"家长自身的心理承受能力有限是一方面，另一方面更紧要的是外界对于孤独症儿童及其家庭都不够包容和友善。笔者问这么辛苦有没有想过辞职不做了，受访者回答："开始没给我说过娃娃是这个情况，是带了他之后才了解孤独症。想过打退堂鼓，晚上也睡不好觉，孩子控制不了自己的排便，他们就自己处理他弄脏的床单，后面就慢慢习惯了，习以为常了。"但这种建立在雇佣关系上的陪伴终归没有血缘亲情稳定长久。个案 01 的阿姨提出了找下一任的想法，"我儿子结婚了我就不带了，可能明年就不干了，我也给他爸爸妈妈说过让他们找人，他们希望找到人之后让我再带上一个月，让下一任熟悉一下孩子的各方面，我也同意"。

个案 01 的家庭支持主体是所有访谈家庭里的一个特例，但从中反映出的家长责任的缺失以及家庭内部成员不能接受现实的现象却并不鲜见，个案 12 的父亲到现在也没接受孩子患有孤独症的事实，也不想带孩子出去。从中可以看出家庭里出现这样一个孩子，对于全家人来说都是致命的打击，对于家庭如何接受现实并且积极地付出努力，家庭成员教育理念的一致性和参与度最为关键。

3. 孤独症儿童家庭教育支持现状

家庭教育的重要程度伴随儿童一生，好的家庭教育会给孩子更好的驱动力。以父母为中心的早期康复训练以及学龄期的行为矫正等方法组成的教育体系，再结合机构和学校师资的专业化训练，以及家庭的长期重复深化，能在有限的时间里呈现最好的教育效果。相反，如果仅仅依靠在学校或是机构的课程培训，在家庭里缺乏相应的强化指导，孩子阶段性的进步便会逐渐退化。

（1）孤独症儿童家庭教育支持能力

家庭教育支持系统的力度与父母的受教育程度有很大的关系。在笔者访谈过程中，受教育程度较高的家长更愿意与人沟通，心态也更为平和开放，能积极配合学校或机构老师的建议和训练内容。孤独症儿童家长的教育支持能力除了与自身受教育程度相关，也与主动获取相关信息的能力和机会相关。通过整理家长对于孤独症教育相关知识的了解程度以及信息获取渠道，笔者对目前家长的信息性支持情况有了大体了解，如表 3-16 所示。

表 3-16　孤独症儿童家长信息性支持的基本情况

单位：人次，%

信息性支持来源	人次	占比
平时通过网络了解孤独症的相关知识和信息	14	63.64
平时通过专业书籍了解孤独症的相关知识和信息	12	54.55
平时与教师、专家沟通获得孤独症的相关知识和信息	16	72.73
家人为我提供很多孤独症的相关知识和信息	15	68.18
朋友为我提供很多孤独症的相关知识和信息	6	27.27
其他孤独症儿童家长为我提供很多孤独症的相关知识和信息	11	0.5

资料来源：笔者调研所得。

从信息性支持情况来看，家长们最多是从教师、专家处获得相关教育和康复知识信息，占 72.73%，经历了学龄前的到处求医以及寻求专业机构专家帮助，义务教育阶段的孤独症儿童则通过普校、特校和机构的教师获得更多信息性支持和辅导，另外家人和网络也是获得孤独症相关知识和信息的重要渠道。

个案 04 的父母的学历相对而言是较高的，父亲是硕士研究生学历，在学校任职，母亲是本科，曾在外企就业，在得知孩子的病情后，他们有效地开展了各种学龄前的康复训练，母亲为了全心全意地照顾小孩辞去工作，"也是因为他才接触到孤独症，除了找机构上课，也自学很多康复训练方法，后来慢慢经验丰富了，久病成医嘛，而且自己儿子康复的效果比较好，也就萌生了开办机构教其他家长的想法"。个案 11 的父亲是大学老师，对于孩子孤独症的病情也接受得较好，"一开始也是完全不懂，后面就咨询各种专家，找老师来做康复，自己也看书学习了解，现在孩子在普校上课了，没有最初的时候那么焦虑了"。

文化水平相对较高、工作性质更为稳定的家长能给孩子提供适合他的教育方式，而其他疲于奔波、在外打工的家长不仅教育理念跟不上，连平时陪伴的时间都很少，更别说教育上的支持了。

（2）孤独症儿童家庭教育支持内容

家庭教育的重要之处在于可以提升孤独症儿童的社会功能，加强孤独症儿童的情绪管理，使其自身的行为和语言符合基本的社会交往规则，减少社会隔阂。家庭教育支持是以孤独症儿童最亲密的人为核心建立起来的教育方式，这种方式的优点在于父母及其他家庭成员可以随时管控孩子的变化，掌握孩子对每种训练方法的接受程度和消化能力，从而把握孤独症儿童的教育进展。

孤独症儿童的家庭教育支持内容根据孩子自身的情况有所不同，轻度至中度的儿童一般被安置在普校随班就读或特殊教育学校，家长不需要陪读，这种类型的孤独症孩子自理能力和语言表达能力较强，有一定的社交需求，针对孩子不会表达自己情绪或表达方式易被同伴误解的情况，家长需要与学校班主任或科任老师多交流。根据访谈资料，笔者从基础能力到相对较高能力将家庭教育支持内容归纳为：管教自伤或伤人行为、基础社交语言、培养边界感、培养兴趣爱好、辅导学校作业（见表 3-17）。

表 3-17　家庭教育支持内容的案例说明

教育支持内容范畴	原始语句
管教自伤或伤人行为	个案 11 的爷爷说："以前他喜欢到处打人，现在慢慢管得好一些了，不会去打人，原来看到别人在吃东西也要去抢，现在没有我的同意，他就不敢伸手了。"个案 05 的外婆说："他妈妈没上班，一直是她在管，他的自理能力很差，到现在都还不晓得自己去上厕所，除了白天陪读，晚上这个娃娃不睡觉一直在闹，还拿手打自己的头，咬自己的手，他妈妈没办法就整晚睡不了觉，一直看着他。"

续表

教育支持内容范畴	原始语句
基础社交语言	个案 06、个案 13 的家长在机构里接送孩子上下课时，都会教孩子向老师和等候区的其他家长挨个问好，虽然孩子没有主动打招呼的意识，但是家长会一遍又一遍地教，"这是什么老师，这是什么阿姨，说再见"。虽然孩子说得含糊不清、手脚也不听使唤，但是家长都会努力教导，使其具备基本的社交能力和素质
培养边界感	个案 02 的母亲反映现在孩子四年级了，自我意识开始增强，不像小的时候好管控了，"有的时候他想找其他同学玩，但是不会表达，他的肢体不是特别受控制，就会出现想亲近但是却打了别人一下的情况" 个案 09 病情严重，"还是会时不时地摸自己的下体，以前还要脱了裤子到处跑，现在管教好一些了，但还是会有生理上的原始性动作"
培养兴趣爱好	个案 06 的外婆说："到机构里很兴奋，因为有钢琴课，他很喜欢发出声音的东西，也喜欢钢琴老师，我们再累也要带他来上课。" 个案 02 的母亲反映："他很喜欢捏泥塑，也会把自己捏好的作品送给自己的同学，画画他也喜欢，颜色鲜艳类的。"
辅导学校作业	针对在普校或特校上课的孤独症儿童，会有这项支持内容。 个案 11、个案 12 都是在普校就读，他们的爷爷表示会在课后回家督促他们完成学校里老师布置的作业 个案 16 的母亲会在家里"辅导他做数学、听写一些单词，基本上还是不希望他混过去，能多学一些是一些"

资料来源：笔者调研所得。

通过对访谈资料的整理，笔者将样本孤独症儿童家庭教育支持内容进行了汇总，如表 3-18 所示。

表 3-18　孤独症儿童家庭教育支持内容情况

编号	孤独症程度	教育安置情况	主要照顾者	教育支持内容
01	重度	特校	阿姨（陪读）	基础社交语言
02	中度	普校	母亲（曾陪读）	培养边界感、培养兴趣爱好、辅导学校作业
03	中-重度	康复机构	父亲、母亲	基础社交语言、培养边界感
04	轻-中度	特校	母亲	培养边界感
05	重度	特校	母亲、外婆（陪读）	管教自伤或伤人行为
06	中度	普校+康复机构	母亲、外婆	基础社交语言、培养兴趣爱好
07	中度	普校	母亲（陪读）	培养边界感、辅导学校作业
08	重度+癫痫	特校+康复机构	外婆、外公（陪读）、妈妈	基础社交语言

编号	孤独症程度	教育安置情况	主要照顾者	教育支持内容
09	重度	特校	爷爷（陪读）、父母	培养边界感
10	重度	康复机构+在家	父亲、母亲	基础社交语言
11	中度	普校	爷爷、外婆	管教自伤或伤人行为、辅导学校作业
12	中－重度	普校	爷爷、父母	辅导学校作业
13	重度	康复机构	外婆	基础社交语言
14	重度	康复机构+在家	母亲	基础社交语言、管教自伤或伤人行为
15	重度（有多动症）	特校	爷爷、奶奶	管教自伤或伤人行为
16	轻－中度	普校	母亲、奶奶	辅导学校作业
17	中度	特校	母亲	培养边界感、辅导学校作业
18	轻－中度	特校	母亲	培养边界感、培养兴趣爱好、辅导学校作业
19	中度	康复机构	父亲、母亲	培养边界感、基础社交语言
20	重度	康复机构	母亲	基础社交语言
21	重度	康复机构	母亲、外婆	基础社交语言、管教自伤或伤人行为
22	轻度	特校	爷爷、父亲、母亲	辅导学校作业、培养兴趣爱好

资料来源：笔者调研所得。

　　根据表3-18，调查对象的家庭内部教育支持种类平均为1.59类，家庭教育支持程度低且不充分，结果显示多数家庭的教育支持内容还停留于相对基础的能力培养层面：管教自伤或伤人行为、基础社交语言、培养边界感。辅导学校作业在较大程度上受儿童病情程度的影响，另外也与家长的陪伴时间、责任心、对孩子的期望，以及自身的受教育程度相关，很多孩子是由隔代老人承担主要照料和教育责任的，对他们来说负担起儿童的饮食起居已经是很不易的事情了，更多的教育内容很难由他们来开展。

　　4. 孤独症儿童家庭情感性支持现状

　　相较于其他残疾类型的儿童来说，孤独症儿童的问题在于严重的沟通和情感障碍，即使是学校的特教老师也不能替代家人的角色，更别说康复机构的老师，因此家庭给予孤独症儿童的情感支持才是最丰富、最无私同时也是最牢固的。在访谈对象中，有三对父母已离异，但无直接证据证明是孤独症儿童的出现导致了父母感情的破裂。国内外的主流研究都证实：孤独症儿童的出现确实会使父母感情不和、压力过大，甚至出现婚姻破裂等情况。

（1）孤独症儿童家庭情感性支持来源

直系亲属。孤独症儿童获得的情感性支持通常以父母为主体，父母的能力以及共同付出的心力通常决定了情感性支持的程度。在笔者访谈时段，个案03正在机构里上课，他的爸爸妈妈都在外面等候，这种父母同时出现在孤独症儿童教育过程中的情况很少见。个案03的妈妈表示，只有父母协助，孩子的康复效果才最好。这位母亲还十分注意对孩子教育的方式方法，"之前去过一些机构，老师们的教育方式就是千篇一律，完全不顾孩子的个性和是否适合他，回来之后（他的）性情就有点变了。我自己去参加过培训，也想过在家里给他做康复训练，后来觉得还是不太好，在家里就多陪伴他，以引导他为主，在学校主要是建立规则感，尽量从生活中想办法把这些东西帮他建立起来，普通小朋友都不容易，更不用说像他们这种娃娃。先前用过一些错误的方式，我感觉有点伤害到他了，所以我就不敢轻易地去尝试，现在以陪伴和在生活中引导他为主"。看得出来个案03的母亲十分在意儿子的个体感受，害怕伤害到他的天性，并没有因为孤独症儿童的缺陷，就不去重视孩子的需求。当孤独症儿童的负面情绪无法得到有效舒缓时，教育反而容易适得其反，甚至还会使其各方面能力出现倒退，所以需要家庭成员具有一定的敏锐度来捕捉孩子的异样或是反常变化。每一位孤独症儿童的表现都具有差异性，因此需要家人耐心细致地观察，来自家庭内部情感上的支持能为他们建立一个有安全感的环境，父母可以摸索出适合自己孩子的接受知识及认知培养的模式，同时与学校相关老师交流，找到个性化的支持策略。

隔代亲属。在笔者调查中，隔代的亲属在孤独症儿童家庭支持主体中也占据了一席之地。无论是照料饮食起居，还是陪读上课，事无巨细地给予其支持，个案08的外婆外公就是这样无微不至照顾型的家长，上午在特校上课，下午还要去机构补课，以前两三年还要请老师每周上门教语言，可以说全家人为小孩倾注了非常多的心血。除了外婆自身的经历造就了她的坚强意志，学校老师的职业经历也让她有豁达的心胸。在笔者访谈过程中，发现文化水平相对较高的父母或者隔代老人，对于孩子是孤独症儿童的情况接受得更好。

除了孤独症儿童家庭内直系亲属的直接照料，孤独症儿童的家长即使在初期或中期不愿公开孩子的实况，但一些亲朋好友还是会得知情况，虽然不能给予特别多的关怀，但是可以在物质上提供一些力所能及的支持。个案15的奶奶说："他的舅舅、舅妈平时还要给他买衣服鞋子，过生日的时候也会买一些东西，他舅舅想着自己的姐姐经济不宽裕，自己也有两个小孩要照顾，就只能给一些这方面的帮助了。"

（2）孤独症儿童家庭内部情感性支持各要素

家庭内部情感性支持包含两个层次：一是家庭成员对于儿童的接纳度及对孤独症的认知，二是家人对于主要照顾者的心理支撑和压力舒缓的作用。支持的评价主要来自被访谈者的自我感受和自我评价。各题均为5点量表，得分越高，说明孤独症儿童家庭内部的情感性支持程度越高（见表3-19）。平均分最高的是母亲对于儿童的接纳，其次是家庭成员心理压力程度，父亲对于儿童的接纳以及家庭成员间相互支持与协助得分较低。从标准差来看，离散程度最高的是父亲对于儿童的接纳，原因是样本中有离异家庭儿童跟随母亲生活以及父亲至今不愿意接受的例子。总体而言，家人的接纳和支持等比较充分，但其中较少参与或从不参与儿童照顾的家庭成员给家庭教育合力带来了负面影响，在一定程度上损害了教育一致性。

表3-19 家庭内部情感性支持各要素

单位：分

	家庭主要成员理解支持	母亲对于儿童的接纳	父亲对于儿童的接纳	老人对儿童的接纳	家里所有人的一致性	家人对孤独症的了解	家庭成员间相互支持与协助	家庭成员心理压力程度
平均分	3.64	4.41	3.18	3.68	3.27	3.32	3.18	3.86
标准差	0.66	0.91	1.14	0.94	0.83	0.84	0.91	0.89

资料来源：笔者调研所得。

不仅孤独症儿童需要来自家庭内外的情感性支持，一直悉心照料他们的家人们也十分需要情感的依靠和舒缓。由于照顾这类孩子所耗费的时间、精力和心力巨大，而且是一场看不到尽头的持久战，家长的心理状态也岌岌可危。笔者在转换语音材料时发现很多家长在访谈过程中都提及了这样一句话："一个家庭摊上了这样一个小孩好恼火，全家人都受罪。"也有不少母亲和老人在谈话过程中潸然落泪。每个孤独症儿童的家庭都承受着巨大的痛苦，更极端的情况是由母亲独自承担起全天候照顾的重担，实在坚持不住了才由其他亲人替代几天。个案05就是这样的情况，他妈妈说："不晓得哪天他把我弄死。"由此可见重度孤独症儿童的家长心理负担十分沉重，但是往往迫于现实压力，没有可以舒缓负面情绪的渠道。一方面可能是因为家长自我封闭，不愿意走出去让其他更多的人关注到自己和自己的孩子；另一方面是没有获取到相关组织的信息。

（3）社会组织、社会公众、社区给予孤独症儿童家长的情感性支持

笔者在访谈过程中了解到，家长们对非正式组织的信息是在机构里和与其他孤独症儿童家长交流时获取的，网络、家长微信群，朋友介绍也是提及较多的渠道。参加过社会组织活动的家长很少，个案07、个案16的家长参加了成都市天使心社会工作服务中心在成都市社会组织发展专项基金项目支持下开展的心智障碍家长赋能与喘息活动，个案02的家长只参加过一次NGO组织的亲子运动会活动。目前家长互助组织呈现较为分散且知名度不够高的特点，有的家长反映参加了一次活动感觉效果和意义不大，就不再参加了，侧面说明了社会组织的活动没有切实围绕家长的实际需求开展，缺乏深度。成华爱慧在2019年组织开展了为期一年的家长喘息日活动，招募了企业工作人员和在校大学生作为志愿者，让孤独症儿童的家长在每周周六将孩子送来机构与志愿者们相处半天时间，这短暂的几个小时给长期身心疲惫的家长们一个休息的空隙，有使家长"喘息"的作用。

社会公众由于缺乏对孤独症和孤独症儿童的相关了解，并且孤独症儿童的病情并不会体现在外貌上，人们多是根据他们恍惚的神情和行为来判断，但往往得出的结论是孩子家长没有管教好。通过调查发现，孤独症儿童家长们面对的公众看法以及希望获得的支持有以下几个方面。

一是大众对于孤独症仍存在"污名化"看法，不理解严重情况。个案13的外婆对生活中人们的不理解感到非常难受，"有一次她碰了旁边

的一个女孩一下，那个女孩就非常生气，直接说是家里没管教，但是我又没办法给人家说她是孤独症儿童，人家不理解，在接送她上下学的路上常常会出现这些情况，就很恼火"。相比普通人，孤独症儿童感知异常，有些普通人习以为常的场景可能会对他们产生刺激，他们也没办法通过正常的语言来表达，外露出来的是尖叫或生气等行为或情绪。除了乘坐公共交通工具是状况频发的情境，小区居民也是公众态度的缩影。个案04的母亲就说道："现在儿子14岁了，身材发育得比较高大，我们平时也没把他锁在家里，他就会自己搭电梯到楼下去耍，然后小区里其他小孩的家长就感到很紧张，有一次一个小女生的家长就觉得我儿子一直盯着她女儿看，她家长还报警了，我们就只能跟别人说他是孤独症，他不具有攻击性，做多种解释，并保证再也不让他单独跑下去玩耍。小区里也讨论得沸沸扬扬，我们就在小区的群里解释，大家都是担心他有暴力倾向。听到大家在议论，也只能靠自己平复（情绪）。"该个案的家庭经济属于富裕的水平，所在的小区较为高档，小区居民的受教育程度应普遍较高，但是这样的社会群体还是对孤独症儿童及其家庭存在很强的排斥，戴着有色眼镜。这说明，孤独症儿童社会融合以及社会公众包容接纳工作任重而道远。

二是家长提到了除社会公众的理解和包容外，来自外界的非歧视性的关怀也十分重要。每个儿童都有存在的独特价值，这种价值不能因为孤独症儿童的特殊性而有所差异，并且公众不能怀着俯视的心态去为他们提供帮助和支持。个案03的母亲提到其实他们只需要外界了解孤独症儿童的存在和特殊性，希望不要给予他们过多的关注，"我至少会给身边的人说有这样一种类型的孩子，遇到这种类型的娃娃不用说给我们同情，我只需要就是看到他们行为怪异时不要过多地关注我们，我们自己会处理自己的事情，其实这样对于我们来说就是很好的帮助了。因为有时候在公交车上，他不舒服的时候会有尖叫等行为，有些乘客就会很诧异，觉得家长没把孩子教好，因为这种娃娃从外貌上看不会认为他是个残疾（儿童），所以对于我们大多数的家长来说，可能最需要的就是不要过多关注，他们其实也只是个娃娃"。

5. 孤独症儿童家庭经济支持现状

家庭经济支持主要是指以家庭收入来源为基础的可以负担孤独症儿

童日常生活起居以及接受专业机构教育的能力。笔者在访谈的过程中发现，无论家庭的经济能力处于何种水平，总体而言，大部分家长都想让孩子接受尽可能多的康复课程，每个家庭都在尽最大的努力保障孩子的基本生活需求。除了孤独症儿童的父母，他们的爷爷奶奶等老人也在承担着这个孩子带来的经济负担。

在笔者访谈的案例中，除了极少数家庭经济情况良好外，多数家长都会提及经济压力这个困境，对于父母尚且都有工作的家庭来说，双方的工资勉强能够维持孩子的日常开销及教育支出，但是很多家长会因为孩子的情况而有一方选择放弃工作，这无疑给家庭经济雪上加霜。有的家庭除了让孩子在学校接受融合教育，还会额外增加专业康复机构的课程，希望对孤独症儿童的恢复起到系统性的促进作用，这给本不富裕的家庭又增加了一份负担。

对孤独症儿童家庭的经济收入调查结果显示，有 9.10% 的家庭年收入在 2 万元以下，有 22.72% 的家庭年收入在 2 万～4 万元的水平，有 31.82% 的家庭年收入在 4 万～6 万元（见图 3-26）。三者相加，即有 63.64% 的家庭年收入在 6 万元以下，表明调查的孤独症儿童家庭的年收入普遍不高。收入来源如图 3-27 所示，主要是工薪收入。对于教育康复费用，在普校和特校就读的儿童家庭负担相对较轻，但对于在康复机构的家庭来说是一项长期性的支出，其中教育康复费用在每月 2000 元以下的家庭居多，有 31.82%，其次是每月 3000～4000 元的家庭，有 27.27%，仅有 4.54% 的家庭每月教育康复费用在 6000 元及以上（见图 3-28）。除教育康复费用外，孤独症儿童家庭每月与教育康复相关的其他支出项目（如房租、交通费、生活费等）在 1000～2000 元的居多，有 54.55%。家庭每年与孤独症儿童相关的支出在 4 万元左右。根据相关政策，孤独症儿童家庭符合相应条件的可以申请成都市残疾人补贴 [50 元/（月·人）] 以及在省残联指定的教育康复机构送训补助 1.2 万元 [2019 年成都市政策已提升至 3 万元/（年·人）]，但在调查中发现，45.45% 的家庭从未享受过类似补贴，有 36.36% 的家庭享受每人每年 1.2 万元的康复训练补助，有 18.18% 的家庭有每月 50 元的补贴（见图 3-29）。在收入总体偏低的情况下，有近一半的家庭没有享受过政府资金补贴，有的家庭能依靠补贴勉强维持生活，但有的家庭本就在孤独症儿童学龄前"砸锅卖铁，房子都卖了"以寻求康复，如此高昂的教育康复费用在确诊之后就一直没有减少。在孤独症儿童家庭的经济负担方面，36.36%的家庭表示负担较重，27.27%的家庭表示负担很重，生活难以为继（见图3-30）。根据上述情况可知，总体年收入不高、一方辞职负责照顾孤独症儿童致使家庭收入来源减少、康复机构费用逐年提高、不了解康复补贴政策等多种原因，都导致孤独症儿童家庭经济负担沉重。

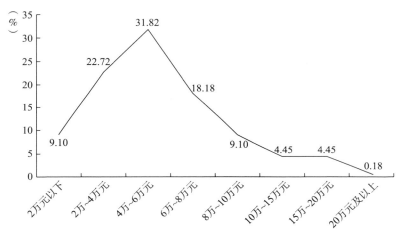

图3-26 孤独症儿童家庭的经济收入

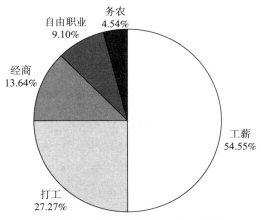

图3-27 孤独症儿童家庭收入来源

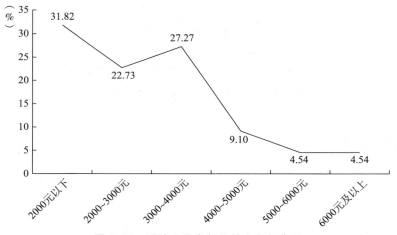

图 3-28　孤独症儿童每月教育康复费用

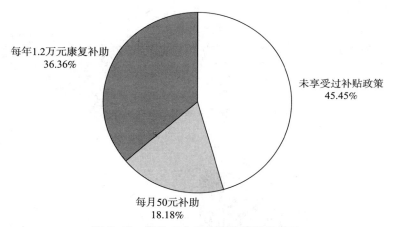

图 3-29　孤独症儿童家庭政策补助情况

　　在笔者访谈过程中，也存在不少家长完全不了解国家针对孤独症儿童的康复补贴政策，错失了很多减轻家庭经济重担的机会的情况，一部分原因是隔代老人抚养孩子，不了解政策，也体现了政府和社区的残疾人宣传工作的不到位。政策的优化改良体现了政府对于残疾人生活的关注，如果不能帮助到真正有需要的人民，政策的作用发挥也会大打折扣。

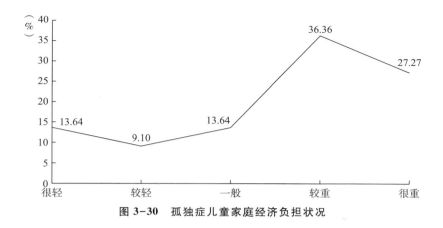

图 3-30 孤独症儿童家庭经济负担状况

虽然成都市新出台的康复补助标准从每人每年 1.2 万元提升到 3 万元，对成都市户籍孤独症儿童家庭有明显的减压作用，但是笔者在调查中发现，很多家长对此并不知情，另外，此项政策将于次年（2020 年）9 月拨付（每个区情况略有不同），本年度（2019 年）上半年的机构培训费用仍需要由家庭自行垫付，因此该项政策与实际拨款落实有差距，特别是对于经济状况堪忧的家庭来说，政策由于实施的滞后性依然不能很好地减轻家庭负担。

四 社区与家长互助组织

1. 社区对孤独症儿童及其家庭的支持情况

（1）社区给予孤独症儿童家庭的工具性支持

社区是孤独症儿童及其家庭赖以生存的紧密环境，特殊儿童对于社区生活的全面参与是实现社会公正理想的有效途径。在全面推进融合教育的背景下，融合教育的实质性目的是使特殊儿童实现社会融合。我国虽然已经确立了"政府为主导，社区为依托，有关部门密切配合，社会各界共同参与"的康复目标，[①] 但当前我国的社区建设依旧处于起步阶段，社区服务还处于较低水平，社区支持功能还有待挖掘，社区成员对孤独症儿童的抗拒或排斥心态尚存。社区一方面需要为孤独症儿童托养安置模式做好基础建设，另一方面也要为孤独症儿童及其家庭提供心理

---

① 《中国残疾人事业之——"十五"大盘点》，《中国残疾人》2006 年第 7 期。

疏导和情感支持服务，宣传孤独症知识，让公众减少对这部分群体的刻板印象也应是社区工作的一部分。提供给家长们的喘息机会很少，很多街道社区也没有托管特殊儿童的服务。个案01、个案03的访谈对象在被问及所在社区是否有对这部分特殊儿童提供支持时，明确提出希望社区能建立托管中心，给上班没有时间来接孩子的家长提供一个衔接场所，更重要的是可以给家长们提供一些"喘息"的机会。

笔者对孤独症儿童家长进行访谈时发现，现在儿童家庭从社区中获得的支持屈指可数，大多是在4月2日世界孤独症关注日或12月3日国际残疾人日当天以及节假日收到社区送来的生活用品，"米、面、油"居多，还有的会在"孩子生日当天送上蛋糕"，支持集中在物质基础层面，而更多的家长表示从未收到过社区的帮扶，希望社区能够将托养和康复功能开发出来。

（2）社区给予孤独症儿童家庭的情感性支持

笔者在调研中发现，与四川七彩阳光康复服务中心有过合作的兴盛世家社区对于孤独症儿童及其家庭的支持工作做得十分先进。为呼吁社会公众更多地了解孤独症儿童、关爱孤独症家庭，2019年3月31日，四川七彩阳光康复服务中心"100+100+100公益助残联盟"启动"关爱孤独症家庭融合教育公益活动"。活动目的：一是宣传孤独症，让更多人关爱孤独症家庭；二是指导家长强化自身管理，丰富孩子们的童年生活。开展了"星星小书桌"课堂项目，大力推广融合艺术，倡导关爱特殊家庭儿童，将大批孤独症儿童从康复机构、家庭等狭窄的场所迁移到社会群体性区域，减轻家长的压力，助力特殊儿童成长。活动参与人员包括成都市0~12岁特殊儿童及其家长80余名，还邀请了网易、搜狐、凤凰网等主流媒体对本次活动进行报道，提升活动影响力，引起公众对于孤独症儿童家庭的关注。

开展此次活动的初衷是在融合教育的背景下，让孤独症儿童及其家庭享受到学校、社区和社会的广泛支持，同时让孤独症儿童家长进一步了解融合教育理念，让家庭内部负面情绪得到缓解，重新建立对生活的信心和正确心态。根据往年存档资料，2002~2018年，成都市范围内的学前阶段机构和小学，开展融合教育的比例不到50%。而开展了类似课程的学校，深受特殊儿童和家长的欢迎。特殊家庭殷切希望孩子能在正常环境中接受融合教育。建立专门开展融合教育的小学及个性化教学点，也是共建"两型"学校的特色。志愿者将融合教育发扬光大，让全市特殊儿童都有机会参与正常教学，既迎合了特殊家庭需求，亦极大地丰富了"星星小书桌"的实践功能。同时，"星星小书桌"依托共青团市民学校阵地开展，在开展课程的同时，亦会不定期组织辖区青少年开展志愿服务行动，让孩子们学会生活、学会感恩。同时有利于青少年做有意义的事，也能交到更多朋友，增长见识、拓展能力。

2. 社会组织对孤独症儿童及其家庭的支持情况

对家有孤独症儿童的父母而言，所要面对的压力除了孩子是孤独症患者的事实外，还有外界异样的眼光，内心期待的落空，漫长疗育复健、看护、交通、医疗与辅具费用，沉重的经济压力让家庭喘不过气，更冲击夫妻关系。孤独症儿童父母在疗育复健与经济供应中疲于奔命，甚至出现放弃自己及孩子的生命等情况。孤独症儿童的支柱是长期担负照顾责任的父母，他们由于付出所有时间与资源照顾儿童，失去了正常生活。家长的心态情绪对于孩子的影响是直接的，由于孤独症康复费用较高，孤独症儿童行为问题较多，加之我国当前对于孤独症儿童家庭的支持体系并不完善等，孤独症儿童家庭面临着巨大的经济压力、心理压力和社会压力。有调查显示，孤独症儿童家长的经济负担不但重于普通儿童家庭，亦重于肢体障碍和智力障碍儿童家庭。[1]

因此，一些家长自助组织和社会组织应运而生，因为若父母先走出阴霾，更能使特殊儿童得到更好的照护。

在笔者的调查对象中，一位孤独症患者的母亲就是 NGO 组织——成都天使心社会工作服务中心的一名核心成员，她本人担任中国精协孤独症家长服务协会四川省站的秘书长。成都天使心社会工作服务中心成立于 2013 年，主要专注服务心智障碍者的父母及健康兄弟姐妹。成都天使心社会工作服务中心作为西南地区最大的心智障碍者家长服务机构、全国心智障碍者家长组织联盟的理事会员和核心组织，秉承"父母先走出来，孩子才有希望"的服务宗旨，主要通过整合专业资源，面向心智障

---

① 熊妮娜、杨丽、于洋、候嘉训、李佳、李圆圆、刘海荣、张颖、焦正岗：《孤独症、肢体残疾、智力残疾儿童家庭经济负担调查》，《中国康复理论与实践》2010 年第 8 期。

碍者家庭开展父母技能讲座、家长成长小组、欢乐成长营、亲子运动会等活动，为家长与心智障碍者兄弟姐妹提供专业辅导与关怀、心理支持、喘息等各项专业服务，并在校园、企业、社区及各城市间倡导关爱心智障碍者家庭。成都天使心社会工作服务中心一直致力于服务更多的心智障碍者及其家长，让《残疾人权利公约》能更好地得到实践，让融合的理念更加深入。2018 年 11 月 15 日，成都市社会工作者协会主办，成都橙光社会工作服务中心、成都天使心社会工作服务中心、成都慧灵社会工作服务中心及四川北斗星助残康复服务中心联合发起心智障碍者社会工作主题沙龙，与会嘉宾共同回顾行业发展历程，探讨行业发展现状。近年来，孤独症患者由家庭养护的单一模式逐渐向多元化养护转变，越来越多的社会工作者及机构也介入其中，为其提供更优质的专业服务。孤独症患者社会工作应运而生、逐步发展，但让更多人关注到这个群体，实现孤独症患者社会工作领域的健康可持续发展，仍然需要大家的共同努力。

第四节　孤独症儿童义务教育阶段社会支持的理论模型与发展困境

一　孤独症儿童义务教育阶段社会支持的理论模型及其特点

1. 理论模型

通过对已有研究和调研情况的分析，笔者认为融合教育背景下孤独症儿童的社会支持系统呈现出多层次的网状结构模型，其中以孤独症儿童为核心的微观和中观支持结构与 Tardy 的"社会支持测量"（Social Support Measurement）相似（见图 3-31）。该模型主要包括：支持的内容分为情感支持、信息支持、工具支持、评估支持和陪伴支持五个维度；支持的主体包括孤独症儿童的父母、教师、同伴及社区成员；支持的环境指的是与孤独症学生联系最为紧密的家庭、学校和社区。

构建融合教育背景下孤独症儿童社会支持系统的一个关键要素是支持的环境。社会支持主体并非在单一的环境中提供支持，该系统的支持主体在各情境下的交互作用显得尤为明显。父母除了在家庭中支持孤独症儿童以外，也在学校环境中发挥重要作用，比如学生 IEP 的反馈与建议；教师除了在学校的环境中发挥着至关重要的支持作用，还会通过家校合作等方式直接或间接影响家庭内部活动；社区成员也不仅仅局限于日常环境中的活动，社区成员的关心帮扶以及社区残联专干的政策告知也提供了一定的情感支持和信息支持，社区还可以在连接学校、家庭和公众方面起到整合和推广的作用。

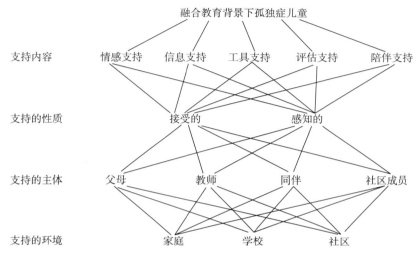

图 3-31　融合教育背景下孤独症儿童社会支持系统的结构

资料来源：Tardyv C. H., "Social Support Measurement," *American Journal of Community Psychology* 13 (1985)：187-202。

　　因此，融合教育背景下孤独症儿童社会支持系统内的支持主体和支持环境并不是独立的，而是相互依存、紧密联系的。只有将学校、家庭和社区的支持整合为有机的整体，才能为孤独症儿童的融合教育和社会融合提供完备的支持。

　　除了以家庭、学校和社区为主体的微观和中观层面，以文化和意识为基础的宏观层面对于孤独症儿童的社会支持系统建立也十分关键。宏观层面指的是存在于社会支持系统中的传统思想、法律、意识形态、国际特殊教育发展理念等，其中最重要的是融合教育的本土化。

　　融合教育是从西方进入我国的一个文化观念，我国并没有如西方那样的融合教育发展的历史渊源及社会文化。① 我国提出的社会主义和谐

---

①　邓猛、朱志勇：《随班就读与融合教育——中西方特殊教育模式的比较》，《华中师范大学学报》2007 年第 4 期。

社会的宏伟目标，便是融合教育扎根的文化土壤和政策风向。随着社会进步发展，平等教育权的追求和实现成为受众群体日益关切的社会问题，孤独症儿童平等教育权的实现能彰显社会文明的进步。但融合教育理念下的随班就读也极易造成随班混读现象，一些学校迫于法律要求而接收残疾儿童，但缺乏相应的教育支持和服务支持，导致融合教育浮于表面。宏观层面所能给予儿童的支持在目前阶段还需要加大力度。

　　系统中文化要素主要是通过微观层面、中观层面和宏观层面的所有要素的外在表现形式直接或间接地影响孤独症儿童，使之成长带有以上文化的烙印。我国特有的传统观念、社会公众对孤独症的认知与态度、孤独症儿童及家庭开放的意愿与心态，均制约着儿童社会融合的进程。

　　根据社会支持理论和生态学的观点以及上述分析可知，融合教育背景下孤独症儿童社会支持系统是一个有机整体，各层次间既相对独立又相互关联，如图 3-32 所示。

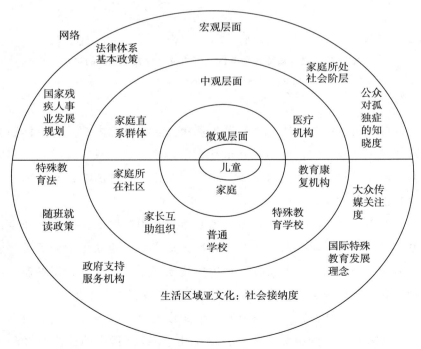

图 3-32　融合教育背景下孤独症儿童社会支持系统模型

该网络结构模型围绕孤独症儿童社会支持系统的双核心儿童和家庭，各要素环环相扣，紧密连接的支持内容直接作用于孤独症儿童及其家庭，该模式清晰地展现了融合教育背景下孤独症儿童的社会支持系统的要素和层级关联，也反映出该系统一些较为典型的特征。

2. 模型特点

第一，融合教育背景下孤独症儿童的社会支持系统是一个多层次多维度的复杂性系统。从网络结构模型中可以清晰地看出该系统包含多个层次，每一层次由不同要素构成，相互串联，形成一个动态而有序的自组织系统，[①] 因而该系统呈现出明显的复杂性特点。

第二，融合教育背景下孤独症儿童的社会支持系统是一个强调社会不同主体全面参与的开放系统。在此背景下，家长、教师、同伴和社区成员之间的交互作用体现得更加明显。教师和同伴以及学校行政层面是学校范围内融合教育实施的核心力量，教师可以对孤独症儿童同伴的行为进行指导与监督，同伴对教师支持进行效仿与辅助，行政层面可以对随班就读的教师给予培训、薪资津贴方面的支持，以资鼓励。另外社区工作者或志愿者为家庭提供的临时看护等喘息服务等都有利于提升孤独症学生及其家人在融合教育背景下的生活质量。在保护孤独症儿童免受校园欺凌方面，社会支持系统也发挥出效用。孤独症儿童应对欺凌可利用社会支持，包括利用他们自己的资源和从教师、学校工作人员、同伴以及家人那里获得的帮助和支持。但社会支持的利用也会受到许多因素的阻碍，包括与孤独症相关的特征和对他人信任的缺乏。

第三，融合教育背景下孤独症儿童的社会支持系统是一个连续性的动态系统，具有生态系统的有机和互融特点。系统内部的各要素并不是一成不变的，一方面主要体现为在孤独症儿童的不同发展时期，其所需的支持如同马斯洛需求层次理论逐步向更高层面过渡；另一方面支持主体所提供的支持也应随着孤独症学生年龄的增长和自我意识的提高而发生相应变化。

总之，融合教育背景下孤独症儿童的社会支持系统关注的是人的自身发展过程，这些都是构建融合教育背景下孤独症儿童社会支持系统的

---

① 时龙：《复杂系统研究的基本思想及教育反思》，《教育科学研究》2013 年第 7 期。

重要目的。①

二　对融合教育背景下孤独症儿童义务教育阶段社会支持的思考

1. 融合教育背景下孤独症儿童及其家庭需求和所获支持现状

（1）儿童需求

照料需求。家长是孤独症儿童的第一照料人。根据熊英琪等对合肥市 50 名孤独症儿童家长的调查，大部分（76.6%）孤独症儿童是由父母照料的，② 很多母亲为了更好地照顾孩子而放弃了工作。在笔者的访谈对象中，编号 02、04、05 和 07 儿童的母亲都因为要照顾孩子以及陪读辞掉了工作，其中最长的陪读时间长达 5 年。老人是家庭照料的重要补充。但家中老人自身受教育程度、精力有限等客观因素制约了隔代亲属对孤独症儿童的家庭支持力度。在笔者访谈过程中，儿童父母和老人都不约而同地谈到了对社区托管和照料的需求，希望政府和社区能在这方面给予家庭支持。

受教育需求。在融合教育背景下学龄期的孤独症儿童可以根据自身情况和家庭实际就近选择各种教育机构、特殊教育学校和普通学校就读，但总体而言情况并不乐观。首先，很多家长想把孩子送到普通学校就读，虽然在政策和法规保障下入校"零拒绝"已基本实现，但是入校后的随班就读质量却不容乐观，随班混读现象依然严重。一方面是普校的支持和保障不足，融合理念不够深入；另一方面是特教师资缺乏以及教师培训系统性和针对性不足，导致随班就读教师和资源教师陷入工作开展难的困境，面对课堂中、下课后孤独症儿童的问题行为和情绪管理都束手无策。在笔者对资源教师的访谈中，老师们都提到了他们接受的培训力度和深度不足的问题，另外，普校教师对评估量表和相关专业康复工具的不了解也是一大问题。其次，特教资源分配不均，特教学校入学门槛

①　Australian Social Inclusion Board Indicators Working Group, Australia Department of the Prime Minister and Cabinet Social Inclusion Unit 2010, *Social Inclusion in Australia: How Australia Is Faring* (Australian Social Inclusion Board Secretariat, Canberra, 2023).

②　熊英琪、高杰、张莎莎：《自闭症儿童的家庭需求与社会支持问题研究——基于合肥市春芽残疾人互助协会的调查》，《中国集体经济》2015 年第 30 期。

高，不能保障每一个孤独症儿童都能进入特殊教育学校。[①] 笔者在与成华区特校老师交流时发现，孤独症儿童入校困难主要是因为教育部政策文件只对智力、肢体和多重残障学生进行了规定，并未将属于精神残疾群体的孤独症谱系障碍患者划入准接受目录中，"教育部规定只能接收这三类学生，很多孤独症儿童就不符合要求不能进校，我们就想办法把他们挂靠在智力下，有些孤独症娃娃还有多动症或者肢体问题，我们就把他挂靠在多重残疾下，他们的（残疾）证上面有的写的是'智力、孤独症'，有些又是'智力'，一般直接写明孤独症（谱系障碍）的很少，家长也害怕给娃娃'扣帽子'，都怕影响孩子以后"。最后，特殊教育机构有限，且分布较不均衡，不利于孤独症儿童获得及时的康复训练和教育。[②] 孤独症康复训练机构收费高昂且混乱，师资水平不高、流动率高，给家庭增加经济负担的同时，能否给孤独症儿童带去适合且有效的教育训练也是一大问题。

社会交往需求。社交沟通是孤独症儿童的核心障碍。其自身表达能力有限，朋辈群体是儿童社会化的重要组成部分，研究发现孤独症儿童的朋辈群体十分缺乏，孤独症儿童自身的缺陷，加上社会上的一些偏见，让孤独症儿童远离了朋辈群体。[③] 在融合教育背景下，孤独症儿童进入普通学校随班就读，同伴支持是满足其社会交往需求的一大来源。但是研究显示，随着年级的增长，孤独症儿童同伴支持程度呈现下降趋势，即越到高年级的时候同学们越不愿意和孤独症儿童交往，或者主动发出的社交需求大大降低，甚至出现排斥情绪，编号 02 的妈妈说："有一天回家我看见他手上有伤，他会告诉我同学推了他，我心里难受，但也不能去找那些同学或者他们的家长说什么，其实同学之间这也是正常的，我能理解。"编号 02 的班主任也反映越到高年级同班同学的包容度和主动性越低，"我现在就安排一个成绩好的男生课间时把他带到操场上去玩"。

---

①　杨同玲：《自闭症儿童家庭的社会支持网络建构研究——以"关爱星星的你"项目为例》，硕士学位论文，苏州大学，2015。

②　熊英琪、高杰、张莎莎：《自闭症儿童的家庭需求与社会支持问题研究——基于合肥市春芽残疾人互助协会的调查》，《中国集体经济》2015 年第 30 期。

③　杨同玲：《自闭症儿童家庭的社会支持网络建构研究——以"关爱星星的你"项目为例》，硕士学位论文，苏州大学，2015。

（2）家庭需求

专业辅导和信息咨询需求。孤独症儿童的康复需要专业的技术方法，怎么教、教什么是孩子家长面临的普遍问题。目前我国许多孤独症儿童家长孤独症的相关知识严重缺乏，也会"病急乱投医"，若是不对机构的师资力量和专业度加以甄别，可能会适得其反。编号 12 的儿童母亲提到"先前一家机构老师对他的教育方法并不适合他，最后让他性格都变得不好了。希望能提供给家长准确和有效的信息，比如推荐靠谱的康复机构"。及时的信息获取是孤独症儿童康复的重要保障，同时也是儿童获得相关资源的重要途径。笔者通过整理访谈资料发现，家长在孩子被确诊为孤独症谱系障碍后，通常自己通过上网选择当地或外地的机构进行康复教育，在孤独症教育康复机构里的其他家长是家庭信息的最主要来源，另外还有亲戚朋友。只有极少数家长接受过家长互助组织的帮扶和相关的政策宣讲。笔者在调研过程中发现，大部分照料孤独症儿童的隔代老人都不了解国家对于这部分群体的救助和康复费用补贴政策，"我都不清楚，可能他们爸妈才晓得"，有的家长也不知道最新的政策调整，连最基础的补贴也不知道该去哪里领，反映出孤独症儿童家庭所在社区残疾人工作板块的缺失。

照料者的心理健康需求。孩子被确诊为孤独症犹如晴天霹雳，孤独症儿童家长往往表现出焦虑、彷徨和无助。孤独症儿童父母的心理压力较大，这种心理压力需要得到及时的缓解，否则会激化家庭内部的矛盾。孤独症孩子的出现，给其家人造成了难以言表的心灵创伤，家庭内部矛盾和家庭外部社会的排斥使得孤独症儿童父母容易产生绝望的心理。有研究发现，孤独症儿童大多由母亲一人照顾，部分孤独症孩子严重到失去自理能力和自我控制能力，甚至还有攻击行为，他们的母亲要时刻陪在他们身边。由于长期的劳心劳力，有的母亲甚至长期睡眠不足，再加上无法排解心理压力，一些孤独症儿童的母亲身体状况和心理承受能力处于随时崩溃的边缘。编号 05 的外婆在接受笔者访谈时说："他的妈妈每天晚上都睡不好觉，因为他晚上一直闹不肯睡，还要控制他不要乱咬乱动。"这反映了孤独症儿童照料者非常残酷的生活实际，与孤独症儿童关系最紧密的人承受着折磨，无论是生理上还是心理上的压力，都难以排解。在访谈对象中，普遍出现这样一种情况，即孤独症儿童的父母不愿意向亲戚朋友寻求帮助，认为"他们也帮不到什么忙，说出来别人也不理解，徒增自己的苦闷"，"不愿意别人一遍遍地来问孩子的近况，我们不需要这种无用的安慰"。参与家长互助组织的更是极少数，有的只是通过网络形式加入了微信群，了解其他家长，从来没有参加过线下活动，认为"组织的活动没有多大意义"。

经济需求。许多家长都说到康复教育的钱就像流水一般，成为家庭巨大的经济负担，若有一方家长因照顾孩子而放弃了工作，在家庭负担增加的同时，又减少了劳动力，进一步加大了家庭经济压力，造成家庭贫困的循环。目前成都市对于残疾儿童的康复救助补贴从每人每年 1.2 万元提升到了 3 万元，覆盖的年龄从 0~6 岁扩大到了 0~16 岁，康复救助力度加大。但是，我们也可以看到很多省份对于特殊儿童的救助政策年龄覆盖范围较小，多是针对学龄前的孤独症儿童，并未涉及义务教育阶段的特殊儿童。对于特殊儿童康复来说，0~6 岁可能是康复的黄金时期。对于年龄稍大的残疾儿童，除了普校或特校的课程，一些程度严重的孤独症儿童还需要额外到专门的机构接受个训课程或语言课程，那么 6 岁以后这部分康复治疗费用就需要家庭全部承担。

社会接纳需求。孤独症儿童家庭受社会排斥现象明显，呈现家庭边缘化趋势。家长在访谈中表示："平时很少带孩子出去，一般是我一个人在家里带孩子，害怕看到别人异样的眼光，孩子自己也害怕到陌生的环境中。"大众对于孤独症儿童的认知不足，产生社会排斥和歧视，孤独症儿童家长为了照顾孩子无法分配出更多的个人时间，导致参与正常社交的次数减少，人际交往圈急速缩小，家庭成员脱离社会逐渐走向社会边缘。可见这些家庭急需社会的接纳和认可。编号 02、07 的儿童母亲都是放弃了自己的工作选择陪读这条路的，她们的代表性言论都透露出对于自己社交圈急剧缩小的焦虑："我现在没有工作也没有同事，相当于我的世界只围着他一个人转，也不和朋友出去耍了，身边没有人可以和我交流，也不会和班上其他小朋友家长交流，毕竟看着别人的小孩自己心理落差太大。"

2. 融合教育背景下孤独症儿童义务教育阶段社会支持的困境

（1）孤独症儿童及其家庭社会支持主体不足

社会支持规模主要是指孤独症儿童教育康复社会支持主体类型数量

的多少。通过对孤独症儿童家长的访谈，本研究将融合教育背景下孤独症儿童社会支持主体分为 12 类：父亲、母亲、隔代、家庭其他亲属、雇用的照料者、随班就读教师、特校教师、机构老师、残联工作人员、社区工作者、社会组织、政府制度保障。从总体上看，样本孤独症儿童接受的社会支持来源于家庭、社区、学校、社会组织和政府，平均社会支持规模为 4.4 类，社会支持规模在 6 类及以上的占 18.18%，与 12 类社会支持相比，大多数家庭社会支持规模都没有达到 6 类。因此，当前融合教育背景下自闭症儿童的社会支持规模较小（见表 3-20）。

融合教育背景下特殊儿童的社会支持规模在一定程度上能够反映特殊儿童教育康复所能得到的相关支持的广度，社会支持规模越大特殊儿童所能得到的社会支持机会可能越多。不同家庭之间生活阶层、开放状态等存在一定差距，社会支持规模小的儿童只能获得来自家庭内部的社会支持，主要包括父母、隔代等，即使就读于普通学校或特殊学校，家校合作情况也并不乐观，尤其是对于一些父母离异的孤独症儿童，他们所获得的社会支持规模更小；而社会支持规模大的儿童不仅能获得家庭内部的社会支持，还能获得家庭外部的社会支持，包括老师、残联工作人员、社会组织等的支持。大多数儿童所获得的社会支持规模较小，他们内心希望获得更多的社会关怀。

表 3-20　成都市成华区孤独症儿童的社会支持规模

编号	总体规模	编号	总体规模
01	父亲、雇用的照料者、特校教师、机构老师、社区工作者、政府制度保障（6 类）	07	母亲、社会组织、政府制度保障（3 类）
02	母亲、随班就读教师、社会组织、政府制度保障（4 类）	08	母亲、隔代、特校教师、机构老师、社区工作者、政府制度保障（6 类）
03	父亲、母亲、隔代、机构老师、政府制度保障（5 类）	09	隔代、特校教师（2 类）
04	父亲、母亲、随班就读教师、机构老师、残联工作人员、社区工作者、政府制度保障（7 类）	10	父亲、母亲、机构老师、政府制度保障（4 类）
05	母亲、隔代、家庭其他亲属、特校教师、政府制度保障（5 类）	11	隔代、特校教师、机构老师、政府制度保障（4 类）
06	隔代、机构老师、社区工作者、社会组织、政府制度保障（5 类）	12	父亲、母亲、隔代、机构老师（4 类）

续表

编号	总体规模	编号	总体规模
13	隔代、机构老师、政府制度保障（3类）	18	母亲、特校教师、社区工作者、政府制度保障（4类）
14	母亲、机构老师、社区工作者、政府制度保障（4类）	19	父亲、母亲、随班就读老师、社会组织、政府制度保障（5类）
15	隔代、特校老师、政府制度保障（3类）	20	母亲、机构老师、政府制度保障（3类）
16	母亲、隔代、随班就读老师、社会组织、政府制度保障（5类）	21	母亲、隔代、机构老师、政府制度保障（4类）
17	母亲、特校教师、社会组织、政府制度保障（4类）	22	父亲、母亲、隔代、特校老师、社区工作者、政府制度保障（6类）

资料来源：笔者通过整理访谈资料得到。

（2）孤独症儿童教育状况堪忧

孤独症儿童的教育困难主要表现为：康复机构行业管理机制不规范，专业教师流动率高；普通学校接纳度低，融合教育难，随班就读质量不高；孤独症儿童义务教育阶段转衔体系尚未建成，中学入学率极低。

康复机构对于孤独症儿童的发展有着举足轻重的作用。孤独症康复机构多是自筹自支的，少有公立的孤独症专业训练机构，机构多面临着来自政策、资金、管理、技术、社会认知等方面的重重压力，导致很多康复机构生存困难。同时，康复机构发展存在地区间差异，具体表现为东部、中部、西部、东北地区之间的发展不均衡，很多中西部发展较慢地区的孤独症患者不能及时获取有效的康复训练资源。本研究根据《中国自闭症教育康复行业发展状况报告Ⅱ》中对参加第四期全国孤独症儿童康复学科带头人研修班的来自 29 个省份的 47 个机构的调查结果，按照我国四大经济区域的划分方法，即东部地区、中部地区、西部地区和东北地区，对机构进行划分，各个地区的机构数量和平均年限见表 3-21。

表 3-21　按照地区划分的孤独症康复机构数量和平均年限 （$N=47$）

单位：个，年

地区	数量（N）	平均年限（M）（从创立到 2015 年）	标准差（SD）
东部地区	16	10	6.26
中部地区	12	10	3.77
西部地区	14	8	3.63

续表

地区	数量（N）	平均年限（M）（从创立到2015年）	标准差（SD）
东北地区	5	7	3.77

资料来源：《中国自闭症教育康复行业发展状况报告Ⅱ》。

可见，东部地区机构数量最多（N=16），平均年限为10年；东北地区机构数量最少，平均年限为7年。大多数机构年限集中在5~10年（占50%），年限在10年及以上的机构主要分布在东部、中部地区。可以看出东部地区的标准差最大，主要是因为东部地区大部分机构成立时间较早，近五年成立的只有2家。

很多机构的特教老师准入门槛较低，加之特教老师薪酬较低，致使专业人才流失严重。在笔者调查的两所孤独症康复机构中，负责人都透露现在机构仅能基本维持运营，"机构的老师待了几年有经验了就会跳槽，这里老师流动率很高，我们每年要花很大的精力去培养老师。现在开的孤独症机构越来越多，但是收费混乱，我们的生源也不好控制，希望政府能够给予我们政策上和资金上的帮扶，加强对孤独症康复机构市场的管理"。《中国自闭症教育康复行业发展状况报告Ⅱ》中对47所机构的自编问卷调查显示，机构遇到的最大困难与挑战依次是专业化发展（40%）、经济资源（19%）、家长工作（10%）、职业地位/压力（8%）（见图3-33）。

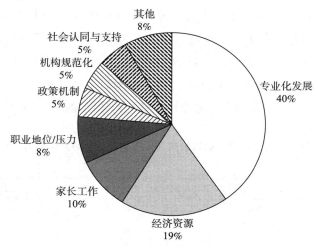

图3-33　孤独症康复机构遇到的困难与挑战（N=38）

专业化发展主要是指机构团队的专业素质，包括师资和接受培训的情况，特教师资的专业化发展程度不高。经济资源方面，有不少调查机构提及资金压力。比如，教师工资及待遇支出是面对的最大的资金压力，另外，场地租赁、设施及设备的日常维护以及改造所需资金巨大。职业地位/压力是指孤独症康复教师工作压力大、社会成就感低。除此以外，政策对机构的支持少，机构管理存在规范化问题，缺乏社会大环境的认同接纳和支持。

即使在现有政策的保护下孤独症儿童可以进入普校就读，但是入学后面临的困难依然严峻。个别家长及其孩子或教师的排斥心理和学校放任不管的态度都会对孤独症群体及家庭造成二次伤害。进入课堂后，孤独症儿童随班就读质量也不容乐观，很多教师缺乏相关专业知识和技能，学校行政层面的支持保障力度不够，也会导致随班就读教师工作松懈，对孤独症学生进行个别化辅导和差异化教学就更缺乏动力。孤独症儿童想要真正得到保障性的融合教育，仍长路漫漫。

孤独症儿童教育的转衔建设基本为空白。笔者在调查过程中发现，能进入小学随班就读的孤独症儿童到了高年级也会变得十分吃力，无论是孩子本身的不适应还是家长的力不从心，都只能让小学六年"得过且过，以后再看"。编号 07 的母亲曾说："我带着孩子去学校的时候，校长就明说了，这个学校五十几年还没有一个孤独症孩子读完了六年，前一个是读到了四年级，他的母亲后来因为压力太大生病了也就没有来陪读了，所以我很惶恐，我要去做这第一人吗？"小学是一场漫长的心理战，到了升初中的阶段，孤独症儿童家长会根据孩子在小学的表现和老师们的建议进行考虑：是继续到普通中学或是到更适合他的特校？还是去机构里接受教育？因为 12 岁以后孤独症儿童的义务教育质量不容乐观。普通中学的融合教育设施设备以及教师的专业素质远不如小学。由于初中的学业压力是基础教育阶段的数倍，老师平时的学科教学和研究压力就很沉重了，没有办法给予这部分特殊儿童额外的管理和学业设计，硬要让孩子随班就读甚至会出现"倒车"的现象。一位接受访谈的资源教师说："以前有一个孩子得不到老师的关注，出现了问题没有及时解决，老师也不懂，后来这个孩子被迫退学了，自理能力和生理状况大不如从前，看着自己的心血付诸东流，我们也很心痛。"如果是进入特校，又存在名额分配不足的问题。孤独症机构里学龄前的儿童占了绝大部分，义务教育阶段的孩子屈指可数，那么这部分孩子又去哪里了呢？现在很多社区都有阳光家园，可以容纳本社区的残疾人，但是也只接收18岁以上的残疾人士，即未成年不能进入。处于义务教育阶段的这部分孤独症儿童该何去何从？很多家长表示在小学随班就读后不愿去机构，"看着那些孩子，真的不愿意孩子和他们接触"，孤独症儿童转衔阶段处于"高不成低不就"的尴尬境地。

（3）社区介入和社会工作帮扶成效低

社区融合教育支持缺失。孤独症儿童康复教育最终应该回归到家庭与社区的支持。① 在本次调查的家庭中，从社区中获得融合教育支持的非常有限，多数是节假日时获得社区给予的物质支持，"社区给我们送米和油"，"残疾人日的时候给我们发了50块钱"。大家对于社区支持的需求主要集中在对孤独症儿童进行托管方面，"学校放学也早，三四点就下课了，我们还要上班没有时间来管，如果社区有托管服务的话，衔接中间间隔的几个小时空白期，我们就可以晚上接回来，可以帮助我们解决很大的现实问题"。

我国要发展成为政府主导多元参与的社会仍然需要走很长的路。目前仍由政府对社会支持承担主要责任。我国关于社会工作者介入孤独症儿童帮扶的专项政策文件几乎空白。帮扶的孤独症儿童家庭个案多是通过其他渠道转介而来的，导致社工陷入想要积极响应国家政策却难以发挥自身专业优势为服务对象提供福利的境地。以成都市为例，成都市社会工作的发展起源于四川省"社工人才百人计划"，截至2017年，成都市社会工作专业人才10890人，其中取得社会工作者职业水平证书的有6744人。有文件要求大力发展社区社工岗位，将每个社区不低于2名社会工作专业人员的配备标准列入政府工作目标。全市1683个社区共开发使用社工岗位1890个，覆盖范围较广。但是在调查中，却没有孤独症儿童家庭提及社区社工的支持，可见孤独症群体难以获得社工帮扶的状况未有改善。

（4）财政和制度保障力度不足

充足的资金支持是孤独症康复机构建立、融合教育发展和社会工作

---

① Janine Peck Stichter, Jena K. Randolph, Nicholas Gage and Carla Schmidt, "A Review of Recommended Social Competency Programs for Students with Autistic Spectrum Disorders," *Exceptionality* 15（2007）：219-232.

介入的重要保障。但近年来各级财政对于孤独症群体的社会保障投入力度普遍不足，这直接导致相关领域帮扶工作困难、地区间福利待遇差异大。比如一些地区对于孤独症儿童的康复救助补贴涵盖义务教育阶段，而一些财政投入相对缺乏的地区只覆盖了学龄前阶段的特殊儿童。

另外，根据国家统计局的数据，财政对特殊教育学校的投入均呈现逐年增加趋势，如表 3-22 所示。

表 3-22 2009～2011 年对特殊教育学校的财政投入情况

单位：万元

	2009 年	2010 年	2011 年
教育经费	482851	719083	790439
国家财政性教育经费	454816	683805	766927
国家财政预算内教育经费	406915	619899	654865
民办学校办学经费	90	112	174
社会捐赠经费	4899	6424	5221
事业收入	7733	10308	11722
学杂费	301	561	1435
其他教育经费	11323	18434	10385

资料来源：笔者根据历年国家统计局数据整理得到。

依据《中国孤独症家庭需求蓝皮书》的调查，我国一半以上的孤独症儿童未得到任何政府的补助，[1] 这一现象十分令人惊诧。近年来我国对于弱势群体的社会保障、社会救助及相关福利待遇逐步完善，但仍有过半群体未享受到相关政策支持，可见政策尚未得到有效的落实，各项制度之间衔接配套不够、制度呈现明显的"碎片化"及缺乏监管的特点。[2]

（5）各社会支持主体之间缺乏合作机制

目前，融合教育背景下针对孤独症儿童及其家庭的社会支持主体都在为这一群体做着努力与贡献，但彼此之间缺乏一种合作机制，难以形成合力，或是因为一些政策、理念相互制约着发展与协调。在融合教育背景下的孤独症儿童义务教育阶段的社会支持主体可以分为政府、学校、

---

[1] 中国精神残疾人及亲友协会编著《中国孤独症家庭需求蓝皮书》，华夏出版社，2014。

[2] 曹烁玮：《福利多元视角下我国孤独症群体的社会政策问题研究》，硕士学位论文，南京理工大学，2013。

家庭和社区。

　　首先，各级政府之间缺乏协调和配合，致使开展孤独症儿童融合教育的过程中产生很多摩擦和不匹配情况。笔者在调查走访中发现，教育系统与残联系统之间的相互配合存在一些矛盾，比如针对残疾程度严重选择在家教育康复的特殊儿童，教育系统负责"送教上门"，残联系统负责"送康上门"，但是对同一个孤独症儿童的残疾类型却有不同的规定。换言之，其残疾证上的残疾类型与残联系统登记的无法匹配，导致教育系统送教上门的老师无法进行有针对性的课程设计，除此之外还会导致两个系统之间核对和报审的特殊儿童人数及残疾类别不相符，不能形成统一数据，两者之间统计口径不同直接影响该地区的义务教育阶段特殊儿童入学率的计算，影响该地区的相关工作年度审核。其次，政府与学校之间，即教育系统与开展融合教育的普通学校、特殊学校之间存在矛盾。最突出的矛盾是教师编制问题。笔者在走访特校和普校时，老师和校长都普遍反映目前编制问题对于学校师资建设有极大影响。简言之，"有特教背景的进不去特校，普校随班就读老师留不住"。教育系统与特殊教育学校之间最突出的矛盾是孤独症谱系障碍儿童不被涵盖在教育局认可的接收范围内，特校老师只能凭借自己对职业的尊重和对家长、公众的责任心想尽办法使学龄期的孤独症儿童入校。教育系统与普通学校的不一致体现在普校教师培训需求得不到满足，未能形成系统性和针对性的培训，普校老师的专业知识和技能尚不能满足融合教育需求，仅有融合理念是远远不够的。再次，学校与家庭之间的家校合作一直没有顺利开展，一方面是因为家长与老师教育理念存在冲突，或家长对于融合教育理念的认识不到位；另一方面是因为家长的责任心弱和实际情况，让家长产生"扔给学校和老师管"的心理，老师在校辛苦付出，但儿童回到家后得不到家长的再度强化，"事倍功半"。最后，家庭与社区——与孤独症儿童联系最紧密的支持主体也没有形成很好的支撑网络，无论是对儿童生活照料抑或对家长的心理疏导，很多社区的残疾人工作还仅停留在初级层次。还有政府与社区之间、政府与家庭之间、学校与社区之间的相互联系，这些都能使孤独症儿童及其家庭获益颇多，各支持主体需要建立联系，积极开拓本职工作的外延板块，搭建起有利于孤独症儿童发展的资源网络。

第四章 孤独症儿童职业康复
与社会支持

第一节 国内外文献综述

一 国外文献综述

自从 1943 年肯纳（Leo Kanner）博士报告了 11 名患有孤独症的儿童以来，社会各界开始关注孤独症患者。经过几十年的研究和实践，孤独症儿童各方面研究取得了不少成果，目前对成年孤独症患者职业康复领域的探索更是引起了普遍关注。总的来看，在学术领域对孤独症患者职业康复的研究主要涉及以下四个方面：一是孤独症特征造成的工作障碍；二是职业康复对解决工作障碍问题的探究；三是孤独症患者就业的意义；四是职业康复对就业的作用评估。

1. 孤独症特征造成的工作障碍

孤独症是一种伴随终身的神经发展障碍，主要特征体现在社会认知困难、沟通障碍、重复刻板的行为模式三个方面，[1] 在就业中这三个特征成了瓶颈，严重影响患者的就业率和就业的持续性。Schall 归纳文献指出，有 70%~80% 的孤独症患者在成人阶段仍然有社会互动上的缺损，并且在所有生活领域仍被持续影响。[2] 孤独症患者存在沟通障碍（包括与同事、管理者）、社会规则认知缺陷，独立完成工作能力不足会对孤独症患者造成困扰，所以较难找到与个人能力相当的工作。[3] 即使是拥有

① American Psychiatric Association, "Autism Spectrum Disorder," in Diagnostic and Statistical Manual of Mental Disorders (5th ed.) (Washington, D. C.: American Psychiatric Association, 2013).

② Carol M. Schall, "Positive Behavior Support: Supporting Adults with Autism Spectrum Disorders in the Workplace," *Journal of Vocational Rehabilitation* 32 (2010): 109-115.

③ Karen Hurlbutt and Lynne Chalmers, "Employment and Adults with Asperger Syndrome," *Focus on Autism & Other Developmental Disabilities* 19 (2004): 215-222.

与一般人相近的认知和社会交往能力的孤独症患者，或者是高功能孤独症患者也经常因缺乏与同年龄者互动所需的人际关系和社会线索、反复性沟通能力而孤立于人群，并且导致职业上的失败。① 相关研究均指出，孤独症患者能成功就业的因素除了自身工作技能外，社会技能也是关键因素之一。② Connie Anderson 等的最新研究显示：家庭的作用、孤独症患者相关的工作支持以及不同系统（例如学校、机构、雇主）间的有效配合对于解决年轻孤独症患者就业障碍问题缺一不可。③ 有鉴于此，认识孤独症患者成人阶段的特征，了解孤独症患者在就业上产生困扰的原因，将对职业康复方案的完善有益。

2. 职业康复对解决工作障碍问题的探究

有研究表明职业康复在解决孤独症患者就业障碍问题方面有重要作用。Jacob 等认为在合适的地点采用合适的方法，并结合适当支持措施能使孤独症患者有很大的机会被雇用。④ Lawer 等认为这些由社交和认知不平衡造成的就业稳定问题、工作机会问题可以通过职业支持项目（如工作咨询、训练、指导）解决，该项目还可以帮助孤独症患者维持合理的就业时长。⑤ 支持性就业则是已被证明能够帮助孤独症患者找到工作和维持就业的好方法之一。⑥ 成功的支持性就业项目所具有的共同特点包括工作匹配、个性化和基于优势的就业支持、沟通支持、家庭支持、自

① Sally L. Chappel and Beth C. Somers, "Employing Persons with Autism Spectrum Disorders: A Collaborative Effort," *Journal of Vocational Rehabilitation* 32 (2010): 117-124.

② Ashleigh Hillier and Tom Fish and Patricia Cloppert and David Q. Beversdorf, "Outcomes of a Social and Vocational Skills Support Group for Adolescents and Young Adults on the Autism Spectrum," *Focus on Autism & Other Developmental Disabilities* 22 (2007): 107-115.

③ Connie Anderson, Catherine Butt and Clare Sarsony, "Young Adults on the Autism Spectrum and Early Employment-Related Experiences: Aspirations and Obstacles," *Journal of Autism and Developmental Disorders* 51 (2021): 88-105.

④ Andrew Jacob, Melissa Scott, Marita Falkmer and Torbjörn Falkmer, "The Costs and Benefits of Employing an Adult with Autism Spectrum Disorder: A Systematic Review," *Plos One* 10 (2015): 1-15.

⑤ Lindsay Lawer, Eugene Brusilovskiy, Mark S. Salzer and David S. Mandell, "Use of Vocational Rehabilitative Services Among Adults with Autism," *Journal of Autism & Developmental Disorders* 39 (2009): 487-494.

⑥ Raymond V. Burke, Melissa N. Andersen, Scott L. Bowen, Monica R. Howard and Keith D. Allen, "Evaluation of Two Instruction Methods to Increase Employment Options for Young Adults with Autism Spectrum Disorders," *Research in Developmental Disabilities* 31 (2010): 1223-1233.

我意识和独立性的培养、意识训练、与雇佣单位以及工作教练的关系。[1] Müller 等建议通过职业发展、工作融合、工作开拓、自然支持和其他策略等职业支持服务为孤独症患者提供就业帮助，长期的支持与协助可以帮助孤独症患者实现自我监控和工作引导，职场协助者和就业辅导人员可以帮助其完成任务并维持工作表现。[2] 另外，适当地调整职场，可以使他们更为顺利地参与工作。[3] Müller 等归纳相关的文献后指出，如果提供给孤独症患者适当的职业支持，可以使孤独症患者在竞争性、融合的工作环境中工作，也能使他们在工作场所获得成功的经验，这对孤独症患者的就业是有帮助的。[4] Howlin 等经过 8 年的追踪调查研究指出，支持性就业下有 68% 的高功能孤独症患者能获得工作并保持工作稳定。[5] 另外，有研究指出孤独症患者接受职业康复从而成功就业的原因与在职支持（如支持性就业）有关。[6] 而且支持性就业和竞争性就业的成果（包括经济收入、社会融合度和工作满意度）均优于庇护性方案和其他日间方案，不得不说支持性就业对于孤独症患者来说是一种良好的就业模式，它强调在工作中训练，而非先训练再工作，透过职场中实际的训练来察觉和解决相关行为上的问题。[7] Mäkinen 等学者最新的研究证实：孤独症学生在进入工作之前，选择一个合适的工作环境至关重要；而获

[1] Gloria K. Lee and Erik W. Carter, "Preparing Transition-Age Students with High-Functioning Autism Spectrum Disorders for Meaningful Work," *Psychology in the Schools* 49 (2012): 988–1000.

[2] E. A. Müller, A. Schuler, B. A. Burton and Gregory Yates, "Meeting the Vocational Support Needs of Individuals with Asperger Syndrome and Other Autism Spectrum Disabilities," *Journal of Vocational Rehabilitation* 18 (2003): 163–175.

[3] Karen Hurlbutt and Lynne Chalmers, "Employment and Adults with Asperger Syndrome," *Focus on Autism & Other Developmental Disabilities* 19 (2004): 215–222.

[4] E. A. Müller, A. Schuler, B. A. Burton and Gregory Yates, "Meeting the Vocational Support Needs of Individuals with Asperger Syndrome and Other Autism Spectrum Disabilities," *Journal of Vocational Rehabilitation* 3 (2003): 163–175.

[5] Patricia Howlin, Jennifer Alcock and Catherine Burkin, "An 8 Year Follow-up of a Specialist Supported Employment Service for High-ability Adults with Autism or Asperger Syndrome," *Autism the International Journal of Research & Practice* 9 (2005): 533–549.

[6] Lindsay Lawer, Eugene Brusilovskiy, Mark S. Salzer and David S. Mandell, "Use of Vocational Rehabilitative Services Among Adults with Autism," *Journal of Autism & Developmental Disorders* 39 (2009): 487–494.

[7] Karen Hurlbutt and Lynne Chalmers, "Employment And Adults with Asperger Syndrome," *Focus on Autism & Other Developmental Disabilities* 19 (2004): 215–222.

得工作并保持工作稳定则需要合适的社会环境和社交技巧。①　　．

　　3. 孤独症患者就业的意义

　　职业康复的目标就是采取一系列措施实现孤独症患者成功就业。②维持工作对于任何障碍者来说都很困难，对于孤独症患者而言更是如此，但工作对于孤独症患者来说，仍具有意义。③ 首先，对孤独症个体来说，就业不仅体现了公民对平等的就业权、人格尊严、提高生活质量的期望，同时他们也能在工作中学习相关技能和人际互动的技巧，更可以通过就业获得工资收入，实现经济独立，为未来生活提供更多支撑。④ 其次，对于政府而言，孤独症患者就业后，能够实现经济独立，减轻对纳税人的依赖，从而减少政府财政开支，对税收也有贡献。⑤ 另外，企业雇用孤独症患者还可以减少政府在孤独症患者福利方面的开支以节省政府成本。⑥ 再次，从企业方面来看，Cimera 等指出孤独症患者不仅能从工作中获利，也能为雇主带来利益，特别是在一段时间内保证一定的周工作量时。⑦ Hurlbutt 等认为孤独症患者在特质上的缺陷，却往往成为工作上的优势，包括准时上班、用餐或休息后可以准时返回工作岗位、较少因

① Marika Mäkinen, "For a real Job? Views on the Teaching of Competence in Working Life by Students with Autism Spectrum Disorder (ASD)," *Nordic Journal of Vocational Education and Training* 11 (2021): 66-87.

② R. M. Ryan, "Treatment-Resistant Chronic Mental Illness: Is It Asperger's Syndrome?," *Hospital & Community Psychiatry* 43 (1992): 807-811.

③ Dawn R. Hendricks and Paul Wehman, "Transition from School to Adulthood for Youth with Autism Spectrum Disorders: Review and Recommendations," *Focus on Autism and Other Developmental Disabilities* 24 (2009): 77-88.

④ Dawn R. Hendricks and Paul Wehman, "Transition from School to Adulthood for Youth with Autism Spectrum Disorders: Review and Recommendations," *Focus on Autism and Other Developmental Disabilities* 24 (2009): 77-88.

⑤ June L. Chen, Connie Sung and Sukyeong Pi, "Vocational Rehabilitation Service Patterns and Outcomes for Individuals with Autism of Different Ages," *Journal of Autism & Developmental Disorders* 45 (2015): 3015-3029.

⑥ Ifigeneia Mavranezouli, Odette Megnin-Viggars, Nadir Cheema, Patricia Howlin, Simon Baron-Cohen and Stephen Pilling, "The Cost-Effectiveness of Supported Employment for Adults with Autism in the United Kingdom," *Autism the International Journal of Research & Practice* 18 (2013): 975-984.

⑦ Robert Evert Cimera and Sloane Burgess, "Do Adults with Autism Benefit Monetarily from Working in Their Communities?," *Journal of Vocational Rehabilitation* 34 (2011): 173-180.

生病而不上班、不会浪费时间和同事聊天或花时间打私人电话。[①] 另外，由于孤独症患者具有的忠实可靠、值得信赖、较低的缺勤率、关注细节、视觉任务的高度准确性、超高的记忆能力和集中注意力能力等特点，其在从事某些工作时比常人更加突出，对想要找到可靠员工的雇主也十分有利。[②] 由于患者有反复性行为和喜欢独立的特征，他们在工作上有不错的表现，面对反复操作的工作不会感到厌烦，可以在工作中自得其乐。[③] 最后，对于社会和家庭来说，孤独症患者被雇用，社会服务成本会下降，可以减少家庭对患者的看护和日间服务时间以及在这些服务上的花费，减轻家庭负担。[④] Solomon 最新的研究发现：无论是对于雇主还是孤独症人士个人而言，雇用孤独症人士带来的经济和社会的收益都超过管理成本。[⑤]

4. 职业康复对就业的作用评估

国外大量研究都表明职业康复是实现孤独症患者就业的不二法宝。职业康复项目可以改善成年孤独症患者的认知表现、提高生活质量，孤独症患者接受职业康复项目中的训练后更容易被雇用。所以应该鼓励孤

① Karen Hurlbutt and Lynne Chalmers, "Employment and Adults with Asperger Syndrome," *Focus on Autism & Other Developmental Disabilities* 19 (2004): 215-222.

② Dawn R. Hendricks and Paul Wehman, "Transition from School to Adulthood for Youth with Autism Spectrum Disorders: Review and Recommendations," *Focus on Autism and Other Developmental Disabilities* 24 (2009): 77-88; Carol M. Schall, "Positive Behavior Support: Supporting Adults with Autism Spectrum Disorders in the Workplace," *Journal of Vocational Rehabilitation* 32 (2010): 109-115; Sloane Burgess and Robert Evert Cimera, "Employment Outcomes of Transition-Aged Adults with Autism Spectrum Disorders: A State of the States Report," *American Journal on Intellectual & Developmental Disabilities* 119 (2014): 64-83.

③ Dawn R. Hendricks and Paul Wehman, "Transition from School to Adulthood for Youth with Autism Spectrum Disorders: Review and Recommendations," *Focus on Autism and Other Developmental Disabilities* 24 (2009): 77-88.

④ Michael L. Ganz, "The Lifetime Distribution of the Incremental Societal Costs of Autism," *Archives of Pediatrics & Adolescent Medicine* 161 (2007): 343-349; Krister Jarbrink, Paul Mccrone, Eric Fombonne, Håkan Zandén and Martin Knapp, "Cost-Impact of Young Adults with High-Functioning Autistic Spectrum Disorder," *Research in Developmental Disabilities* 28 (2007): 94-104.

⑤ Calvin Solomon, "Autism and Employment: Implications for Employers and Adults with ASD," *Journal of Autism and Developmental Disorders* 50 (2020): 4209-4217.

独症患者积极参与职业康复。[1] García-Villamisar 等通过对 44 个成年孤独
症患者获得的支持性就业项目进行检验，得出该项目能够改善孤独症患
者的认知能力，从而有助于提升执行能力。[2] Jacob 等认为职业康复是最
有价值的一项投资，通过职业康复可以明白什么样的支持和哪些阻碍会
影响孤独症患者就业，从而对症下药，充分提高其就业能力，提高就业
率。[3] Hillier 等认为通过职业支持项目和就业支持条款能显著提高孤独症
患者就业率且有助于增加收入。[4] Cimera 等通过对美国 2002~2006 年孤
独症患者接受职业康复服务的情况进行研究，得出接受职业康复服务的
孤独症患者超过 121% 的结论，[5] Howlin 通过对 68 个平均年龄为 29 岁的
孤独症患者的跟踪调查发现，有 8 人在竞争性环境中就业，1 人创业，
14 人在支持性或庇护性环境中或作为志愿者就业，42 人被家庭提供工作，
就业率在 80% 左右。[6] Lawer 等通过对美国职业康复系统中年龄在 18~65
岁的孤独症患者和其他残疾类型的患者做对比研究也发现，在职业康复
服务结束后，42.2% 的孤独症患者可以在竞争性环境中就业，2.1% 可以
在庇护性环境中就业，这个结果比智力迟缓、特殊学习障碍和其他残疾
者要好。[7] Howlin 等通过对支持性就业项目 NAS Prospect[8]8 年的跟踪研

①　Robert Evert Cimera and Richard James Cowan, "The Costs of Services and Employment Out-comes Achieved by Adults with Autism in the US," *Autism the International Journal of Research & Practice* 13 (2009): 285-302.

②　García-Villamisar and C. Hughes, "Supported Employment Improves Cognitive Performance in Adults with Autism," *Journal of Intellectual Disability Research* 51 (2007): 142 - 150.

③　Jacob, Andrew, Melissa Scott, Marita Falkmer and Torbjörn Falkmer, "The Costs and Bene-fits of Employing an Adult with Autism Spectrum Disorder: A Systematic Review," *Plos One* 10 (2015): 1-15.

④　Ashleigh Hillier, Tom Fish, Patricia Cloppert and David Q. Beversdorf, "Outcomes of a So-cial and Vocational Skills Support Group for Adolescents and Young Adults on the Autism Spec-trum," *Focus on Autism & Other Developmental Disabilities* 22 (2007): 107-115.

⑤　Robert Evert Cimera and Richard James Cowan, "The Costs of Services and Employment Out-comes Achieved by Adults with Autism in the US," *Autism the International Journal of Research & Practice* 13 (2009): 285-302.

⑥　Patricia Howlin, "Outcome in Adult Life for More Able Individuals with Autism Or Asperger Syndrome," *Autism* 4 (2000): 63-83.

⑦　Lindsay Lawer, Eugene Brusilovskiy, Mark S. Salzer and David S. Mandell, "Use of Voca-tional Rehabilitative Services Among Adults with Autism," *Journal of Autism & Developmental Disorders* 3 (2009): 487-494.

⑧　一个为成年孤独症患者提供支持性就业服务的项目。

究，发现 68% 的患者找到了工作，其中大部分还可以长时间工作，能
力低的人也找到了工作。① 而且许多研究者都认为不同年龄组的孤独症
患者均可从职业康复干预中有所收获，只要提供与之相适应的服务。②
特别是咨询和指导、就业安置帮助、在职支持是所有年龄段患者成功就
业的共同因素。③

　　近年来，Roux 等④、Ditchman 等⑤、Roux⑥ 等学者均探讨了美国转衔
期孤独症患者职业康复服务情况和相关结果。Munandar 等学者则系统回
顾并总结了基于视频的干预对孤独症儿童整体竞争性雇佣技巧的作用。⑦

---

① Patricia Howlin, Jennifer Alcock and Catherine Burkin, "An 8 Year Follow-up of a Specialist Supported Employment Service for High-Ability Adults with Autism or Asperger Syndrome," *Autism the International Journal of Research & Practice* 5 (2005): 533.

② Patricia Howlin, "Social Disadvantage and Exclusion: Adults with Autism Lag Far behind in Employment Prospects," *Journal of the American Academy of Child & Adolescent Psychiatry* 52 (2013): 897-899; Jaime Lugas, Jaimie Ciulla Timmons and Frank A. Smith, "Research to Practice: Vocational Rehabilitation Services Received by Youth with Autism: Are they Associated with an Employment Outcome?" *Research to Practice Brief* 48 (2010): 4; Julie Lounds Taylor and Marsha Mailick Seltzer, "Employment and Post-Secondary Educational Activities for Young Adults with Autism Spectrum Disorders during the Transition to Adulthood," *Journal of Autism & Developmental Disorders* 41 (2011): 566-574.

③ June L. Chen, Connie Sung and Sukyeong Pi, "Vocational Rehabilitation Service Patterns and Outcomes for Individuals with Autism of Different Ages," *Journal of Autism & Developmental Disorders* 45 (2015): 3015-3029; Alberto Migliore, Jaimie Timmons, John Butterworth and Jaime Lugas, "Predictors of Employment and Postsecondary Education of Youth with Autism," *Rehabilitation Counseling Bulletin* 55 (2012): 176-184; James Schaller and Nancy K. Yang, "Competitive Employment for People with Autism: Correlates of Successful Closure in Competitive and Supported Employment," *Rehabilitation Counseling Bulletin* 49 (2005): 4-16.

④ Anne M. Roux, Jessica E. Rast and Paul T. Shattuck, "State-Level Variation in Vocational Rehabilitation Service Use and Related Outcomes among Transition-Age Youth on the Autism Spectrum," *Journal of Autism and Developmental Disorders* 50 (2018): 2449-2461.

⑤ Nicole Ditchman, Jennifer L. Miller and Amanda B. Easton, "Vocational Rehabilitation Service Patterns: An Application of Social Network Analysis to Examine Employment Outcomes of Transition-Age Individuals with Autism," *Rehabilitation Counseling Bulletin* 61 (2018): 143-153.

⑥ Anne M. Roux, "Identifying Patterns of State Vocational Rehabilitation Performance in Serving Transition-Age Youth on the Autism Spectrum," *Autism in Adulthood* 1 (2019): 101-111.

⑦ Vidya Munandar, Mary Morningstar and Sarah Roberts Carlson, "A Systematic Literature Review of Video-based Interventions to Improve Integrated Competitive Employment Skills among Youth and Adults with Autism Spectrum Disorder," *Journal of Vocational Rehabilitation* 53 (2020): 29-41.

二　国内文献综述

我国对于孤独症的研究起步较晚，学界在 1982 年陶国泰教授在《中华神经精神科杂志》上发表了一篇题为《婴儿孤独症的诊断和归属问题》的论文，首次报告 4 例被确诊的孤独症儿童后才开始慢慢关注孤独症患者，[①] 但主要集中于疾病发病机理、早期干预及行为训练等方面，对成人的关注相对较少，对孤独症患者职业康复的理论和实践研究更是屈指可数。目前的研究主要集中在职业康复的意义、职业康复支持性政策探索、职业康复形式和就业模式等方面。

1. 职业康复的意义

很多学者都认为开展职业康复工作是帮助残疾人实现就业、促进残疾人社会参与的重要途径，孤独症患者也不例外。职业训练是残疾人职业康复体系中的重要环节，是对残疾人早期干预成果的巩固，也是未来残疾人职业发展和生活安置的基石，具有承上启下的作用。吕学静、赵萌萌在研究中发现加强职业能力评估和职业康复体系的建设能够有效实现残疾人的就业保障。[②] 王莲屏等指出医疗康复是基础，教育康复是手段，社会康复是回归社会的保障，职业康复则是患者从病床走向社会的桥梁。[③] 雷显梅、刘艳虹也指出，我国应该尽早地帮助孤独症儿童为进入成年生活做准备，以减轻家庭负担、实现自身价值。对成年孤独症患者的服务是一个系统工程，需要完善的配套设施和政府部门的支持，也需要各类服务性组织和孤独症患者家庭通力合作，才能把中国孤独症服务事业推上一个新的台阶，更好地为成年孤独症患者及家庭服务。[④] 蒲云欢认为心智障碍青少年个体差异大，部分障碍者具备就业能力，但由于缺乏就业环境与就业指导而"宅"在家中，这无疑增加了家庭与社会的经济负担。为进一步促进残疾人教育与康复事业的发展，心智障碍青

[①] 陶国泰：《婴儿孤独症的诊断和归属问题》，《中华神经精神科杂志》1982 年第 2 期。

[②] 吕学静、赵萌萌：《我国残疾人就业保障的核心问题及国际经验借鉴》，《经济论坛》2012 年第 10 期。

[③] 王莲屏、朱平、孙知寒、杨平梅：《职业康复训练在残疾人康复中的意义及其作用》，第三届北京国际康复论坛论文集，2008。

[④] 雷显梅、刘艳虹：《美国自闭症谱系障碍成人就业和养护的特点及启示》，《残疾人研究》2016 年第 2 期。

少年职业康复是必须加以重视的一个环节①。

2. 职业康复支持性政策探索

从我国首例孤独症被报道，直到 2006 年我国才将孤独症列为精神残疾并纳入相应的保障体系。在这近 30 年的时间里，整个孤独症群体及其家庭都属于政策外的被忽视群体。之后国内针对孤独症患者的政策日趋完备，但对于孤独症患者职业康复却没有专门的宏观政策指导，大多数孤独症患者仍处在"自救"阶段。孙知寒通过对发达国家和我国职业康复发展历程的回顾，在总结我国职业康复不能很好地为残疾人服务的原因的基础上提出了三点建议：推进康复机构中的职业康复工作、修订职业康复流程和完善职业康复的制度保障。② 马玲玲等以生命周期理论为支撑，从发展支持的视角出发考虑以社会支持的方式进行社会干预，提出了政府相关部门应进行协调，努力解决大龄孤独症人士的就业和托养问题，培养孤独症儿童康复服务的专业人才队伍等措施。③ 宋思祺等在北京地区成年孤独症患者群体生活现状调查的报告中同样阐明了政府政策的重要性，要求政府出台更有效的社会保障机制，加强针对就业、生存等社会技能政策的实施，以职业康复、心理康复和社会康复为重点，开展成年孤独症患者康复训练与服务工作。④ 邓学易等以北京康纳洲雨人烘焙为例，探讨了大龄孤独症人士职业技能培训中存在的政策落实不到位、专业机构和学校拒绝招收等困境，提出通过专业化教学训练、个别化生产操作及市场化宣传销售等手段，形成"教—产—销"模式，以期为政府推广大龄孤独症人士的职业技能培训和制定相关政策提供有效可行的范式。⑤ 雷显梅、刘艳虹通过对美国孤独症谱系障碍成人就业和养护的特点进行分析，提出我国应制订孤独症谱系障碍成人就业和养护

---

① 蒲云欢：《生涯发展理论视角下：心智障碍青少年的职业康复》，《贵州工程应用技术学院学报》2021 年第 5 期。

② 孙知寒：《对加强职业康复工作促进残疾人就业的探讨》，《残疾人研究》2012 年第 4 期。

③ 马玲玲、冯立伟、陈钟林：《发展支持视角下的孤独症社会政策思考与建议》，《社会福利》（理论版）2014 年第 3 期。

④ 宋思祺、洪涛、丘莉：《北京地区成年自闭症群体生活现状调查报告》，《网友世界》2014 年第 19 期。

⑤ 邓学易、郭德华、于鑫洋：《大龄孤独症人士职业技能培训模式探索——以北京康纳洲雨人烘焙为例》，《残疾人研究》2015 年第 4 期。

的转衔计划，开展特色职业培训，设置符合个体特点的就业岗位，根据障碍程度分类养护等。① 华红琴通过对上海两个服务大龄孤独症患者的民间机构进行实践调研，从就业康复、社会化与居家生活三个方面阐释了大龄孤独症谱系障碍者的生活境遇与照顾者的压力，期望国家出台大龄孤独症谱系障碍者相关支持政策，特别是在法律保障、多层级的职业康复体系和孤独症庇护性就业方面。② 董萍、徐添喜介绍了美国 SEARCH 项目的实施程序与特点，以及其在孤独症学生就业转衔中提供的支持服务及其效果，提出了我国应开发与完善孤独症学生"从学校到就业"转衔模式等可参考的建议。③ 徐添喜等学者归纳出孤独症谱系障碍学生主要在社会交往、行为、情绪及自我决策等方面存在显著问题进而影响其就业，并对相关干预策略进行分析与总结，旨在为我国孤独症谱系障碍学生就业转衔教育与服务的研究和实践提供参考。④

3. 职业康复形式和就业模式

我国残疾人职业康复的发展历史较短，职业康复的实施模式尚处于探索阶段。徐添喜等在文章中结合我国职业康复的状况，基于对康复医学流程的分析和对职业康复实施模式的探究，形成了康复评定—职业培训—就业安置的职业康复基本流程。⑤ 另外，现阶段的职业康复研究中还没有较为完备的、针对各种障碍类型的有特殊需要人士的研究，针对孤独症患者的职业康复研究则笼统地包含于残疾人职业康复研究中。我国现阶段残疾人职业康复的主要形式有以下两类：一是由政府部门开办的各种职业康复中心为残疾人提供的以各种治疗为内容的康复服务；二是由私营教育或康复机构开展的职业康复服务，这种服务基本上直接沿用学龄期"特殊教育"的模式，仅仅是对前期教育康复进行延续，并没

① 雷显梅、刘艳虹：《美国自闭症谱系障碍成人就业和养护的特点及启示》，《残疾人研究》2016 年第 2 期。

② 华红琴：《大龄自闭症谱系障碍者生活状况与康复体系构建》，《社会建设》2017 年第 2 期。

③ 董萍、徐添喜：《SEARCH 项目在自闭症学生"从学校到就业"转衔中的应用与启示》，《残疾人研究》2020 年第 4 期。

④ 徐添喜、张春宇、丁艳丽：《国外自闭症谱系障碍学生就业转衔的相关研究及启示》，《现代特殊教育》2020 年第 12 期。

⑤ 徐添喜、雷江华：《残疾人职业康复实施模式探析》，《现代特殊教育》2010 年第 2 期。

有开展与职业相关的、系统的康复训练。① 在就业方面，孤独症患者与一般残疾人的就业模式一样，包括庇护性就业、支持性就业、一般性就业三种类型。由于孤独症被划为精神残疾，所以不少学者认为应该大力发展支持性就业。符大伟以广州市康园工疗服务机构为例对智力和精神残疾人的就业进行探索，认为通过政府主导、资金投入及购买服务方式在全市建立辅助性就业服务组织网络，运用工疗等职业康复训练手段实现智力和精神残疾人特殊就业是具有价值的。②

苏敏以深圳市孤独症患者就业为例，从社会生态系统的角度分析孤独症患者的支持性就业。③ 近年来，学者们加大了对孤独症患者就业模式的研究力度。王春芳总结出孤独症学生"评估—课程—融合实践"的支持性就业模式。④ 杨慧、宋快研究了武汉市"M 私厨"孤独症谱系障碍青少年自我就业的成功模式。⑤ 周旭东等总结出孤独症学生职业教育的"达敏模式"，即从缺陷补偿转为积极行为支持，从重视个体发展转变为强调生态化支持，从反复技能实操训练转变为重视适应生活、融入社会的训练。⑥

随着研究的深入，国内亦有学者开始探讨职业康复具体方法的效果。黄倩以烘焙为例，研究发现录像示范教学法对于孤独症青少年工作技能与工作态度的习得与维持均有成效。⑦ 张万丰比较了视频示范与图片提示对孤独症青少年工作技能干预效果的差异，结论是图片提示法的干预效果优于视频示范法；图片提示法对孤独症青少年工作技能的习得具有良好的维持效果；图片提示法和视频示范法对于提升孤独症青少年的工

---

① 吕学静、赵萌萌：《我国残疾人就业保障的核心问题及国际经验借鉴》，《经济论坛》2012 年第 10 期。

② 符大伟：《促进智力和精神残疾人辅助性就业的实践探索——以广州市康园工疗服务机构为例》，《残疾人研究》2015 年第 3 期。

③ 苏敏：《社会生态系统视角下自闭症者支持性就业分析——以深圳市孤独症者就业为例》，《智库时代》2018 年第 36 期。

④ 王春芳：《"评估—课程—融合实践"——自闭症学生支持性就业模式初探》，《大众心理学》2019 年第 6 期。

⑤ 杨慧、宋快：《自闭症谱系障碍青少年自我就业模式探讨——以武汉市"M 私厨"为例》，《现代特殊教育》2020 年第 18 期。

⑥ 周旭东、姚俊、傅海贝：《有效开展职业教育，为自闭症学生终身发展赋能——浙江省宁波市达敏学校的实践探索》，《现代特殊教育》2020 年第 5 期。

⑦ 黄倩：《录像示范教学法提升自闭症青少年工作技能与工作态度的成效研究——以烘焙为例》，硕士学位论文，重庆师范大学，2019。

作技能具有较好的社会效度。[①]

三 国内外文献述评

职业康复在发达国家是已经成熟多年的制度，因此国外对孤独症儿童职业康复的研究起步早，研究比较深入和全面。不仅探讨孤独症儿童职业康复的意义、孤独症对工作的阻碍、职业康复在解决孤独症儿童就业障碍问题方面的重要作用，而且更注重评估职业康复对就业的作用，强调转衔期孤独症儿童职业康复服务利用和相关结果，深入研究具体的职业康复方法如视频干预法等对孤独症儿童提升整体竞争性雇佣技巧的效果。反观国内，由于目前我国职业康复制度并未建立起来，职业康复仅仅是纸上谈兵，学者们只能介绍国外的相关制度，从国内建立孤独症儿童职业康复制度的意义、完善现有就业政策、推广现有实践中较为成功的就业模式等方面进行研究。不过可喜的是，近年来一些高等师范院校开始对孤独症儿童职业康复的具体方法进行关注和研究，体现了我国学界在残疾人就业领域研究的逐步深入。

第二节 我国孤独症患者职业康复
现状、困境及成因

职业康复作为一种"造血式"康复手段，对患者实现自力更生具有重要意义。从孤独症患者全生命周期所需支持体系来看，职业康复在整个生命周期中可谓具有举足轻重的地位。它占据了生命全程的大部分时间，是儿童过渡到成人的必经时段，是患者为了实现未来更好生活的必修内容（见表4-1）。

表4-1 孤独症患者生命全程主要需求

时 期	环 节	主要需求
0~3 岁	早期发现与诊断	专业咨询、医学诊断、早期育疗、家长支持、儿童福利

---

① 张万丰：《视频示范与图片提示对自闭症青少年工作技能干预效果的比较研究》，硕士学位论文，湖南师范大学，2021。

续表

时期	环节	主要需求
3~6岁	抢救性康复	康复干预、特教支持、医疗支持、学前准备、家长支持、儿童福利
6~18岁	融合教育 职业培训 养护安置	康复干预、融合教育、医疗支持、职业培训、养护安置、青春期支持、综合支持、家长支持、社会福利
18岁之后	就业支持 养护安置 社会保障 财产管理	庇护性就业、专业托养、医疗保障、家庭支持、生活保障、财产信托、残疾人福利

一　我国孤独症患者职业康复现状

1. 相关法律法规和政策支持

从我国于 2006 年正式将孤独症纳入精神残疾类型，孤独症患者便开始享有与其他残疾者一样的法定权利。在职业康复方面，没有专门针对孤独症的法律法规，但是在一些法律法规及政策中还是能够找到共性的职业康复和就业的相关规定（见表 4-2）。

表 4-2　孤独症患者职业康复相关法律法规和政策

法律法规或政策	颁布时间	相关内容
《中华人民共和国残疾人保障法》	1990 年颁布，2008 年修订	第十五条　国家保障残疾人享有康复服务的权利。各级人民政府和有关部门应当采取措施，为残疾人康复创造条件，建立和完善残疾人康复服务体系，并分阶段实施重点康复项目，帮助残疾人恢复或者补偿功能，增强其参与社会生活的能力
《残疾人就业条例》	2007 年	第十六条　依法征收的残疾人就业保障金应当纳入财政预算，专项用于残疾人职业培训以及为残疾人提供就业服务和就业援助。第二十二条　残疾人就业服务机构应当免费为残疾人就业提供就业信息；组织开展残疾人职业培训；为残疾人提供职业心理咨询、职业适应评估、职业康复训练等服务；为用人单位安排残疾人就业提供必要的支持
《关于加快推进残疾人社会保障体系和服务体系建设的指导意见》	2010 年	完善社会化康复服务网络，逐步实现残疾人人人享有康复服务。形成社会化的残疾人康复服务体系。建立健全残疾人就业服务网络，促进残疾人稳定就业。制定完善聋儿语训、脑瘫、智力残疾、孤独症儿童康复训练、辅助器具适配等方面的专业康复机构建设标准和康复技术标准

续表

法律法规或政策	颁布时间	相关内容
《中国残疾人事业"十二五"发展纲要》	2011 年	大力发展残疾人职业教育；加大职业技能培训和岗位开发力度，稳定和扩大残疾人就业；规范残疾人就业服务体系，保障有就业需求的残疾人普遍得到就业服务和职业培训；建立健全社会化的残疾人康复服务网络，全面开展医疗康复、教育康复、职业康复、社会康复，提供功能技能训练、辅助器具适配、心理辅导、康复转介、残疾预防、知识普及和咨询等康复服务
《关于发展残疾人辅助性就业的意见》	2015 年	智力、精神和重度肢体残疾人是最困难的就业群体，发展残疾人辅助性就业，有利于保障智力、精神和重度肢体残疾人的劳动就业权利，扩大残疾人就业规模，促进残疾人小康进程
《国务院关于印发"十三五"加快残疾人小康进程规划纲要的通知》	2016 年	继续实施"阳光家园计划"，为就业年龄段智力、精神、重度肢体残疾人提供护理照料、生活自理能力和社会适应能力训练、职业康复、劳动技能培训、辅助性就业等服务；为有就业意愿和相应能力的残疾人提供职业技能训练、岗位技能提升培训、创业培训和就业创业服务；为就业困难残疾人提供就业援助和就业补助
《残疾预防和残疾人康复条例》	2017 年	在残疾发生后综合运用医学、教育、职业、社会、心理和辅助器具等措施，帮助残疾人恢复或者补偿功能，减轻功能障碍，增强生活自理和社会参与能力

除了国家有相关法律法规和政策支持外，一些地方政府也开始积极行动，出台相关规定维护孤独症患者权利。如吉林省长春市《2017 年建设幸福长春行动计划》发布的 100 件实事中，将 16 周岁以上大龄孤独症患者纳入救助范围。

2. 政府经济支持

孤独症儿童有"七彩梦行动计划"等救助经费，但国家并没有专门的经费对孤独症患者职业康复提供资金支持，主要还是用残疾人就业保障金对孤独症患者开展就业帮助。

在地方政府方面，只有很少一些地区已经开始注重孤独症患者职业康复并对其进行了经济支持。例如，为保障大龄孤独症青少年接受教育、康复训练及日间照料服务，让大龄孤独症青少年走出家庭，减轻家庭经济负担，长春市残联下发《关于给予大龄孤独症、智力障碍青少年资金补贴的通知》，明确补贴对象和条件以及资金申请程序，对进入孤独症教育、康复机构及其他日间照料机构的 16 周岁以上大龄孤独症患者，给予每人每月 1000 元补贴。① 2007 年 5 月，北京市出台政策，对年满 16 周岁的重残无业人员按月发放补助，一部分成年孤独症患者能够享受这一待遇，但没有北京户口的同类人士不能享受。②

3. 民间组织积极参与

随着社会对大龄孤独症患者生存现状越发关注，社会各界对孤独症患者的关心也逐渐增多，希望为孤独症患者提供更多的支持。

一是以各大慈善基金会为代表的非营利组织通过爱心捐赠为孤独症患者职业康复提供资金支持。2009 年，腾讯公益慈善基金会通过"壹基金"公益基金会捐赠 90 万元资助成立"青葱计划"项目，主要对孤独症及其他有特殊需要青少年或成年人士提供支持展能服务、职业服务、暂宿服务。③ 2014 年，静语者社区与中华社会救助基金会启动"中华社会救助基金会静语者家园"公益项目，投入 68 万元共同推动关注成人孤独症群体的公益事业发展，帮扶成人孤独症群体融入社会。④ 这些慈善基金会希望通过提供专业技术培训，为孤独症患者、家庭、康复机构提供更多支持以促进患者职业技能培养，使其融入社会生活。

二是以企业为代表的捐赠。这些企业积极投身社会公益事业，在助残、扶贫等公益领域进行持续不断的投入，用行动践行企业社会责任。例如，2014 年，由中国第一汽车集团公司与吉林省残疾人福利基金会共同实施的"中国一汽助梦星星的孩子——救助孤独症、智障和脑瘫儿童康复训练项目"正式开展，连续三年为吉林省内 60 名在定点康复机构接受康复训练、没有享受国家或省康复救助项目补贴的贫困孤独症、智障和脑瘫儿童提供每人每年 15000 元的康复训练费。截至 2017 年，共救助孤独症儿童 180 余人，其中已有近 30 名孩子回归社会。⑤ 一汽集团还为

---

① 《大龄孤独症、智障青少年每人每月补贴 1000 元》，http://news.ifeng.com/a/20170322/50810096_0.shtml，最后访问日期：2017 年 3 月 22 日。

② 宋思祺、洪涛、丘莉：《北京地区成年自闭症群体生活现状调查报告》，《网友世界》2014 年第 19 期。

③ 由深圳市孤独症研究会提供。

④ 《静语者社区——大龄自闭症的家园》，公益中国网站，2015 年 6 月 11 日，http://www.pubchn.com/news/show.php? itemid=85642，最后访问日期：2023 年 10 月 13 日。

⑤ 《中国一汽为"星星的孩子"打开未来之门》，人民网，2017 年 4 月 5 日，http://finance.people.com.cn/n1/2017/0405/c387260-29190448.html，最后访问日期：2023 年 10 月 13 日。

接受资助的"星星的孩子"的未来做了持续性的规划，依据个体差异给予孤独症儿童相应的谋生技能的培训，使孩子长大后即使脱离了亲人，也能很好地独立生活。这一系列行动被命名为"星享计划"。① 又如东风英菲尼迪汽车有限公司"敢爱星球"公益行动——关爱孤独症儿童项目，通过壹基金"海洋天堂计划"已为孤独症患者家庭捐款约 1363 万元，超过 16000 个孤独症家庭从中受益。② 再如深圳市小牛普惠投资管理有限公司、香格里拉大酒店（罗湖店）共同为"点亮星梦"公益项目之"星梦烘焙室"捐款、捐物，该项目旨在为社会大龄孤独症患者提供专业的烘焙技能培训，助其获得基本工作素质、社会能力及职业技能等，让"星娃"在技能培养中感受自身存在的价值和意义。③ 在这些爱心企业的鼎力相助下，越来越多的企业更加主动地关心这些患者，为他们带来了更多希望。

三是社会大众的支持和帮助。一些患者的家长自己出资建立了养护机构，如患者家长冯东在宁波市慈善总会、鄞州银行公益基金会的帮助下于 2012 年在浙江成立省内首家孤独症家庭的援助公益机构——宁波市星宝孤独症家庭支援中心，服务孤独症患者及其亲人突破 1200 人次；刊印了省内第一份以孤独症人群为主题的内部刊物《星视界》，并对学龄阶段孤独症孩子的教育问题、14 周岁以上大龄孤独症孩子的出路问题进行了探索。④ 另外也有爱心企业家自掏腰包创办康复机构，如陈红辉于2015 年出资近 700 万元，办了一家心智障碍康复机构——宁波市镇乐康福苑，免费为大龄心智障碍者提供基本生存技能培训、社会实践机会，最终目的是让他们融入社会、自力更生。⑤

二　我国孤独症患者职业康复发展困境

笔者通过对吉林明智之家、深圳罗湖区孤独症残疾人综合（职业）康复服务中心、成都善工家园的实际调研，结合对问卷调查（见附录 3-

---

① 在吉林市明智之家调研所得。
② 《益轩奖—2016 中国汽车企业社会责任奖获奖名单》，2016 年 12 月 21 日，http://www.sohu.com/a/122243507_115873，最后访问日期：2023 年 10 月 13 日。
③ 由深圳市孤独症研究会提供。
④ 李本公主编《中华慈善年鉴（2014）》，2014。
⑤ 李本公主编《中华慈善年鉴（2015）》，2015。

1）的分析，以及查阅国内外文献发现，虽然我国近年来对残疾人的职业康复研究有了很大进步，但对孤独症患者等特殊残疾人的职业康复研究仍处于探索阶段，面临诸多困境。在问卷调查中，总共收到43份问卷，分别是吉林明智之家13份，深圳大龄孤独症QQ群9份，成都孤独症QQ群和机构21份。

1. 法律法规不健全且缺乏更新

我国对孤独症的研究起步较晚，相关法律法规和政策也基本处于空白状态。目前，我国还未有一部法律明确规定孤独症患者的权利。中国残联早在"十二五"规划中就纳入了孤独症患者救助，部分省区市也陆续出台程度不同的救助条例，但没有相关法律的支持和保障，缺少全局的规划与整体的协调，缺乏资金的投入，有效切实地解决孤独症患者的实际问题任重而道远，特别是缺少法律法规的明确指导造成许多执行过程中的困难。

在政策上，各级残联对0~6岁的孤独症患者提供了抢救性康复政策（如"七彩梦行动计划"），但缺乏针对大龄孤独症人群的相关政策与服务，国家层面惠及大龄孤独症患者的仅有一项2012~2015年中国残联与财政部联合开展的"阳光家园计划"——智力、精神和重度残疾人托养服务项目，该项目直接对托养机构进行补助，按是否提供寄宿，规定每年每人的资助标准分别为600元（日间照料机构和居家安养家庭）和1500元（寄宿制托养服务机构），标准偏低，尚不够一个大龄孤独症患者一个月的托养费用。孤独症患者从诊疗发现到康复治疗，从教育培训到职业康复，从就业独立到衰老死亡，整个生命周期都需要经济支持，而现有规定向儿童阶段倾斜，不能满足青老年时期的需要，政策支持力度小。法律法规和政策上的空白让大龄患者的权益无法得到保障。

2. 组织管理机构权责划分不明确

笔者通过调研发现，在孤独症患者职业康复管理过程中存在明显的职责划分不明确，产生管理漏洞。教育部门称已经把资源全部投入了公立学校，但公立学校的入校标准把一部分孤独症孩子排除在外，使得他们无法享受到法定的教育资源，通过四川省残联了解到，成都市的特殊教育学校几乎没有孤独症患者。在填写问卷的调查对象中，大部分患者为文盲，接受过特殊教育服务的只有4人，其余39人未接受过特殊教育服务（见图4-1）。对残联来说，作为残疾人主管部门，制定了相当多的政策保障患者的权利，但所有举措不得不在财政、民政、教育等部门的联合配合下才能开展，可谓"心有余而力不足"，处于十分尴尬的境地。而财政部门却说每年都按期向教育和民政部门发放了资金，已经没有任何义务再向民办康复机构额外支付。由此可见，权力的分散、管理的疏漏会给孤独症患者职业康复带来一定阻碍。

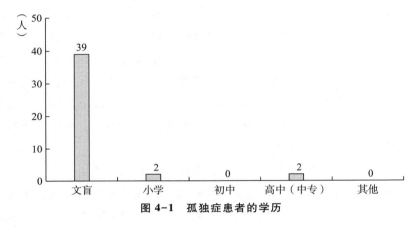

图4-1　孤独症患者的学历

3. 经济支持少，家庭负担重压力大

正如前面所提到的政府目前对孤独症患者职业康复的资金支持很少，在访谈中不少家长也表示家庭收入不算高，而花费在孤独症患者身上的金钱却很多，资金来源少，家庭负担重。调查样本的家庭年收入集中分布在10万~15万元（见图4-2）。由于孤独症伴随终身，家庭从孩子幼年就需要一直负担各种开销，不少机构收费高，服务项目又多，再加上可获得的政府救助少，很多参与职业康复服务的家庭一年支付的康复费用就占家庭收入的近一半（见图4-3）。加之孤独症患者的主要生活来源又是其家庭，其所需开支较大，部分家庭表示困难很大（见图4-4）。从问卷中可以看出，参与机构职业康复的患者家庭中，没有人认为不贵，9人认为非常贵，24人认为比较贵，6人认为一般；16人认为对家庭造成的负担非常重，19人认为比较重，4人认为一般（见图4-5、图4-6）。从费用负担形式看，以自费为主（见图4-7）。因此，被受访者都认为需要经济方面的补助和支持（见图4-8）。另外，由于大部分患者在康复机构进行康复训练，家长很少有人放弃工作专门照顾患者（见图4-9）。

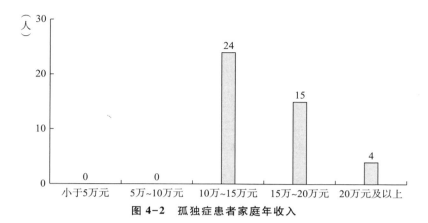

图 4-2　孤独症患者家庭年收入

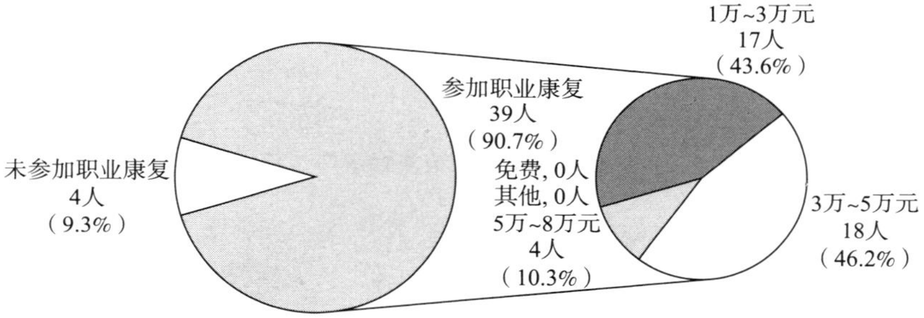

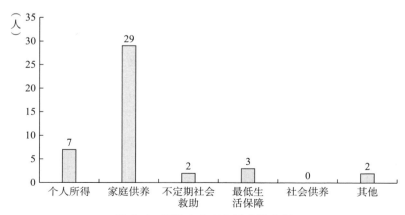

图 4-3　孤独症患者年康复费用支出情况

图 4-4　孤独症患者主要生活来源

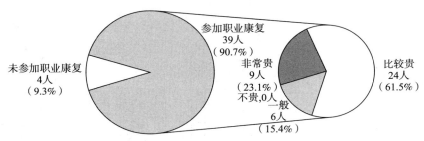

图 4-5　患者对职业康复机构费用的承受情况

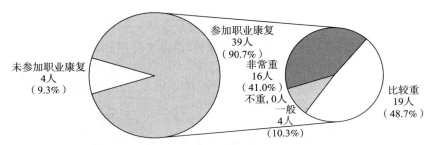

图 4-6　孤独症患者职业康复对家庭负担的影响

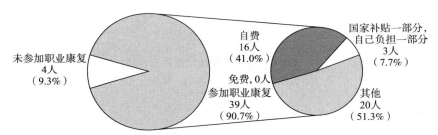

图 4-7　孤独症患者职业康复费用负担形式

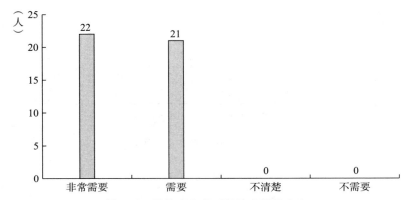

图 4-8　孤独症患者对经济支持的态度

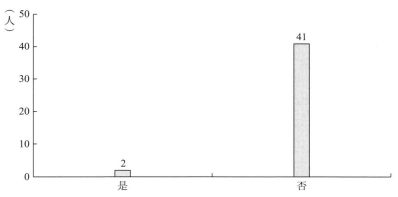

图4-9 家长是否放弃工作照顾患者

4. 职业康复机构数量少不能满足需求

我国的职业康复一直以工伤职业康复为主，直到近几年，对残疾人的关注和研究增多，残疾人的职业康复才渐渐受到重视。当前，我国孤独症患者职业康复服务机构处于起步阶段，机构规模和服务质量存在较大差异。政府主导创办的职业康复机构数量不多，以各地残联、妇联主导的民办康复机构为主。目前，我国约90%的民办康复训练机构是由孤独症儿童家长经营的。2009年的调查数据表明，康复机构登记为非营利性的占比为59.8%，登记为工商企业的占比为20.5%，还有一些机构未登记。[①] 另据中国残联统计，截至2014年，全国实名制教育康复机构已达1345家，但其中能接收大龄孤独症患者的寥寥可数，能够进行职业培训的就更少了。[②] 根据《中国自闭症人士服务现状调查（华南地区）》，为16岁以上孤独症患者开设的机构只有22.22%，还是以学龄前和学龄阶段服务为主，涉及职业康复的很少。[③] 比较出色的有北京星星雨教育研究院、北京康纳洲孤独症康复中心、吉林省吉林市明智之家孤独症儿童康复及托养中心、河南省郑州市康达能力训练中心、四川省成都市善工家园、哈尔滨市南岗区金色阳光残疾人康复中心等，相较于全国几百

---

① 中国公益研究院：《中国自闭症儿童现状分析报告》，《新京报》2012年4月3日。

② 《在中国，做一个孤独症孩子究竟有多难？》，https：//baijiahao.baidu.com/s? id=1577119414391082979&wfr=spider&for=pc，最后访问日期：2023年10月13日。

③ 深圳市自闭症研究会主编《中国自闭症人士服务现状调查（华南地区）》，华夏出版社，2013。

所为儿童康复服务的机构而言，机构数量太少。

5. 专业康复人才缺乏且流失率高

我国专业的职业康复师数量比较少。全国只有 70 多所本、专科院校开设了康复专业，每年培养的专业人才不到 8000 人，大部分是专科学历，远不能满足康复服务的需求，① 而专门从事孤独症康复的就更少了。另外，由于机构以家长开办居多，他们多以自身经验为标准对患者进行简单养护，根本无法从专业的角度用科学的方法对患者进行职业康复治疗，可能还会耽误患者的最佳训练期。

职业康复机构教师流失率高。一是因为大量的职业康复机构属于民办性质，未能有效解决教师职称问题。二是因为民办机构中大部分为NGO 组织，除了用所收取的学费和得到的经济支持来维持机构正常经营外，并没有额外收入，教师工资低是人员流失的主要原因。调研发现，在教师待遇方面，大多数教师的月工资在 2000~3000 元，拥有的社会保障和福利并不多，特别是在消费水平较高的深圳，这样的工资水平使教师捉襟见肘。三是职业康复机构中教师性别比例失衡，以女性为主，一些年轻女教师在机构中不仅负责职业康复事项，还要满足患者日常生活需要，在心理和情感上存在不适。因此，如何壮大师资队伍和降低教师流失率成为一项长期任务。在调查中发现，患者或其家长绝大部分都表示需要专业教师的支持与辅导（见图 4-10）。

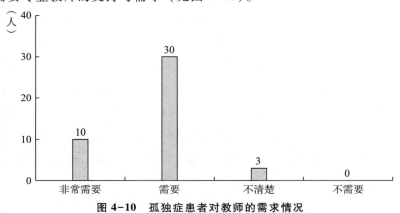

图 4-10 孤独症患者对教师的需求情况

---

① 《十三五期间建中国康复大学培养康复专业人才》，https://www.liuxue86.com/a/295782 6.html，最后访问日期：2023 年 10 月 13 日。

6. 公众对患者就业心存疑虑

通过实地调研发现，社会大众对孤独症患者就业存在诸多疑虑。用人单位认为孤独症患者在行为上显示出来的与常人不一样的地方，会让人认为孤独症患者是有攻击性的、不好管理的、难以命令的。用人单位会担心其在工作环境中不能胜任工作，不能与同事友好相处，不受管理与约束，因而孤独症患者被排除在就业之外。对于大众来说，孤独症患者能否被同事接受，孤独症患者从事工作所制造出来的商品是否能够保证质量、是否干净卫生、能否满足消费者的需求是他们主要担忧的问题。从所得问卷看，就业人数13人，未就业人数30人；其中兼职8人，全职5人（见图4-11）。通常为支持性就业，即康复机构所在地提供的工作岗位（见图4-12）。所从事的工作大部分为清洁服务（见图4-13），很多患者家长表示需要训练支持和就业指导服务（见图4-14、图4-15）。

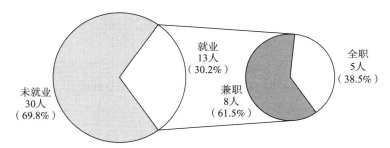

图4-11 孤独症患者就业情况

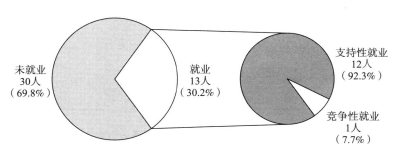

图4-12 孤独症患者就业支持情况

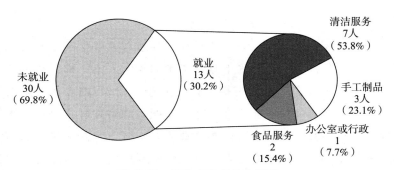

图 4-13　孤独症患者从业类型

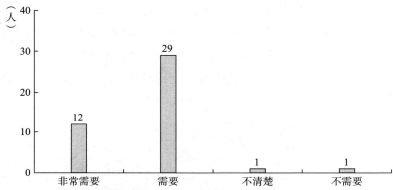

图 4-14　孤独症患者对训练支持的需要情况

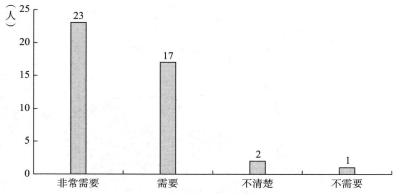

图 4-15　孤独症患者对就业指导的需求

7. 转衔服务缺失

通过实地调研和问卷分析了解到，在得到的特殊教育服务方面，接受过特教服务的 4 名患者以学习和生活自理等训练为主，没有工作训练（见图 4-16）。另外，家长普遍认为患者成年后所得到的服务明显减少

（见图 4-17）。原因在于我们国家对儿童患者的救助措施明显多于成年群体。家长认为患者需要转衔服务和信息支持以为成年后做准备（见图 4-18、图 4-19）。

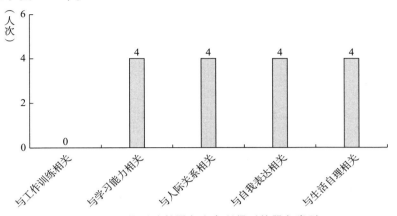

图 4-16　接受特教服务患者所得到的服务类型

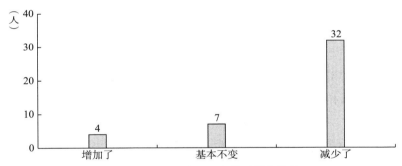

图 4-17　成年孤独症患者得到服务的情况

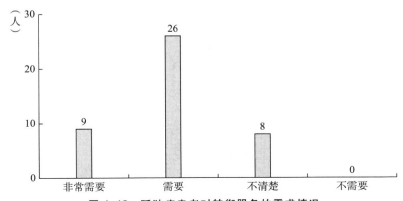

图 4-18　孤独症患者对转衔服务的需求情况

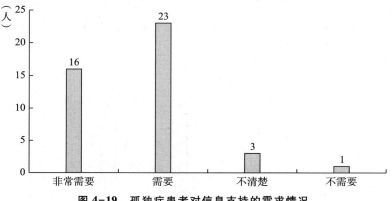

图 4-19　孤独症患者对信息支持的需求情况

三　我国孤独症患者职业康复发展缓慢的原因

1. 政府对孤独症患者职业康复还未足够重视

我国的职业康复一直以工伤职业康复为主，职业康复资源也主要向工伤职业康复倾斜，还有专门的工伤保险对其进行补助，大大减轻了需要康复者的负担。孤独症患者的职业康复则被融入残疾人职业康复中，采用通用的康复手段进行治疗。另外，没有涵盖孤独症患者职业康复的基金，唯一可用的就是残疾人就业保障金，但主要用于就业帮扶，加上申领程序复杂，补助额度又少，无法满足患者职业康复的全部需要。一些发达地区的救济，以定期社会救助或社会福利的形式提供，时间限制、申请门槛高、康复机构指定等导致难以实现真正的帮助。政府的重视不足是孤独症患者职业康复发展缓慢的重要原因。

2. 职业康复事业的发达程度与经济发展水平相关

孤独症患者职业康复事业直接受地区经济发展水平的影响。一般来说，经济发展的规模和速度决定职业康复发展的规模和速度，如表 4-3 所示，在经济发达的东南沿海地区孤独症康复机构多，在经济欠发达的西部内陆地区，孤独症康复机构少。没有资源的地方做不到康复，没有经济实力的家庭也做不起康复。受制于地区经济发展的差异，我国孤独症患者职业康复事业出现参差不齐的状况。

表 4-3　孤独症康复机构分布

单位：个

省份	数量	省份	数量
北京	64	重庆	10
河北	19	四川	10
广东	79	贵州	5
福建	19	甘肃	6
上海	17	青海	1
江苏	25	新疆	5
浙江	31	湖北	15
辽宁	31	湖南	18

资料来源：笔者根据全国孤独症康复机构名录整理所得。

3. 家庭收入低以及政府补贴少是造成康复压力大的经济根源

第一，高昂入园费的阻碍。由于大多数职业康复机构开设在经济条件较好的城市，物价水平偏高，入园费用偏高。即使政府对机构有补贴，但也不能完全覆盖所有开支。另外，一些患者并非本地居民，除了缴纳机构费用，还要负担其他生活费用，支出大于收入让许多家庭望而却步。家庭条件相对较好的家庭可能不在意，但那些经济条件较差的家庭，除非政府有特定的救济政策，否则他们是不会带自己的孩子去进行康复治疗的。第二，经济不堪重负中断职业康复进程。孤独症是伴随终身的一种疾病，其治疗和养护是一个长期过程，职业康复训练更是一个系统性的过程，不是几天、一年就能看到效果的，漫长的治疗恢复期可能会给一些家庭造成巨大压力，被迫中止或者放弃康复训练。

4. 大众了解少造成对孤独症患者职业康复的忽视和就业歧视

首先，从历史数据看，壹基金海洋天堂项目对社会大众进行调查发现，对孤独症不了解的达 48%（见图 4-20）。[①] 公众对孤独症了解少，进而就会对这个群体忽视，对他们的一切自然就知之甚少。其次，职业康复的重心在工伤和肢体残疾方面，对精神、心理等特殊残疾的医学康复都少，更谈不上职业康复了，更多的是家庭给予患者照顾。另外，大

---

① 深圳市自闭症研究会主编《中国自闭症人士服务现状调查（华南地区）》，华夏出版社，2013。

众对职业康复认识不全面，不少人压根就意识不到精神残疾者可以通过
职业康复从事一些具体工作。即使有人意识到了，也会存在精神残疾者
能否工作的疑问。正是缺乏对孤独症特征的了解、职业康复知识的欠缺
致使家庭、社会都不重视患者的职业康复，其也就无法享受任何服务，
导致就业率迟迟未能提升。

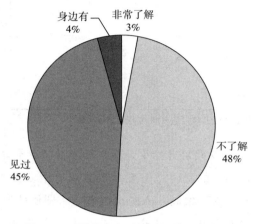

图4-20　社会大众对孤独症的了解程度

5. 医学水平不高和康复理念差异导致职业康复手段多且乱

第一，鉴于目前医学上对孤独症的发病原因未有定论，只要是有可
能减轻症状，有助于康复的方法都会被采用。除了主流的教育与行为干
预外，一些非主流治疗方法应用也非常广泛；而网络上关于孤独症的治
疗信息更是参差不齐，孤独症患者职业康复治疗领域乱象丛生，治疗项
目名目繁多让孤独症患者家长十分困惑。

第二，职业康复理念方面的差异也是行业规范未能形成的原因之一。
如北京星星雨康复机构认为通过对患者家长进行培训，让患者最亲密的
人来对患者进行训练是最行之有效的；吉林市明智之家孤独症康复教育
托养中心则认为专业的康复培训师才是孤独症患者最好的导师。再如，
是让患者在康复机构参与职业训练，还是在实地训练或是在家训练都存
在诸多争议。特别是拿来就用和经验主义的教条式康复模式严重阻碍了
行业发展。不少康复机构采用的一系列康复手段是从境外引进的，从评
估到就业指导都原封不动地复制，是否学到精髓，还值得研究和评估。
另外，一些机构是患者家长开办的，用自己认为行之有效的经验指导所

有患者的职业康复，既失之偏颇也不科学。

6. 国内对康复师的不重视

第一，康复师待遇不佳、薪水少。按理说康复师是兼具软件和硬件的综合素质人才，既有扎实的基础知识，又有较高的实践操作能力，还有充足的耐心和良好的沟通能力等，他们的待遇和薪水也应更高才对，但现实却不是这样。

第二，康复师社会地位不高。在不少大型医院里，康复科如同虚设，因为需要康复治疗的患者病程长，治疗见效慢，医疗费用没有手术和药物那么多，所以康复师在医院的地位和做手术的医生相比较低；在机构，一些康复师身兼数职，一些家长简单地认为他们类似于保姆；在一些小地方，人们把康复师和按摩师混淆，完全忽视其专业性。由于康复人才不受重视，至今我国的康复师还存在巨大缺口，无法与西方国家相提并论。

第三节　国内个别机构对孤独症患者职业康复的探索

为了更好地了解我国在开展孤独症患者职业康复方面的情况，笔者选取了三家机构进行走访调研。一是深圳市罗湖区孤独症残疾人综合（职业）康复服务中心，该机构成立于2015年，旨在为14岁以上孤独症及其他心智障碍者提供日间照料及康复、职业培训、住宿等全方位专业化的综合服务。因为这家康复机构隶属深圳市孤独症研究会，且处于我国经济较发达的沿海地区，经常为一些学术机构和政府部门提供相关服务。二是成都市武侯区善工家园助残中心，其于2011年成立，是成都地区大龄孤独症患者职业康复服务水平较高、项目较多的康复机构。通过借鉴台湾孤独症患者职业康复的做法，重点为16岁以上的脑瘫、智障、孤独症等智力及发展性障碍患者提供托养护理、教育康复、技能培训、职业培训等服务。三是吉林市明智之家孤独症康复教育托养中心，该机构创立于2009年，涵盖孤独症患者康复教育、职业教育及托养，和中国残联指定的孤独症康复人才培训基地——北华大学有合作。另外，机构还直接提供辅助性就业岗位，为患者就业提供便利。

一　深圳、成都、吉林三地机构的做法

1. 地方政府支持力度大

深圳作为中国社会经济发展的前沿地带，在孤独症研究方面是先行者。2011~2016 年连续出台帮扶政策鼓励开展孤独症患者职业康复，希望他们能得到更多服务。成都市于 2015 年下发《成都市残疾儿童康复救助办法》，对年龄不超过 14 周岁的患者提供每人每年 12000 元的救助金。有关职业康复服务则由各区县政府和残联决定。吉林市残联是明智之家和机构里孤独症患者的坚强后盾，以举办活动的形式引导全社会关注孤独症患者，从而为机构和患者提供各种帮助。另外，三地残联都为患者康复训练提供免费的实训场地（见表 4-4）。

表 4-4　三地政府对职业康复支持方式比较

城市	支持方式	相关内容
深圳	政策	《深圳市扶持残疾人就业办法》（2011 年）
		《深圳市残疾人托养服务办法》（2012 年）
		《深圳市残疾人特殊困难救助办法》（2015 年）
		《深圳市加快残疾人小康进程"十三五"规划》（2016 年）
成都	政策	《成都市残疾儿童康复救助办法》（2015 年）
吉林	活动	"与你同行，走出孤独"
		"点亮心灯，与爱同行"
		"全民志愿，善暖吉林——关爱星星的孩子"
		"孤独症儿童家长培训班"

资料来源：笔者根据深圳市残疾人联合会网站、成都市残疾人联合会网站和吉林市残疾人联合会网站资料整理所得。

2. 多方位的资金补贴

从孤独症患者职业康复持续时间长的特点和康复机构发展来看，充足的资金是患者获得职业康复服务、实现就业以及机构维持运营的源泉。机构资金筹集渠道多，主要来自政府（残联）拨款、社会捐赠、提供服务收入和义卖等，但所有的补贴均以本地户籍、持残疾人证为先决条件（见表 4-5）。

表4-5　三家康复机构资金来源对比

机构	经济来源			
	政府（残联）	社会捐赠（企业）	服务收费	义卖
深圳市罗湖区孤独症综合（职业）康复服务中心	1. 深圳市残联对在职业康复机构中进行康复训练的患者给予每人每月1000元的学费补助；对每位坚持打卡训练的患者补贴每日20元的生活费 2. 18岁以上患者无论是否到机构接受职业康复或托养服务，均可申请每月1000～2000元的居家安养补助 3. 市残联为中心1名教师和1名社工发放工资，但要求机构定期向残联汇报工作	1. 腾讯公益慈善基金会捐款90万元成立"青葱计划"项目 2. 深圳市民政局福彩公益项目之"同行者加油站""彩虹之家"计划	学费2000～3000元/月；提供学术服务	"星娃工坊"画作定期义卖
成都市武侯区善工家园助残服务中心	1. 截至2016年，获政府补贴4825316.68元 2. 武侯区户籍并被评估为轻度的学员，可以享受免费入园，其应缴费用由武侯区政府承担；被评估为重度的学员，家长缴费和政府补贴（享受与轻度学员同样的补贴金额）共同承担费用。家庭特别困难、家庭遭受重大事故等突发情况的重度学员，可另向区残联申请特别补贴	成都莽莽餐饮有限公司捐30620元	截至2016年，提供服务收入1389636.75元	"善工坊"中秋月饼礼盒义卖
吉林市明智之家孤独症康复教育托养中心	市残联向该机构提供了3个公益性教师岗位和10个公益性教师岗位，每个孤独症患者通过劳动可获得每月500元的收入，教师可获得900元补贴。13个在岗人员购买社保，市残联每月报销60%	一汽集团对16周岁以上的困难家庭患者给予1.5万元的爱心援助。在吉林省残联举办的"全民志愿、善暖吉林——关爱星星的孩子"活动中，20名孤独症患者获得一汽集团捐赠的30万元资助	学费为1000～3000元/月	"世界孤独症日"牛轧糖、画作义卖活动

资料来源：笔者根据深圳市孤独症研究会、成都市武侯区善工家园助残中心、吉林市明智之家孤独症康复教育托养中心调研资料整理得到。

3. 职业康复服务项目多，内容各具特色

深圳市罗湖区孤独症残疾人综合（职业）康复服务中心以"美好生活"理念设计社会适应、职业训练、日常照料等服务。主要涉及劳动技能训练、职业培训、日间康复及照料服务、兴趣小组和社区娱乐。对患者的职业康复服务以课程教学模式为主，辅以社会实践，目的是通过系统的、综合的、科学的训练使孤独症患者掌握基本的生存和劳动技能，有针对性地根据个体差异按需培养。善工家园也是一家为患者提供全生命周期服务的养护机构，为需要进行职业康复的孤独症患者提供大龄智障日托项目、大龄轻度智障职业康复项目。在不同项目中，根据患者特点提供更加细化的服务。明智之家经过多年大龄孤独症患者职业康复的实践，建立了一套成熟的孤独症患者职业康复的模式，整个康复服务围绕孩子一生的成长而制定。对儿童以行为教育为主，对大龄孤独症患者以职业训练和劳动技能训练为主，通过训练和培智的方式实现职业康复的目标（见表4-6）。

4. 职业康复流程科学规范

深圳市罗湖区孤独症残疾人综合（职业）康复服务中心用评估量表对每位入园学员进行评估，并制订教学计划，在教学计划的指导下开展共性化和个性化相结合的职业康复活动。除了共同参与的课程教育，也会为个别学员单独安排训练计划，特别是对于一些有特殊才能的学员，还会对学员进行考核。在学员结束职业康复培训课程后，会根据学员的掌握情况及自身能力安排学员进行工作体验，也会安排学员在超市等实习，最后用人单位根据考核结果决定是否接纳其就业（见图4-21）。在

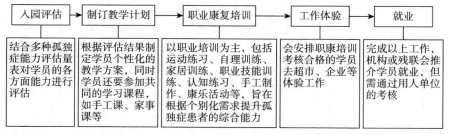

图4-21　深圳市罗湖区孤独症残疾人综合（职业）康复服务中心学员康复流程

资料来源：笔者根据对深圳市罗湖区孤独症残疾人综合（职业）康复服务中心工作人员的访谈资料整理得到。

表4-6　三家康复机构职业康复服务项目对比

机构	项目	对象	评估工具	教学目标	课程设计	课程
深圳市罗湖区综合症残疾人（职业）康复服务中心	展能服务训练	16岁以上中重度个案	"美好生活""中心为本"课程评估、语言行为训练评估及心理测评	提升患者独立生活技能，促进认知理解，自我需求表达、肌能协调及社会适应，掌握常规礼仪等	根据个案评估结果制订个别训练计划，根据计划为个案设计各类团体课、个训课	健身、实用课程、家事活动、自理练习课、社区融乐、手工练习、个别辅导等
	职业康复训练	16岁以上轻中度个案	"职业教育"课程评估、"美好生活"评估、个案生活评量及心理测评	以培养患者职业技能为主，提升其工作意识和技能、生活独立能力，促进社区适应、休闲娱乐，掌握社交常规礼仪等	结合两套评估工具，根据个案评估结果制订个别训练计划，根据计划为个案设计各类团体课、个训课	工作理论、办公自动化、劳动技能、烘培技术训练、手工艺品制作、工作体验等
成都市武侯区善工家园助残中心	大龄重度日托训练项目	16~59岁的孤独症等综合性智力障碍人士；部分16岁以下转衔阶段的特殊儿童和青年	根据《善工家园个案管理流程》的评估标准对学员进行综合能力评估	采用托养照料护理、基础教育培训、生活能力培训、社会能力培训、职业培训、文体康复娱乐等方式，为被托养学员提供托养服务和个人能力开发服务	日间托养康复照料、文化教育培训、康复训练、文体娱乐、生活能力培训、社会能力培训以及未来的职业培训和养老服务	
	大龄轻度智障职业康复项目	男16~59岁、女16~54岁，残疾类别为三级、四级的智力障碍、精神障碍残疾人	根据《善工家园个案管理流程》的评估标准对学员进行综合能力评估	使患者获得工作所需的技能及资源，协助患者进入或重返职场，使其自力更生，能公平参与社会生活	进行职业评量、职业训练、就业辅导等多项个别化职业康复服务技术训练	

续表

机构	项目	对象	评估工具	教学目标	课程设计	课程
吉林市明智之家孤独症康复教育教育托养中心	职业技能训练	10～16岁孤独症儿童	患者入园综合能力评估	提升自理能力、自我表达能力、工作一般技能，回归社会	以"行为训练"为基础的个别化教育方案、基本技能指导和融入集体生活训练	个别化康复训练、小组课程
	职业训练就业培训	16岁以上孤独症患者	《庇护性、支持性就业岗位备选人员能力信息采集表》	提升自我管理能力、服从命令能力、参与社会工作的能力	工作持续能力训练、安排劳动项目训练、建立环境支持	劳动实践、课上教学

资料来源：笔者根据深圳市罗湖区孤独症残疾人综合（职业）康复服务中心、成都市武侯区善工家园助残中心、吉林市明智之家孤独症康复教育托养中心调研资料整理得到。

整个职业康复活动中，机构会组织各种社会活动提高学员的社交和表达能力，为其未来参与社会工作打下基础。

　　善工家园大龄轻度智障职业康复项目是促进孤独症患者职业康复的主要项目，通过提供系统的专业辅导及相关资源支持，促进孤独症患者进入或重返职场。机构会对患者进行入园资格评估，而后设计并开展职业康复活动，直至职业康复活动完成（见图4-22）。职业康复包括三个

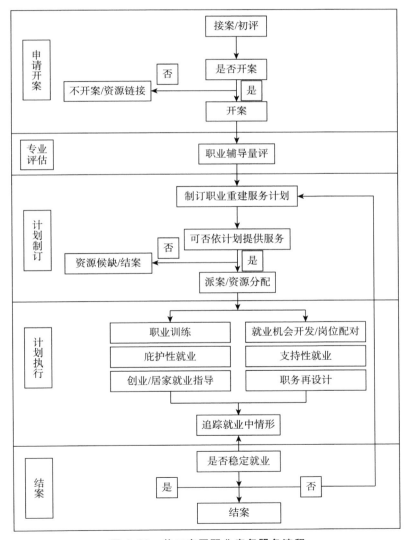

图4-22　善工家园职业康复服务流程

资料来源：笔者根据成都市武侯区善工家园助残中心调研资料整理得到。

阶段：职前训练期——技能训练期——实战期。每个阶段都有不同的训练内容，学员完成该阶段的内容后方可进入下一阶段。当学员三个阶段的学习和实践结束后，由职业康复个案社工向家长建议学员可进行上岗前职业评量，经家长同意并在家长参与的情况下，对学员进行测评，判断学员是否已具备进入职场的能力，为学员及家长提出可参与的就业岗位建议。家长及学员根据评估结果，选择合适的就业岗位。若未能通过测评或暂时没有合适的就业岗位，学员则继续进行实战训练或等待（见图4-23）。

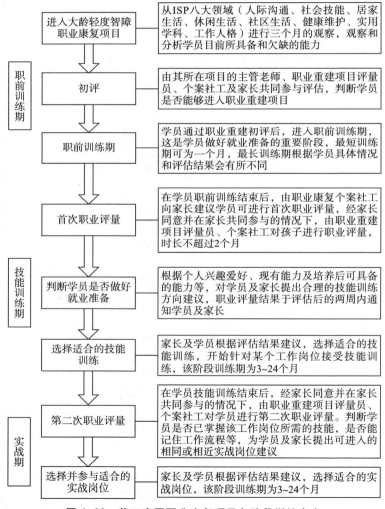

图4-23　善工家园职业康复项目各阶段训练内容

资料来源：笔者根据成都市武侯区善工家园助残中心调研资料整理得到。

明智之家在职业康复方面有两种训练形式，一是直接开展劳动实践活动；二是让孤独症患者经过课程式学习后再从事劳动实践。在整个过程中，通过职业康复服务和教育培养孩子自我管理能力，教导孩子如何索求、如何与人交流、如何听从命令。最终实现孤独症患者成功就业。职业康复过程如下。

第一阶段：首先对患者进行综合能力评估—初期康复—复评，初步了解患者的情况。评估通过使用一些量表并结合老师的观察进行，之后根据年龄和患者的去向采用不同的康复模式，分为进入义务教育学校接受职业教育和进入康复机构接受职业康复。

第二阶段：根据患者复评的结果开展康复教育，培养包括吃、喝等的独立生活能力。

第三阶段：多种劳动技能培养及劳动实践。以劳动技能培养为例，根据孩子的自身特点培养其力所能及的劳动技能；之后进行劳动实践，以检验之前劳动技能培养阶段的成果和为就业做准备。在这一环节，学员需按设计好的工作项目和工作流程在一定时间内独立完成工作，如果出现不能完成工作或由情绪问题导致无法继续工作的情况，则这部分患者需返回到上一个步骤进行再培训，直到教师经过评估认为其可以进行实践活动为止。在此期间，孤独症患者可以在云耕智慧农业产业孵化园内进行实践，由指导教师安排固定的工作，分配不同的工作任务。通过这种长时间的训练，培养孤独症患者持续工作的能力，如清洁卫生间（见图4-24）。

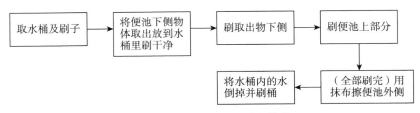

图4-24 清洁卫生间流程指导

资料来源：笔者根据吉林市明智之家孤独症康复教育托养中心调研结果绘制。

第四阶段：就业。通过劳动实践评估的孤独症患者即可参与就业。机构一贯提倡的是学员通过职业康复训练能够找到长期的就业岗位，这样才能解决孤独症患者就业和生活的根本问题。在就业途径上，一方面，患者可以离开机构自寻职业，这需要用人单位的考核和接纳；另一方面，可以留在云耕智慧农业产业孵化园内工作，这是一种庇护性的就业模式。在这个平台上，他们主要从事室内保洁、图书整理、产品包装及咖啡吧服务工作并获得报酬，实现自给自足（见图4-25）。

另外，机构设计了"庇护性、支持性就业岗位备选人员能力信息采集表"（见附录3-2）对患者的基本信息、工作经历信息等进行收集以用于初步分析；另有"入场支持策略一览表"（见附录3-3），用以对患者的学习能力、工作表现、工作态度进行记录，根据评判结果安排就业岗位；最后填写包括管理者评估、同事评估、自评的"跟踪回访表"（见附录3-4）。

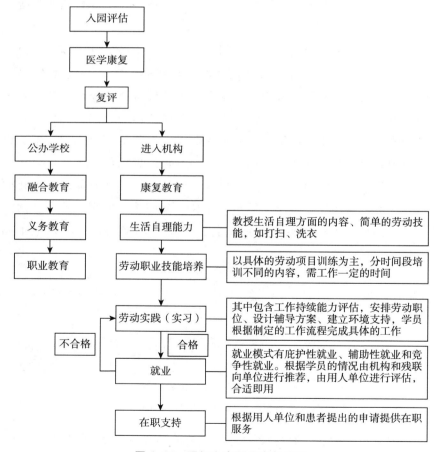

图 4-25　明知之家职业康复流程

资料来源：笔者根据吉林市明智之家孤独症康复教育托养中心调研资料整理得到。

5. 师资配备充足，教师素质较高

深圳市罗湖区孤独症残疾人综合（职业）康复服务中心按照1∶5的比例配置教师具体负责学员的训练工作。大部分教师具有社会工作的丰富经验，有些老师拥有教育和康复专业背景，能很好地开展教学工作。善工家园目前拥有社工、特教、康复职业化团队共103人，大部分教师是专业的高学历人才，具备扎实的专业知识基础，也有相当丰富的实践经验。对孤独症患者的教育和照顾都能做到有条不紊。明智之家目前有教师50多人，多来自北华大学。他们具有特殊教育、护理学、心理学等专业背景，能根据学员的自身能力和个体化差异制定培训方案并在教学中进行指导，使患者真正地融入社会生活。

6. 就业支持情况

在患者就业方面，成都善工家园目前已建成集中就业点（第二人生咖啡馆）1个、工作样板间（训练场）3个，以提供庇护性和辅助性就业。在机构参与职业康复训练的孤独症患者中有1名在机构的咖啡馆工作，另有1名在保险公司从事文档整理工作，属竞争性就业。吉林明智之家目前有6名孤独症患者参与辅助性就业，就业场所为云耕智慧农业产业孵化园。

二　成功做法总结

1. 地方政府大力支持

通过对三个康复机构的调研发现，当地政府都十分支持机构的发展，都提供了相应的场地、设施和资金。除此之外，还不定期组织各类活动，呼吁社会关注孤独症患者、关注机构发展，同时为患者家庭提供帮助。

2. 职业康复服务丰富且质量高

通过对三个机构的实地调研发现，虽然三个机构成立的时间先后不一，但在职业康复工作上都有自己的一套成熟做法。它们提供了多种服务项目满足不同患者的需求，学习其他先进地区的做法，通过实践积累丰富的经验，为患者提供更多有价值的帮助。个案管理和特殊个别辅导更是因材施教、科学服务的直接体现。

3. 高素质的教师队伍

从教师文化程度来看，三个康复机构的教师都是具有高学历、专业性的人才。比如，成都善工家园教师主要来自四川大学、四川师范大学；吉林明智之家教师主要来自北华大学特殊教育学专业。这些教师具有较高的专业能力，业务能力强，能保证所授课程的质量。从德育素质来看，机构在挑选执业教师时对教师进行了全面考核，以此保证患者能得到更好的关爱。

三 存在的不足和薄弱环节

1. 资金缺口大

虽然说三个机构都有多渠道的资金来源，但也不难看出资金总量还是偏少，因为所有资金收入并不是只用于患者职业康复活动，还有营运费用、人力成本、教辅用具、餐饮食宿、杂费等都需要定期列支，资金显然太少。像明智之家、善工家园、深圳市罗湖区孤独症残疾人综合（职业）康复服务中心这样的知名机构资金收入都紧张，那些小型机构既没有政府支持又无社会捐赠，仅凭一点课程费维持运营，又如何能为患者提供优质的职业康复服务呢？

2. 户籍壁垒限制优质资源配置

基于户籍制度的社会政策使得资源分配受到限制，深圳经济发达，企业多且收益好，政府财政收入多，社会福利政策相应偏多，而且越是发达的城市，医疗教育水平越高；成都作为西部经济发达地区，各种资源也相对较多，社会福利政策也相应偏多。但正是户籍限制导致跨省康复困难，本省内跨市康复困难。

3. 职业康复行业标准缺失

正如上文提到三个康复机构都为患者职业康复提供了若干项目，也都进行了精心的课程设置和流程安排，但是由于国家没有相关统一标准和模式，所以怎样的职业康复才算是合格的，怎样的评估才是有效的，很难衡量。每个康复机构从入园评估到最后结案都由自己说了算，没有一个大框架下的规范，只是根据了解到的境外职业康复信息或是通过与其他机构合作就把所有标准简单地定好，无法让人真正信服。

第五章 中国港台地区孤独症儿童的
康复与社会支持

我国香港和台湾地区孤独症儿童的康复服务开展时间早，针对孤独症儿童康复的社会支持项目多、水平高，在该领域走在亚洲前列。许多大陆康复机构和港台康复机构之间建立了友好交流的伙伴关系，在相关康复人才培养、康复训练方法上相互借鉴。

第一节 港台地区学龄前孤独症儿童的教育康复

一 香港学龄前孤独症儿童的教育康复

1. 政府制定康复资助及服务标准

1986~2005 年，香港地区 15 岁以下的儿童中，孤独症的发病率估计为 0.161%，男孩和女孩的比例为 6.58：1，这 20 年里孤独症的发病率呈现稳定提升的趋势。2015 年，香港迈步孤独症儿童训练中心发布的数据显示，香港 2~6 岁儿童的孤独症总体发病率为 1.13%，孤独症儿童的平均确诊年龄为两岁零十一个月。2020 年发布的数据显示，孤独症发病率高达 3.72%，香港成为全球孤独症发病率最高的地区。根据上述数据不难发现，香港孤独症的发病率很高，孤独症儿童的确诊年龄小，表明香港孤独症儿童的诊断技术很高。对于学龄前孤独症儿童的教育康复，香港特区政府制定了服务标准，并建立了相关检查和评估机制。针对孤独症儿童的资助标准及服务供给制定了《津贴及服务协议》，针对提供教育康复的机构制定了《服务质素标准》，以此来约束和规范教育康复机构的发展。

香港社会福利署通过出资购买服务的方式发展孤独症儿童教育康复。在香港，孤独症儿童的教育康复服务主要由非政府组织和非营利机构提供，政府负责监督和审查，只要是达到政府《服务质素标准》的都可获得政府资助。在香港，孤独症儿童可享受一站式服务，从孤独症儿童接受检查到其转至康复机构接受康复训练，都有一套标准的流程（见图5-1）。

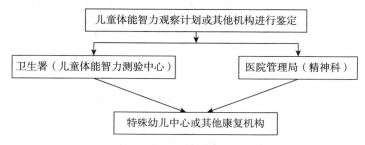

图5-1　香港地区孤独症儿童转介流程

资料来源：《孤独症研究取得新突破》，http://jzb.com/bbs/thread-2682399-1-1.html。

2. 康复服务体系及康复训练方法

目前，香港孤独症儿童的教育康复主要由协康会负责。协康会成立于1963年，是香港规模最大的儿童教育及康复机构之一。协康会下辖7家特殊幼儿中心、10家早期教育训练中心、1家幼儿中心和3家家长资源中心，在这些康复机构中有融合幼儿园、特殊幼儿园和正常幼儿园，每年为6000个以上的家庭服务。①

香港针对学龄前孤独症儿童已经建立起了专业化、科学化、分工明确的教育康复服务体系。对于孤独症幼儿的发育障碍，不同的症状由不同领域的专业教师负责缓解，真正实现了"对症下药"，这也便于儿童整体机能的全面康复。在该体系中，幼教老师专门负责儿童的一日教学活动；物理治疗师负责幼儿的物理治疗；言语治疗师负责幼儿的语言教学；心理治疗师负责儿童的心理评估；保育员负责幼儿饮食起居和生活自理能力的培养；等等。② 除此之外，每个教育康复机构都有社工服务和家庭支援服务。

除机构、家庭服务外，由社会福利署拨款建立了社区康复服务体系。社区康复网络由相关专业人士组成，包括注册的社工、护士、物理治疗

① 《香港协康会自闭症（孤独症）结构化教学基础》，http://www.xingguanglu.com/tea/zibizhengliaoyushi/84.html，最后访问日期：2023年10月18日。
② 《香港残疾儿童康复教育工作考察报告》，http://www.yyyy2000.com/index.asp? bianhao=138，最后访问日期：2023年10月18日。

师及职业治疗师等。如果儿童有需要，也会邀请医生、营养师、药剂师、心理学家等提供协助服务。[①] 另外，孤独症儿童还享有残疾人士社区支援计划和其他非政府资助服务（见表5-1）。

表 5-1　香港地区孤独症儿童享有的服务

残疾人士社区支援计划	残疾人家长或亲属资源中心	为患儿家长提供精神支持和相关建议，使其在心理上接受患病儿童，培养相关技能，使其可以对孤独症儿童进行适当训练
	孤独症特别支援计划	为孤独症儿童提供专业评估及个案和治疗小组介入服务
其他非政府资助服务	非营利孤独症人士服务	一些学校的研究中心和其他非政府组织为有需要的孤独症患者提供个人及小组训练、课余托管、家长及公众宣传教育等服务
	私营孤独症人士服务	由私营机构等提供的服务，为孤独症人士提供医疗评估及治疗、心理评估及治疗、艺术治疗以及行为训练、融合班、健康食品等服务

资料来源：《香港自闭症人士康复服务概览自闭症人士服务、信息及家长组织互联网》，http://www.doc88.com/p-3087108986334.html，最后访问日期：2023年10月18日。

目前，香港关于学龄前孤独症儿童的教育康复训练主要采用结构化教学法（TEACCH）。该方法是根据儿童学习特点，系统地将学习材料、学习环境以及学习程序安排好，让儿童按照设计好的结构进行学习。该方法在美国干预方案的介绍中也有提及，具体内容见图5-2。

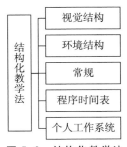

图 5-2　结构化教学法

资料来源：《香港自闭症人士康复服务概览自闭症人士服务、信息及家长组织互联网》，http://www.doc88.com/p-3087108986334.html，最后访问日期：2023年10月18日。

---

① 奚敏、赵聪敏：《香港残疾儿童的康复》，《现代护理》2003年第4期。

二 台湾地区学龄前孤独症儿童的教育康复

1. 早期疗育制度与政策和经济支持

自 2000 年以来，台湾地区孤独症儿童人数呈现迅速增长趋势，截至 2020 年末，台湾孤独症人数已经达到 16683 人。台湾 2020 年总人口约为 2383 万人，由此可知台湾孤独症的发病率约为 0.7%。据统计，学龄前孤独症儿童男女比约为 6.45∶1。[1]

在台湾，孤独症患者被单独纳入身心障碍者分类是在 1997 年修订的"特殊教育法"中。从此，孤独症儿童也可享受台湾对于身心障碍者的一切政策规定的权益。台湾地区拥有较完善的儿童及少年福利服务体系（见图 5-3）。为了及时发现有发育障碍的儿童，当地建立了完善的儿童及少年早期疗育制度。该制度对于及时发现儿童是否患有孤独症具有非常重要的作用。根据台湾地区相关规定，"早期疗育"指的是社会、教育、福利、卫生等专业人员通过团队合作的方式，根据 6 岁以下发育迟缓儿童及其家庭的需要，提供必要的治疗、教育、安置和其他服务。早期疗育制度规定并建立了孤独症儿童的筛查、评估、治疗、教育等环节的转衔机制，

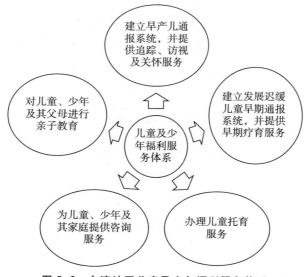

图 5-3 台湾地区儿童及少年福利服务体系

---

[1] 林宝贵、徐云：《台湾自闭症儿童教育》，《现代特殊教育》2016 年第 17 期。

孤独症儿童不同的需求都由专门的机构负责，大大解除了儿童及其家庭的后顾之忧。

台湾地区特殊教育、儿童及少年福利、身心障碍者保护等相关规定较为完善。尤其是 2007 年出台的"身心障碍者权益保障法"与《国际健康、功能、失能分类标准（ICF）》接轨，身心障碍者不再仅仅由单一的医师进行鉴定，而是由医生、家长、特教老师、社工等专业团队一起进行鉴定。

当前台湾对于学龄前孤独症儿童及其家庭给予了较大的经济支持。自 1997 年孤独症患者被纳入身心障碍者范畴，孤独症儿童便享有针对身心障碍者的福利政策。台湾身心障碍者分为极重度、重度、中度和轻度四类。对于前三类身心障碍者，归类为低收入的补贴 8200 元/月，归类为中低收入的补贴 4700 元/月。对于轻度的，归类为低收入的补贴 4700 元/月，归类为中低收入的补贴 3500 元/月。除此之外，对于纳入全民健康保险范畴的身心障碍者，其自付保险费部分政府也会给予补助，对于极重度、重度身心障碍者政府全额补贴，中度身心障碍者补贴 50%，轻度补贴 25%（见表 5-2）。值得一提的是，为了平衡相关医疗资源，形成"小病在社区，大病在医院"的格局，台湾实行"分区分级医疗制度"。由小医院转诊到大医院的费用要低于直接到大医院就诊的费用。这也是表 5-2 中，经转诊比未转诊费用低的原因。根据《全民健康保险对象免自行负担费用办法》规定，幼儿孤独症属于重大疾病，因此在其申请重大伤病证明后，其当次住院及出院后相关门诊免自行负担部分。[①] 对于学龄前孤独症儿童所需要的早期疗育费用政府也会给予补贴，低收入家庭最高补贴 5000 元/（人·月），一般家庭补贴 3000 元/（人·月）。[②] 台湾身心障碍者福利经费来源见图 5-4。

表 5-2　台湾地区全民健康保险个人负担情况

基本部分负担/门诊部分负担	一般门诊			中医	急诊
	医院层次	经转诊	未转诊		
	医学中心	210 元	360 元	50 元	450 元

① 《全民健康保险对象免自行负担费用办法》，https://wenku.baidu.com/view/447e93 39964bcf84b9d57b51.html，最后访问日期：2023 年 10 月 18 日。

② 厉才茂、申竞然：《台湾身心障碍者保障与服务状况综述》，《残疾人研究》2015 年第 1 期。

续表

基本部分负担/ 门诊部分负担	区域医院	140 元	240 元	50 元	300 元
	地区医院	50 元	80 元	50 元	150 元
	基层诊所	50 元	50 元	50 元	150 元

	药费	负担金额	药费	负担金额	
药费部分负担	100 元以下	0 元	601~700 元	120 元	
	101~200 元	20 元	701~800 元	140 元	
	201~300 元	40 元	801~900 元	160 元	
	301~400 元	60 元	901~1000 元	180 元	
	401~500 元	80 元	1001 元以上	200 元	
	501~600 元	100 元			

	医院层次	同疗程第 1 次	同疗程第 2~6 次
复健治疗 部分负担	医学中心		50 元
	区域医院	与基本部分负担/ 门诊部分负担相同	50 元
	地区医院		50 元
	基层诊所		50 元

	病房类别	部分负担比例			
住院部分负担		5%	10%	20%	30%
	急性病房	—	30 日	30~60 日	60 日以后
	慢性病房	30 日	30~60 日	60~180 日	180 日以后

资料来源：《台湾全民健康保险制度》，https://wenku.baidu.com/view/9a2070e61eb91a37f111 5ce9.html。

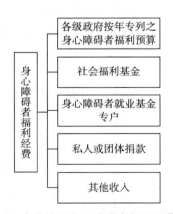

图 5-4　台湾地区身心障碍者福利经费来源

资料来源：笔者整理。

2. 教育康复服务内容和方法

在教育康复服务内容和方法方面，台湾地区设有 0~6 岁孤独症儿童的早疗机构和发展中心，主要通过以保教老师为主的专业团队与孤独症儿童及其家庭共同讨论协商，为儿童提供适合其个体发展的个别化教育方案（IEP）和个别化家庭教育方案（IFSP）。机构对孤独症儿童采用的主要是一对一和小组教学方式。机构保教老师还会提供上门服务，在自然的环境中强化儿童父母教养照护的观念与技巧。除此之外，各级政府还设立及奖励民间学前疗育机构，同时鼓励幼儿园、托儿所及其他学前疗育机构开展身心障碍幼儿学前教育、托育服务及特殊训练。①

第二节　港台地区融合教育背景下
孤独症儿童的社会支持

一　香港融合教育背景下孤独症儿童的社会支持

20 世纪 60~80 年代，香港地区对孤独症的认知较少，这一时期对大多数孤独症患者的治疗和干预效仿智力障碍者，直至 1996 年港英政府实施《残疾歧视条例》，其中规定所有学校都有责任接收有特殊需要的学生并为其提供合适的支持，同年提出香港学校教育目标，明确指出学校教育服务意识，使包括有特殊需要儿童在内的每个儿童的潜质得以发展，这些政策和条例为香港发展特殊教育奠定了基础，香港特殊教育由此蓬勃发展。90 年代以后，香港教育署以及非政府机构等为包括孤独症儿童在内的有特殊需要儿童提供的教育和服务逐渐增加，香港孤独症儿童教育不断走向完善。

1. 香港特区政府为学龄期孤独症儿童提供的服务

香港特区政府在医疗、教育等方面为患有孤独症的儿童提供服务，包括为他们的家长及照顾者提供有关孤独症的知识，以及建立有关医疗服务的专业团队。

---

① 《台湾身心障碍者保护法》，http://www.chinalawedu.com/news/1200/23155/23157/23192/23214/2006/4/pa0821242533242460023072-0.htm。

（1）专业评估及转介服务

卫生署通过儿童体能智力测验服务为疑似在成长过程中有问题的12岁以下孤独症儿童提供全面的体能智力测验评估服务。完成评估后，儿童体能智力测验中心会根据个别儿童的需要，制订跟进计划及提供转衔服务。有孤独症谱系障碍的儿童，经卫生署儿童体能智力测验中心初步评估后，会被转介往医院管理局（以下简称"医管局"）专科门诊接受进一步治疗。其中为孤独症儿童提供的服务，亦涵盖有智力障碍的孤独症儿童。为了加强对患有孤独症儿童及青少年的支援，医管局壮大由不同医护人员组成的跨专业医疗团队，每年为孤独症儿童提供及早识别、评估及诊治服务。专业团队会提供适当治疗及训练，以改善这些儿童的语言和沟通能力、社交能力、解决问题的能力、行为调节及情绪管理能力等，协助他们适应在日常生活中与其他人的沟通及相处。就卫生署儿童体能智力测验服务而言，差不多所有新个案均在三个星期内获得诊治，超过90%的新登记个案则在六个月内完成评估。

（2）教育支援服务方面

有孤独症兼智力障碍的儿童，一般会入读智障儿童学校，其他有孤独症但具一般智力的学生，则入读普通学校。为协助普通中小学照顾有特殊教育需要的学生，教育局一直在常规资助以外为学校提供额外资源、专业支援和教师培训，并鼓励学校采用正向的学习环境、小组培训、个别支持"三层支援模式"帮助有特殊教育需要的学生。学校可灵活运用资源，增聘人手或购买专业服务，为学生提供其急需的支援。此外，自2011学年起，教育局在普通小学及中学推行加强支援孤独症学生的试验计划，为孤独症学生提供系统性的额外小组训练。部分孤独症学生会出现较严重的情绪及行为问题，如在学校提供校本支援后仍未有显著改善，在取得家长同意后学校可转介其接受教育局提供的指导服务，接受抽离式的强化辅导。对于经支援后仍没有显著改善的个案，教育局会按需要考虑向学校提供一笔有时限的津贴，让学校聘请教学助理提供个别支援，以协助有关学生适应课堂。

（3）福利范畴方面

社会福利署（以下简称"社署"）通过早期教育及训练中心、特殊幼儿中心以及幼儿中心兼收弱能儿童计划，为孤独症儿童提供训练。社署于 2014~2015 年共提供 607 个额外名额。2011~2013 年，社署服务的轮候时间分别为 10~15 个月、12~17 个月及 13~17 个月。另外，关爱基金在 2011 年 12 月推出"为轮候资助康复服务的儿童提供学习训练津贴"援助项目，为低收入家庭中有康复服务需要的孤独症儿童提供每月最高 2615 元的学习训练津贴，让他们可以在轮候资助康复服务期间，利用非政府机构提供的自负盈亏服务，促进自身的学习与发展。①

2. 学龄期孤独症儿童的评估教育服务

（1）特殊学校中的孤独症儿童的评估与教育服务

对于进入特殊学校的学龄期孤独症儿童评估，由教育局的教育心理服务组和言语及听觉服务组提供，或由教育局资助校本教育心理服务及言语治疗服务提供。同时，卫生署或医管局管辖的儿童体能智力测验中心也会为 12 岁以下有发展障碍的学龄期儿童提供评估服务，特殊学校为孤独症儿童提供资源教学服务，言语治疗服务通过个别、小组或混合形式提供，改善孤独症儿童的问题行为，提升其沟通和社交技能。

香港教育局于 1983 年在特殊学校实行孤独症儿童的辅导教学先导计划，1987 年正式推行《特殊学校孤独症儿童辅导教学计划》，为就读于特殊学校的孤独症儿童提供支援，并于 1992 年、1995 年和 2002 年进行修订，不断满足日益增长的孤独症儿童教育需要。特殊学校按孤独症儿童的年龄编班，在《特殊学校孤独症儿童辅导教学计划》的指引下，除了提供课堂教学外，还为孤独症儿童提供课堂学习以外的强化辅导，结合孤独症儿童的需要、学习表现和教学活动特点开展不同模式的辅导教学，如个别辅导、1 对 2 辅导、小组辅导、入班支援和跟进辅导，提升孤独症儿童常规学习、社交沟通和生活适应的能力。此外，还有研究机构专为特殊学校中的孤独症儿童开设课程，如香港教育学院为孤独症儿童开设了"心智解读"（Theory of Mind）课程，这一课程旨在教导孤独症儿童理解他人的内心状态（包括想法信念、需要意愿等）以及预测他人的行为。

（2）普通学校中的孤独症儿童的评估与教育服务

根据香港立法会教育事务委员会融合教育小组委员会报告，2013~

---

① 《学前儿童康复服务》，https://www.swd.gov.hk/tc/pubsvc/rehab/，最后访问日期：2024 年 3 月 13 日。

2014 学年就读于公立普通中小学的有特殊教育需要的学生约有 33830 人，其中孤独症儿童为 4970 人，占总人数的 14.7%，并且历年数据显示，孤独症儿童在普通学校就读的人数在明显增加。① 在普通学校，教师通过课堂接触、检查作业和个别面谈等途径，观察入学儿童的学业表现、社交和自理能力，如果发现儿童在学业沟通和社会适应等方面有一项或多项困难，教师可运用评估工具了解其弱势，并与家长和专业人员沟通，决定是否将其转介，确定后将其转介到卫生署辖下儿童体能智力测验中心或医管局辖下大口环根德公爵夫人儿童医院儿童体智测研部，为其提供多方面的评估和诊断，结合评估结果转介，接受医管局的专科治疗服务，并接受学校的跟进服务。同时教育局也会通过学校定期评估孤独症儿童在普通学校的适应能力，并批准普通学校可以聘用督导教师，全面支持有智力障碍的孤独症儿童。

2010 年 10 月，香港特区政府发布教育范畴的施政纲领，指出在 2011~2012 学年推行"加强支援有孤独症学生的试验计划"，委托非政府机构为参与试验计划学校的孤独症儿童提供为期三年的额外小组训练，训练内容包括社交沟通、情绪控制和学习技巧等，并在 30 所小学低年级实行"学校参与分层志愿，有孤独症的学生学校支援模式发展计划"，即在三层支援体系中为普通学校孤独症儿童提供及早服务辅导的学校支援模式，为孤独症儿童提供全面的发展性、预防性和补救性的支援服务。试行效果显著，教育局于 2014~2015 学年将这一校本支援模式在小学和初中实行。在此校本支援模式中，普通学校除了为孤独症儿童提供系统的需要评估，还为孤独症儿童制订全面和具有针对性的个别学习计划，制定 2~3 个具体目标，并设计横跨三个层次的支援体系措施，即课堂教学、小组训练和个别辅导，同时加入家校合作的策略。学校的老师、学生辅导老师或学生督导员，还有教育心理学家都会参与帮助，可以增强孤独症儿童学习、社交和情绪三个方面的适应能力，减少问题行为的发生。三层支援体系如图 5-5 所示。

---

① 《香港普通学校自闭症儿童的评价和教育是如何开展的？》，https://www.asd-home.cn/wzdetail_10113.html，最后访问日期：2024 年 3 月 13 日。

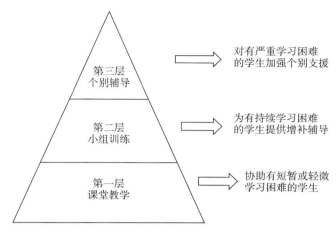

图 5-5　香港孤独症儿童三层支援体系

资料来源：笔者整理。

在第一层课堂教学中，普通学校为孤独症儿童提供正向的环境支持，学校优化课堂教学并营造友善的环境，针对孤独症学生对视觉信息有较大的反应和较强的理解能力两大优势，在课堂教学中使用视觉策略，利用图像和文字提示的方式告诉学生所在的环境，包括位置提示卡、课堂常规提示卡、声音控制表、感官提示卡等，要求他们做正确的行为，这一层级由科任教师及教学助理负责。在第二层小组训练中，由学校的支援人员（辅导人员或机构人员）为孤独症儿童提供额外小组支援，根据学生需要以小组形式进行辅导和训练，提升其学业表现、社交沟通和情绪调节能力。除了学校老师，社工或其他学校人员也都可以做导师，老师只需要跟进小组训练的进度，在教学中配合小组训练的内容策略去帮助学生，使学生可以在平时的教学环境中运用在小组中学习到的知识。在第三层个别辅导中，制订个别化教育计划，即"IEP"，由学生支援小组统筹教师和学生辅导人员、教学助理为孤独症儿童提供个别化的密集支援，开展小组学习和抽离辅导，使用实证支持的策略，提升其社交、学习和情绪方面的适应能力。普通学校还可以通过课程调整、教学调整、评价方式调整等对孤独症儿童进行支援。例如，在课程调整方面由科任教师共同决定课程的调整内容，如删减较为困难的内容，参考特殊学校的教材，把教材分为低中高三种类型。在评价方式调整方面包含多种评价方式：①学生自评；②家长教师和学生他评；③通过家长了解孤独症儿童接受志愿服务的效果并进行评价；④通过个别化教育计划的达标情况进行评价；等等。

3. 非政府机构对孤独症儿童融合教育的支持

香港的非政府机构如协康会、香港耀能协会、扶康会的牵蝶中心等一直为学龄期孤独症儿童提供专业支持和教育服务。如香港明爱为孤独症儿童提供校本专业支持服务，言语治疗师、职业治疗师或特殊教育工作人员到学校为其提供适切的支援服务，优化学校环境，设计丰富的课程内容和学校活动，帮助孤独症儿童适应学校生活。

在引进和改进国外孤独症儿童的教育和干预方法方面，非政府机构也发挥了重要的作用。此外，还有很多非政府机构开发了一些适用于孤独症儿童教学的应用程序，免费供家长和教师使用。例如，协康会开发的"童游社区"，以故事的形式从儿童视角描述如何参与不同的社区活动、学习社交礼仪，同时"童游社区"还适用于主题教学情境。香港耀能协会开发的"社交故事一按通"，收录了100个具有香港本地特色的社交故事，通过讲述社交故事提升孤独症儿童的社交认知技能。

香港协康会深信持续支援对于孩子茁壮成长尤为重要，但当孩子进入小学和中学阶段，不少家庭要面对政府资助服务和学校支援匮乏的难题。协康会通过多个服务计划，支持有特殊学习需要的孤独症儿童，让他们能够享受学习过程和校园生活。香港协康会对学龄期孤独症儿童的支援项目如表5-3所示。

表5-3 香港协康会对中小学孤独症儿童的支援项目

项目名称	支援层面	项目简介	服务内容
赛马会喜伴同行计划	学校支援	鉴于近年就读于主流中小学的孤独症学生数量持续上升，香港赛马会慈善信托基金拨款一亿六千七百万港元，联同香港大学社会科学学院、教育局、协康会及其他五家非政府机构，于2015年开展为期三年的"赛马会喜伴同行计划"，是全港首个专为就读于主流学校的孤独症儿童及其家长设立的全方位支援项目，并举办公众教育活动，消除大众对孤独症人士的误解	协康会为超过120所主流中小学内的孤独症儿童提供小组训练，帮助他们提升社交沟通及情绪调节能力；举行同伴共融活动，建立和谐接纳的校园文化；为老师提供多场专业咨询、讲座及工作坊。计划为家长提供系统的培训课程及咨询，让家长深入了解子女情况，并学习实用的亲子技巧；举办多元化亲子活动，为家庭注入正能量

续表

项目名称	支援层面	项目简介	服务内容
"成长导航"计划	课后功课辅导及支援服务	协康会在"携手扶弱基金"的赞助下，推行为期三年的"成长导航"计划，分别在港岛区、九龙区及新界区推行，为240位就读于主流小学一、二年级有特殊学习需要的儿童提供密集式课后小组辅导，协助他们解决功课上的难题。同时引入社交技巧和情绪控制活动，提供家长支援服务，以舒缓家长压力。深获参与的老师、社工及家长好评	帮助有特殊学习需要的小学生全方位夯实各科基础，提升主动学习的兴趣。强化儿童的情绪管理及社交能力，协助他们应对学习生涯中的各项挑战。帮助家长掌握有特殊学习需要儿童的特性及日常管教技巧，从而舒缓家长的压力。以小组形式，为儿童提供课后全科功课辅导，辅以教授学习方法；引入"社交训练"环节，提升儿童的社交技巧和情绪控制能力
亲子水疗服务	物理治疗服务	协康会提供的一项物理治疗专业服务，儿科物理治疗师会评估及分析儿童的体能发展情况及在水中的活动表现，巧妙利用室内恒温水疗池（32~34℃）的特性，设计各种有趣的个别及群体水中治疗活动，促进儿童的体能发展及提升运动和学习表现	物理治疗团队设计了多元化的水疗课程，在不同的发展阶段，持续提升儿童水中活动能力，并教导照顾者训练技巧，帮助儿童为享受水上活动的乐趣、使用社区康乐游泳设施、愉快融入社区游泳班及有效学习游泳姿势做全方位的准备
"青葱"计划	个别化专业评估及治疗	为协助家长了解及跟进儿童的发展需要，"青葱"计划提供个别专业评估及治疗服务。服务对象为幼儿园至初中阶段有特殊需要的儿童。针对儿童在成长、社交、情绪、学习、言语、体能等各方面的发展需要，进行评估及观察，并提供适切的建议、治疗及支援，以协助儿童及家长面对及解决困难	以一对一的形式针对个别儿童的需要，提供适切的治疗，对于被评估为孤独症（包括孤独症、孤独症倾向、孤独症谱系障碍等）的儿童。家长可以陪同进行治疗，以便了解儿童的发展及接受治疗的情况，并从中学习治疗方法。向家长提供家居跟进建议，以提升治疗成效

资料来源：笔者通过整理香港协康会官网信息得到。

二　台湾地区融合教育背景下孤独症儿童的社会支持

台湾地区特殊教育领域涵盖身心障碍教育和天赋优异教育两大类，前者关注公平正义的落实，后者则重视潜能开发与人才培育。台湾特殊教育蓬勃发展的主要原因是具备较为完善的特殊教育相关规定、教育普及等条件。同时，因应传统家庭结构的改变、少子化、普通教育的具体落实，学生获得适性教育的机会均等。

1. 台湾地区特殊教育相关重要规定与优质化政策

台湾地区的身心障碍者受教育权有相关规定的保障，同时受到国际潮流的影响，例如1993年联合国标准法准则（UN Standards Rules）特别指出重视障碍儿童的融合教育，以确保融合教育在主流教育中的可及性。

台湾地区相关规定为台湾地区特殊教育及融合教育奠定了发展的基础。在特殊教育发展过程中，每隔一段时间就会有相应的改革（见表5-4、表5-5）。①

周全的规定孕育完善的特殊教育，健全行政措施、提供特殊需要的服务是台湾教育相关部门1997年发布的《台湾身心障碍报告书》中的首要课题。特殊教育服务内容不断丰富，从早期疗育到高等教育，都有具体的依据及方向②。

表5-4　台湾教育相关部门颁布的特殊教育相关规定

年份	名称
1976	《特殊教育课程教材教法及评量方式实施办法》
1987	《特殊教育法实施细则》
1987	《特殊教育学校设立变更停办合并及人员编制标准》
1988	《特殊教育学生调整入学年龄及修业年限实施办法》
1988	《身心障碍学生升学辅导办法》
1999	《特殊教育相关专业人员及助理人员遴用方法》（2013年废止）
1999	《身心障碍教育专业团队设置与实施办法》（2013年废止）
1999	《特殊教育学生奖助办法》
1999	《高级中等以下学校艺术才能班设立标准》
1999	《身心障碍学生及身心障碍人士子女就学费用减免办法》
1999	《各级主管教育行政机关提供普通学校辅导特殊教育学生支持服务办法》（2013年废止）
2002	《身心障碍及资赋优异学生鉴定办法》
2011	《特殊教育学生申诉服务办法》
2012	《身心障碍学生教育辅助器材及相关支持服务办法》

①　吴筱雅、林坤灿：《中国台湾特殊教育学生鉴定工作述评》，《中国特殊教育》2016年第7期。

②　台湾教育主管部门：《特殊教育发展报告书》，2008。

续表

年份	名称
2013	《台湾地区"教育部"奖助民间团体办理特殊教育活动及私立大专院校办理身心障碍者推广教育专班作业原则》

资料来源：台湾教育主管部门相关规定查询系统。

表5-5 台湾教育相关部门颁布的特殊教育相关行政规则

年份	名称
1990	《各教育阶段身心障碍学生个案转型服务数据通报注意事项》
2000	《各教育阶段身心障碍学生转衔服务实施要点》（2012年废止）
2000	《台湾地区"教育部"补助大专院校辅导身心障碍学生学习实施要点》
2001	《台湾地区"教育部"补助直辖市县政府推动学前及国民教育阶段特殊教育工作实施要点》（2013年废止）
2002	《台湾地区"教育部"补助身心障碍者乐团和合唱团演出活动申请要点》
2002	《鼓励大专院校提供身心障碍学生大专院校正式招生名额及承办正式工作实施要点》（2013年废止）
2003	《台湾地区"教育部"补助大专院校身心障碍学生学习辅具原则》
2003	《台湾地区"教育部"鼓励大专院校开办市长理疗按摩学分班教学相关设备补助原则》
2003	《台湾地区"教育部"补助大专院校改善无障碍校园环境原则》
2003	《台湾地区"教育部"补助直辖市及县政府委托开设特教学分班经营原则》
2003	《台湾地区"教育部"鼓励大学院校新增设特殊教育相关专业研究所补助原则》
2004	《台湾地区"教育部"补助直辖市县政府所属特殊教育学校及高中职特教班经费作业原则》
2013	《台湾地区"教育部"奖助民间团体办理特殊教育活动及私立大专院校办理身心障碍者推广教育专班作业原则》

资料来源：台湾教育相关部门相关规定查询系统。

2. 台湾地区融合教育发展现状

台湾地区采用多元化教育安置模式，主要包括特殊学校、特教班、资源班、巡回辅导、床边教学和普通班等多种方式。特殊学校分为启聪学校、启明学校、启智学校、仁爱学校以及综合型特殊教育学校等五种。特教班是指附设于一般学校招收特殊学生的特殊教育班级，也称为自足式特殊班。资源班是指特殊学生部分时间在普通班与其他学生一起上课，部分时间需要到资源教室接受资源教师的指导。巡回辅导是指巡回辅导教师在不同学校之间为安置在普通班级中的特殊学生提供定期性服务，对无法到校接受教育的重度障碍学生，提供"在家教育"的巡回辅导补救服务。床边教学，这类教育安置方式针对需要卧床治疗、病情严重不适宜继续上学的学龄儿童进行中长期辅导。[①]

依据台湾地区特殊教育通报网统计，2019年台湾中小学的身心障碍学生中，有65209人（98.18%）被安置在一般学校附设的特教班（集中式、资源式、巡回辅导式、在家教育和接受特教服务的普通班），而安置在特殊学校的仅有1.82%，说明绝大多数的身心障碍学生已经进入融合教育环境就读。2019年，台湾中小学身心障碍学生有66417人，其中孤独症学生人数为10760人，占总人数的16.20%，[②] 经安置辅导委员会统计，安置教育服务的情况如下。

①分布式资源班身心障碍学生数为49719人，占总人数的74.86%。

②普通班（接受特教服务）身心障碍学生数为3245人，占总人数的4.89%。

③巡回辅导身心障碍学生数为5765人，占总人数的8.68%。

④床边教学班、巡回辅导（在家教育）等身心障碍学生数为646人，占总人数的0.97%。

⑤集中式特教班身心障碍学生数为6634人，占总人数的9.99%。[③]

3. 学龄期融合教育普及化——孤独症儿童义务教育阶段情况

（1）小学阶段

根据台湾教育主管部门特殊教育网站数据，2019年，台湾小学身心障碍类特教班级中，集中式特教班593个，分布式资源班1853个，巡回辅导363个，在家教育50个，总计2859个。另外台湾地区特殊学校特教班级数分别为集中式特教班87个、巡回辅导16个，合计103个。

2019年，台湾小学阶段孤独症学生人数为7160人，占所有身心障碍学生人数的17.81%。[④] 不分类（身心障碍资源班）、孤独症巡回辅导、情绪与行为障碍巡回辅导、不分类巡回辅导班为孤独症儿童主要接受的

---

① 兰岚、兰继军、吴永怡：《台湾地区特殊教育及对大陆特殊教育发展的启示》，《中国特殊教育》2008年第12期。

② 台湾特殊教育通报网，https://special.moe.gov.tw/。

③ 台湾特殊教育通报网，https://special.moe.gov.tw/。

④ 台湾特殊教育通报网，https://special.moe.gov.tw/。

特殊教育资源服务（见表5-6）。

表5-6　2019年台湾小学身心障碍类一般学校特教班级数统计

单位：个，%

教育方式	班别	班级数	合计	占比
分布式资源班	不分类（身心障碍资源班）	1842	1853	64.81
	智障	0		
	视障	2		
	语障	8		
	听障	1		
巡回辅导	视障	17	363	12.70
	视障（班）	8		
	听障	21		
	听语障	20		
	孤独症	8		
	病弱	11		
	情绪障碍巡回辅导	1		
	情绪与行为障碍	30		
	孤独症及情绪障碍	0		
	不分类巡回辅导班	247		
在家教育	床边教学班	5	50	1.75
	巡回辅导（在家教育）	45		
	立案教养机构（在家教育）	0		
集中式特教班	智障	492	593	20.74
	视障	0		
	听障	8		
	肢障	0		
	多障	0		
	不分类	93		
	总计	2859	2859	100

资料来源：台湾地区特殊教育通报网，https://special.moe.gov.tw/。

（2）中学阶段

2019年，台湾中学阶段特殊学校的集中式特教班有103个，巡回辅导式班有 19 个，总计 122 个。中学阶段孤独症学生人数为 3600 人，占所有身心障碍学生人数的 14.40%。不分类（身心障碍资源班）、孤独症巡回辅导、情绪与行为障碍巡回辅导、不分类巡回辅导班为孤独症儿童主要接受的特殊教育资源服务（见表 5-7）。

表 5-7　2019 年台湾中学身心障碍类一般学校特教班级数统计

单位：个，%

教育方式	班别	班级数	合计	占比
分布式资源班	不分类（身心障碍资源班）	894	897	64.49
	视障	3		
	智障	0		
	语障	0		
	听障	0		
巡回辅导	视障	7	99	7.12
	视障（班）	0		
	听障	5		
	听语障	2		
	孤独症	3		
	病弱	1		
	情绪障碍巡回辅导	1		
	情绪与行为障碍	21		
	孤独症及情绪障碍	0		
	不分类巡回辅导班	59		
在家教育	床边教学班	4	21	1.51
	巡回辅导（在家教育）	17		
	立案教养机构（在家教育）	0		
集中式特教班	智障	305	374	26.89
	视障	0		
	听障	2		
	肢障	0		
	多障	0		
	不分类	67		
	总计	1391	1391	100

资料来源：台湾地区特殊教育通报网，https://special.moe.gov.tw/。

4. 孤独症儿童疗育的社会资源支持

台湾地区各级地方政府与民间社会福利组织长期合作执行"儿童心理健康促进方案计划"，这个计划针对儿童时期常见的情绪障碍及心理问题展开。服务设计是通过家长培训、教职员讲座、读书会及家长支持团体进入小区，甚至深入资源未普及的偏远地区，建构一个相互支持和关怀的网络，以帮助儿童减少学习适应不良情况。2015 年，台湾孤独症基金会参与新北市卫生局委办儿童心理健康促进方案，服务总人数达 436 人，总人次达 694 人次。

在资源运用方面，各大医院的儿童心智科、复健科为主要评估与疗育的科室，为孤独症儿童提供个别与团体疗育课程以及家长心理咨询服务。此外，相关社会福利机构，如台湾孤独症基金会、台北市孤独症家长协会、台湾孤独症总会、台北市早疗中心等均为家长提供相关疗育咨询课程与转衔准备班服务。

到 2017 年，台湾孤独症基金会已服务 30 周年。1988 年台湾孤独症基金会正式成立，为台湾地区孤独症疗育服务奠定了长远发展的专业基础。目前有 ABA 一对一课程、游戏教育、团体课程、孤独症儿童情绪教育等课程，其中孤独症儿童入小学先修班及入小学转衔准备班已服务 20 余年，6~11 岁儿童社交技巧课程是孤独症基金会推广的服务项目之一，以解决融合教育背景下孤独症学生校园适应及人际互动的难题。

5. 融合教育优质化——法制化融合与转衔教育

（1）融合教育法制化

将个别化教育计划及支持服务法制化。台湾"特殊教育法"将个别化教育计划（IEP）纳入强制性项目第 28 条："各级学校应以团队合作方式对身心障碍学生制定个别化教育计划。"各级学校应成立特殊教育推行委员会，设立会务运作方式，以处理校内特殊教育学生的学习和转衔等事宜。

（2）转衔教育法制化

台湾地区明确规定义务教育阶段身心障碍学生转衔服务实施要点（见图 5-6）。

对于学生转衔服务需移送的资料依据，各教育阶段需包含学生基本资料、学生目前能力分析、学生学习记录摘要、家庭辅导记录、专业服

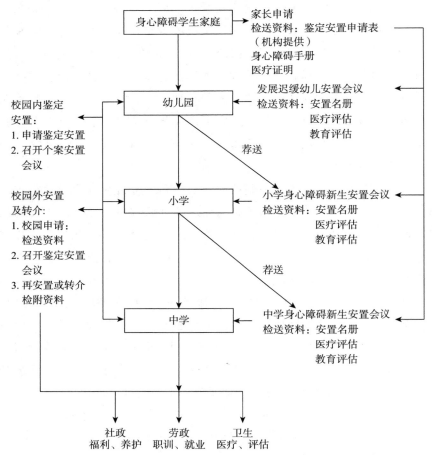

图 5-6　台湾地区义务教育阶段身心障碍学生转衔服务流程

资料来源：笔者整理。

务记录及未来安置建议等。学生进入转衔阶段，原单位（幼儿园、机构、小学）应于安置前一个月邀请安置学校相关人员召开转衔会议，并于安置确定后两周内将资料依据移送至安置学校，各安置学校还需邀请该学生原单位（幼儿园、机构、小学）的辅导教师及家长到校召开圆桌会议。

　　台湾地区的转衔教育已经实现法制化和制度化，身心障碍学生的转衔服务都做得比较到位。根据台湾教育相关部门报告，2019 年各市县身心障碍学生的转衔情况如表 5-8 所示。

表 5-8　2019 年台湾教育相关部门特殊教育转衔服务追踪统计

单位：人，%

市县	应填未填转衔表	已填写尚未确认完成	填妥转衔表学生未异动	接收区学生未接收	转衔学生总数	完成比例	未报道后续未追踪（学生新安置单位）
新北市	0	0	0	1	5278	99.98	0
台北市	0	0	0	0	4503	100.00	0
桃园市	0	1	0	0	4432	99.98	0
台中市	0	0	0	1	3153	99.97	0
台南市	0	0	0	0	1721	100.00	0
高雄市	1	5	0	4	3426	99.71	2
宜兰县	0	0	0	0	486	100.00	0
新竹县	0	0	0	0	1059	100.00	0
苗栗县	0	0	0	0	699	100.00	0
彰化县	4	7	1	2	1225	98.86	0
南投县	0	0	0	0	586	100.00	0
云临县	1	0	0	0	866	99.88	0
嘉义县	0	0	0	0	480	100.00	0
屏东县	1	4	1	0	946	99.37	4
台东县	0	1	1	1	412	98.54	0
花莲县	3	6	6	0	654	98.13	0
澎湖县	0	2	1	1	113	96.46	1
基隆市	0	0	0	0	377	100.00	0
新竹市	0	0	0	1	823	99.88	0
嘉义市	1	0	0	2	343	98.83	0
金门县	0	0	1	0	86	100.00	0
连江县	0	0	0	0	11	100.00	0
总计	11	26	11	13	31679	99.53	7

资料来源：《转衔服务追踪》，http：//www.edu.tw/static/Cmobile_m.asp#。

第三节　港台地区孤独症儿童的职业康复与社会支持

一　规定支持：相关保障完善且时效性强

香港对孤独症儿童职业康复的（法律）保障完善且时效性强。香港法制起步早，对孤独症儿童权益的保障很早就提上了法制的议程。香港特区政府向来重视残疾人能力的开发和社群融合，孤独症儿童就业立法工作也走在前列，使得他们在接受服务后能实现就业。除了主要的《中华人民共和国香港特别行政区基本法》规定了其权利和自由应得到保障外，《残疾歧视条例》《精神健康条例》等都对他们的权利做出了规定。

台湾地区社会福利制度比较完善，有关孤独症儿童的权益也得到了保障，孤独症儿童可以享受到医疗、教育、康复、就业等权益。其中有关孤独症儿童职业康复和就业的规定在"身心障碍者权益保障法"的基础上不断拓展，为孤独症儿童职业康复和就业提供了政策依据（见表5-9、表5-10）。

台湾地区对规定时效性相当重视。台湾地区涉及孤独症儿童职业训练和就业保障的规定在近几年进行了修订以适应社会情况的变化，突出儿童保护的及时性。

表5-9　台湾地区孤独症儿童职业康复相关规定举例

名称	颁布年份	最新修订年份	职业康复的相关内容
《身心障碍者职业辅导评量实施方式及补助准则》	1998	2014	本准则旨在为儿童提供详细的职业评量以安排切合实际的工作
"职业训练法"	1983	2015	为15岁以上或中学毕业者提供养成训练、技术训练、进修训练及专业训练，并规定了相关主管部门、职业培训机构设置、经费等内容
《职场学习及再适应计划》	2007	2011	本计划旨在提供职场学习机会，协助受助者进行职场准备和职场适应

续表

名称	颁布年份	最新修订年份	职业康复的相关内容
《身心障碍者职务再设计实施方式及补助准则》	2008	2016	第7条：主管机关、雇主及职业重建服务专业人员，得运用职务再设计协助身心障碍者适应职场，促进其就业。第8条：为排除工作障碍，协助身心障碍者就业，雇主、身心障碍自营作业者，公、私立职业训练机构得向主管机关申请职务再设计补助
《进用身心障碍者加值辅导补助计划》	2009	2014	第7条：雇主雇用身心障碍者达3人以上者，得安排具有经验之人员担任工作教练，指导身心障碍者工作技巧及协助工作等个别化就业辅导

资料来源：笔者根据台湾地区相关资料库和身心障碍 e 能网整理得到。

表 5-10　台湾地区孤独症儿童就业相关规定及政策

名称	颁布年份	最新修订时间
《身心障碍者就业转衔服务实施要点》	2002	2008
《就业促进津贴实施办法》	2002	2015
《身心障碍者职业重建服务专业人员遴用及培训准则》	2008	2014
《身心障碍者就业基金拨交就业安定基金提拨及分配办法》	2008	2014
《身心障碍者创业辅导服务实施方式及补助准则》	2008	2016
《身心障碍者职业训练机构设立管理及补助准则》	2008	2016
《劳动部劳动力发展署推动办理身心障碍者职业训练计划》	2011	2015

资料来源：笔者根据台湾地区相关资料库和身心障碍 e 能网整理得到。

二　组织管理：集中领导、多部门参与、公私共同发展

香港孤独症儿童职业康复组织管理的特点是集中领导、多部门参与、公私共同发展。香港建立起孤独症儿童职业康复管理科学、分工合理、协同配合的组织架构，这是职业康复活动有序开展的组织保障，另外官方和非官方的共同支持为儿童的职业康复创建了良好的环境。香港社会福利署下设的康复及医务社会服务科是政府主管部门，其职责是直接领导所有关孤独症儿童服务的组织并为其他组织提供宏观管理和相应的配套措施，发布行业规范和标准，进行财政补助和机构管理及孤独症儿童的鉴定，发放各种津贴、审批有关手续等。参与部门有劳工处和职业训练局。劳工处负责职业训练和就业工作，下辖展能就业科为孤独症患

者及雇主提供免费的公开就业及招聘服务。职业训练局负责孤独症儿童的职业训练。政府通过资助职业训练局展亮技能发展中心（Shine Skills Centre），为儿童提供一系列市场主导的职业训练课程和服务，且提供个人辅导、独立生活技能训练及职业治疗服务。非官方机构如耀能协会、新生精神康复会、协康会也参与孤独症儿童职业康复工作。

在台湾，身心障碍者的服务主要由卫生、教育、劳动等主管机构负责，各部门之间各司其职、相互支持、资源共享，从而构建了台湾身心障碍者服务的组织体系。劳动主管机构是孤独症儿童职业训练和就业的主要管理者，其职责是职业训练和就业服务、薪资和劳动条件维护、职业种类及辅助器具研究、身心障碍者就业基金专户经费管理与运用等就业事项的规划及办理。职业训练局是参与部门，掌管职业康复训练、技术证照、就业训练、就业服务等事项。由于政府对孤独症儿童职业康复十分重视，民间康复机构发展态势良好，台湾孤独症总会、台南市孤独症协进会、高雄市孤独症协进会等15家民办康复机构遍布台湾。

三　丰富且可操作的服务内容

1. 职业康复服务内容

在香港，源于发达的社会福利制度，官方和民间康复机构都积极为孤独症患者提供多样化的服务项目，以满足其不同需求，形成全方位立体式的保护格局。社会福利署有庇护工厂、辅助就业、综合职业康复服务中心、综合职业训练中心等项目，职业训练局也开展职业培训活动（见表5-11）。除此之外，民间康复机构如耀能协会、新生精神康复会、协康会也设计了专门为孤独症患者提供的职业康复服务（见表5-12）。

表 5-11　香港官方组织为孤独症患者提供的职业康复服务项目

单位：个

服务部门	服务项目	服务内容	机构数量	服务对象
社会福利署	综合职业训练中心（日间）	提供技能训练、再培训及辅助就业等服务；安排就业见习，其间学员出勤率符合要求可获得就业见习津贴；提供可赚取训练津贴的工作技能训练；安排职业分析、就业选配；提供多方面的生活技能训练及住宿服务以训练学员独立生活能力	2	

续表

服务部门	服务项目	服务内容	机构数量	服务对象
社会福利署	庇护工厂	为学员提供多元化的训练和活动；培养学员工作习惯；为学员提供可赚取训练津贴的工作技能训练；持续评估学员的学习进度以及举办活动以配合学员的发展和社交需要	34	需要接受职业训练及就业支援服务的15岁及以上残疾人士（包括孤独症患者）
	辅助就业	安排就业（如提供职业分析和就业选配）；提供支援服务，包括和就业有关的技能训练、在职训练和督导，以及向学员及其家属和雇主提供与职业相关的辅导及意见；为学员提供可赚取训练津贴的工作技能训练	38	
	综合职业康复服务中心	职业技能训练包括中心为本的训练，如简加工、包装及装配、桌面印刷、洗衣服务等，以及户外工作训练如汽车美容、办公室清洁服务、零售及派发传单等；安排就业、就业选配、在职督导及持续支援；提供在职训练，包括就业见习、在职试用及就业后跟进服务等；提供再培训及其他职业训练服务；为学员提供可赚取训练津贴的工作技能训练	26	
	残疾人士在职培训计划	就业培训及在职工作指导，服务机构会因应参加者的就业需要而提供工作相关的培训及辅导服务。服务机构会为每位参加者安排为期最长3个月的见习。在见习期内，参加者如出勤率符合要求，便会获得每月2000元的见习津贴。参加者完成见习后，服务机构会协助他们在公开市场寻找合适工作或在职试用职位。参加者与提供见习的机构并无雇佣关系。雇主可通过在职试用计划试用参加者，以了解其工作能力。在试用期间，雇主可获得最多6个月的补助金，金额为每位参加者每月实得工资的一半，上限为4000元，两者以金额较少者为准。参加者在试用期内已属雇员身份，享有《雇佣条例》及《最低工资条例》等所规定的一般雇员福利。参加者如完成见习后找到工作，便无须参与在职试用。为每位找到工作者提供不少于6个月的跟进服务，以帮助他们适应工作	17	
	"阳光路上"培训计划	在职工作指导，服务机构会因应参加者的就业需要提供工作相关的辅导服务。就业培训，服务机构会为每位参加者提供180小时的就业培训，有关培训涵盖以下几个方面：与工作相关的个人技巧课程；探访职业康复服务单位、社会企业及私营商业机构，为将来的见习做好准备；切合参加者个人发展及社交需要的培训活动；特定的工作技能。见习，服务机构会为每位参加者安排为期最长3个月的见	17	

服务部门	服务项目	服务内容	机构数量	服务对象
社会福利署	"阳光路上"培训计划	习。在见习期内，参加者如出勤率符合要求，便会获得每月 2000 元的见习津贴。参加者完成见习后，服务机构会协助他们在公开市场寻找合适工作或在职试用职位。参加者与提供见习的机构并无雇佣关系。在职试用，雇主可通过在职试用计划试用参加者，以了解其工作能力。在试用期间，雇主可获得最多 6 个月的补助金，金额为每位参加者每月实得工资的一半，上限为 4000 元，两者以金额较少者为准。参加者在试用期内已属雇员身份，享有《雇佣条例》及《最低工资条例》等所规定的一般雇员福利。参加者如完成见习后找到工作，便无须参与在职试用。就业后跟进服务，为每位找到工作者提供不少于 6 个月的跟进服务，以帮助他们适应工作		
劳工处展能就业科	就业展才能计划	1. 提供短期职前培训，以提升就业竞争力。自 2017 年 7 月 1 日起，完成职前培训的残疾求职者，可获得的培训津贴由每天 60 元增加至每天 80 元。2. 通过向雇主提供津贴，鼓励他们聘用残疾人士，从而协助残疾人士公开就业。获得资格的雇主聘用有就业困难的残疾人士，可在前两个月获得每月已支付残疾雇员薪资减去 500 元的津贴，以每月 5500 元为上限。两个月后，雇主可获得最长 6 个月，每月已支付薪资的 2/3（上限为每月 4000 元）的津贴		15 岁以上包括孤独症患者在内的残疾人士
	自助求职综合服务	改善残疾求职人士的求职技巧，鼓励他们以更积极的态度寻找工作，增加他们的就业机会		
	互动展能就业服务	为残疾求职人士和雇主提供就业和招聘服务。残疾求职人士可通过网站登记、浏览职位空缺进行初步的就业选配；雇主则可通过网站递交职位空缺信息、物色合适残疾求职人士，以及要求展能就业科转介残疾求职人士参加遴选面试。该网站方便雇主了解残疾人士的工作能力，并可使残疾人士简便地使用各项网上就业服务及其他配套措施		
职业训练局展亮技能发展中心		提供职业训练提升学员劳动技能和能力，采用"就业技能单元化"训练方法，将各类职业技能细分为若干课程单元，按照学员的接受能力由浅入深、循序渐进地教导	3[①]	15 岁以上包括孤独症患者在内的残疾人士

注：3 个技能发展中心是展亮技能发展中心（观塘）、展亮技能发展中心（屯门）和展亮技能发展中心（薄扶林）。本表所统计的服务机构并不是所有都向孤独症患者提供职业康复服务。

资料来源：笔者根据香港社会福利署提供的 E-mail 资料和社会福利署网站资料、2017 年 3 月《立法会十九题：向残疾人士提供的就业支援》，以及职业训练局网站资料整理得到。

表 5-12　香港部分非官方机构为孤独症患者提供的职业康复项目/计划

开办机构	项目/计划	服务对象	服务内容	资金来源
耀能协会	真我色彩	1. 15岁及以上智力正常或高能力孤独症青少年及其家长或照顾者。2. 服务高能力孤独症患者的大专院校、有意聘用高能力孤独症患者的机构 3. 服务孤独症患者、接受社会福利署津贴的机构和康复服务人员	1. 高能力孤独症青少年支援服务。由个案经理为每位儿童制订生活适应技能、人际关系技巧、升学、就业等训练计划并跟踪服务。2. 高能力孤独症青少年家长/照顾者支援服务。为家长/照顾者提供辅导和咨询服务。3. 就业选配及在职支援服务。为待/在职的高能力孤独症青少年及有意或已聘用高能力孤独症青少年的雇主提供就业选配、在职指导、员工培训等服务。4. 前线康复服务人员培训及顾问服务。为服务孤独症患者的社会福利署资助机构及其前线康复服务人员提供处理孤独症个案的咨询及到访顾问服务，并协助制订相应的跟进计划	社会福利署奖券基金拨款资助
新生精神康复会	ISPARK计划①	18岁及以上，患有亚氏保加症和孤独症但智力健全者	学员：职前训练、就业配对、实习机会及在职支援。雇主：职员培训及持续支援。家属：训练及咨询，鼓励家属适度地参与服务及支援学员。该计划提供从全面职前评估至公开就业的一站式服务；提供密集且个性化的职前和社交能力训练；建立多元化的雇主网络；根据每位学员的个人才能及兴趣，为他们配对合适的工作；提供公私营机构的实习机会；通过在职支援协助学员和雇主，充当桥梁；由资深专业人士担任顾问，确保服务质量	新生精神康复会
	IREACH计划	15岁及以上，受孤独症光谱疾患/相关社交障碍影响的人士及其家长或照顾者	以个人社交能力为本，通过专业评估、训练小组、朋辈网络等多元化活动，强化他们的社交能力、就业能力、自立能力，巩固人际关系，促进社会人士对他们的认识和接纳，使其能够融入社群。包括社交能力训练小组、进阶社交小组、评估服务、个案跟进、治疗小组等	香港赛马会慈善信托基金资助700多万港元
	喜伴同行计划	孤独症学生及其学校、朋辈和家长	学生：为每名学生做系统的需要评估，提供系统的小组社交能力训练提升学生的社交能力，帮助他们在社交沟通、情绪调控及解难方面更顺利地融入学校生活。学校：为教职员提供培训及咨询服务，提升其支援学生的技巧。朋辈：提倡朋辈共融，共建关爱校园。家长：提供家长教育技巧训练，让家长了解如何协助学生学习	赛马会17600万港元

续表

开办机构	项目/计划	服务对象	服务内容	资金来源
协康会	星亮计划——支援高能力孤独症青年成长及职训服务	15岁及以上高能力孤独症患者及其家人、照顾者	提供支援服务，为服务孤独症患者的资助康复服务单位提供专业支援及培训，提供个案辅导，协助孤独症患者在成长过程中面对各项有关升学、就业及人际关系等的挑战	社会福利署

注：①ISPARK 计划是一个辅助就业项目：I—1 个人；S—Strengths‐based；P—Potentials Development；A—Alliance with employers；R—Rewards in work；K—Kindling hope。

资料来源：笔者根据社会福利署和耀能协会发送的 E‐mail 资料、耀能协会和新生精神康复会官方网站资料整理得到。

　　台湾地区非常重视对孤独症患者的职业训练，职业训练部门长期有训练计划，患者可以自行申请。2014 年接受职业训练的患者达 1050 人。① 另外，台湾地区鼓励并支持民间康复机构发展，为这些机构提供了各种优惠、奖励措施和补助，还对优秀的机构提出公开表扬，实现机构之间通过竞争改善服务（见表 5-13）。

表 5-13　台湾地区孤独症康复机构

单位：家

地区	数量	名称						
北部	7	孤独症基金会	孤独症总会	台北市孤独症家长协会	台北县孤独症服务协进会	台大医院精神科台湾肯纳孤独症基金会	启端感觉统合	新竹市孤独症协进会
中部	2	台中市孤独症教育协进会	彰化县孤独症肯纳家长协会					
南部	4	台南市孤独症协进会	台南市孤独症日间照顾服务中心	高雄市孤独症协进会	高雄县私立星星儿社会福利基金会			

资料来源：笔者根据台湾地区身心障碍者服务咨询网整理所得。

---

① 台湾教育主管部门《身心障碍者劳动状况调查报告》，2015。

2. 康复实施

在香港，服务提供主体不同，康复实践流程会有细微差异。社会福利署的所有项目采取申请受理制，15 岁以上的孤独症患者可直接向服务机构申请或经社会福利署康复服务中央转介系统转介，有关申请不会收取任何费用。申请者可参与设于全港各区共 16 家残疾人士地区支援中心的活动和个人发展课程，并根据需要接受各类照顾和支援服务。地区支援中心亦为相关家长提供支援，协助减轻家长照顾儿童的压力。在劳工处展能就业科，就业主任会根据孤独症求职者能力、性格和兴趣，为适合公开就业的求职者提供个性化的就业服务。其间还会提供就业辅导和评估、工作选配和引荐、跟进服务，并在每一阶段都有专人负责相应的工作（见图 5-7）。

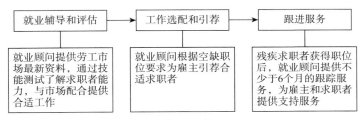

图 5-7 劳工处服务流程

资料来源：笔者根据《立法会十五题：向孤独症儿童提供的就业服务》整理绘制。

在台湾，职业重建服务包括职业重建个案管理服务、职业辅导评量、职业训练、就业服务、职务再设计、创业辅导及其他职业重建服务。在职业重建的具体个案管理服务上，其主要流程为职业重建申请—审查评估—交谈/评量—拟订职业重建计划—就业后服务—结案。在此过程中的每一阶段都有专人负责。① 对于孤独症这一特殊量评，在依据《身心障碍者职业辅导评量实施方式及补助准则》的基础上，职业训练局委托彰化师范大学进行了"孤独症者职业辅导量评"细化（见图 5-8）。

四 政府支持为主的多元化资金支持

香港特区政府十分重视职业康复对孤独症患者的帮助作用，通过大量拨款保证社会福利署、劳工处和其他非官方组织的服务持续有效进行。

---

① 胡务等：《残疾人职业康复体系研究》，西南财经大学出版社，2017。

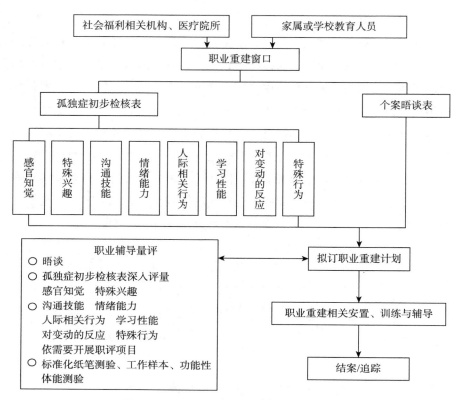

图5-8　台湾孤独症者职业辅导评量流程

资料来源：彰化师范大学开展的"孤独症者职业辅导评量模式之探讨"。

如特区政府用于康复服务的整体经常性开支（包括给予个别人士的财政资助）有增无减，由2007~2008年的166亿港元增加到2015~2016年的286亿港元，[①] 再到2016~2017年的301亿港元，增幅达81%。[②] 社会福利署也通过"创业展才能"计划，拨款1.5亿港元支持非政府机构创办小型企业，条件是获资助的业务所聘用的员工，须至少有50%为残疾人士。[③] 除此之外，民间团体和组织也通过自有资金积极参与孤独症儿童的职业

---

① 《香港便览残疾人士康复服务》，https://www.gov.hk/sc/about/abouthk/factsheets/docs/rehabilitation.pdf，最后访问日期：2023年10月18日。

② 《香港特区政府持续增加残疾人士康复服务开支》，http://china.huanqiu.com/hot/2017-02/10158077.html，最后访问日期：2023年10月18日。

③ 《香港便览残疾人士康复服务》，https://www.gov.hk/sc/about/abouthk/factsheets/docs/rehabilitation.pdf，最后访问日期：2023年10月18日。

康复活动。2014 年 9 月，香港赛马会慈善信托基金为新生精神康复会的"赛马会心志牵社交能力发展中心"和"喜伴同行计划"分别资助 700 多万港元和 17600 万港元，支持孤独症事业发展。2016~2017 年，香港公益金拨款金额的 33% 被分配到及时雨基金，约 9372 万港元用于包括孤独症在内的康复服务。①

台湾孤独症者职业康复经费来源主要是各级政府按年编制的福利预算、社会福利基金、身心障碍者就业基金、私人或团体捐款和其他收入。在身心障碍者就业基金各项支付中，2013 年促进身心障碍者就业业务占到了 64.4%，约 4.17 亿元新台币。② 在民间捐赠中，个人或团体可通过财团法人、基金会和孤独症专业机构的网站自行进行捐助。另外针对职业康复的经费会根据培训者身份的不同给予不同的培训补助，对于身心障碍失业者，费用由政府全额补助。

五　无缝对接的转移政策保障职业康复和就业有序开展

在香港，特区政府对孤独症患者的支援服务也是伴随其整个生命周期的，在不同的年龄段有与之相适应的服务。在 0~5 岁，卫生署辖下母婴健康院儿童体能智力测验中心提供诊断服务，同时开展预防及医学康复；入学后根据需要提供特殊教育并以教育康复为主；15 岁以上可申请职业康复；到了晚年有安老服务，并与社区康复和住宿服务相结合。

六　就业情况：职业康复提升孤独症儿童就业能力

理论和实践证明，职业康复不仅能恢复儿童的部分身体机能，还能使其获得技能训练，从而有助于其寻找工作并真正融入社会，实现自我价值。为此，香港为孤独症儿童提供了大量就业支援服务，协助他们在公开市场就业，其就业率有了明显提升。

在香港，劳工处展能就业科为孤独症儿童提供切合个人需要的就业服务（如就业辅导、工作选配和引荐，以及就业后的跟进服务），协助他们在公开市场就业，融入社群。2011 年至 2013 年 3 月，分别有 32 名、

---

① 《香港公益金》，http://www.commchest.org/zh_hk/projects/current-year-allocation，最后访问日期：2023 年 10 月 18 日。

② 根据台湾地区劳动统计处"2014 年 6 月台湾身心障碍者定额进用概况"的数据推算得到。

67 名和 86 名孤独症儿童在展能就业科登记求职，孤独症儿童的就业个案分别有 22 宗、65 宗和 84 宗。在上述年份，参与"就业展才能计划"并聘用了残疾人士的机构分别有 300 个、366 个和 396 个。上述涉及孤独症儿童的就业个案当中，分别有 8 宗、17 宗和 26 宗为"就业展才能计划"下的就业个案。此外，职业训练局通过对孤独症儿童的登记记录知悉其近况，又根据儿童能力和训练结果向雇主推荐以帮助其在公开市场或庇护工厂就业。① 2011~2013 年，分别有 51 名、61 名及 85 名孤独症儿童入读其辖下的三个展亮技能发展中心，在庇护工厂中儿童使用服务人数分别为 233 人、258 人和 285 人。② 2009~2012 年，公务员体系内包括孤独症在内的其他残疾类型的就业人数分别为 13 人、13 人、12 人、16 人。③

台湾地区规定各级劳动主管机关应该按照身心障碍者的残疾类别和等级提供职业训练及就业服务。对于具有就业意愿但就业能力不同者，根据辅导及量评结果考察其是否能独立进入竞争性就业市场工作而提供不同的就业模式，比如支持性就业服务、庇护性就业服务等。另外，根据对进用身心障碍者比例的相关规定，各级政府机关、公立学校及公营事业机构员工总人数在 34 人以上者，进用身心障碍员工比例不得低于 3%；私立学校、团体及民营事业机构员工总人数在 67 人以上者，进用身心障碍员工比例不得低于 1%，且不得少于 1 人。对于以上规定各单位必须严格执行，否则要向各级政府身心障碍者就业基金专户缴纳差额补助费作为残障者职业训练及促进就业的经费来源之一。对超额进用的绩优单位，定期举办"金展奖"加以表扬，借以鼓励各单位进用身心障碍者并促进其就业。孤独症患者的平均周工作时间在 35.1 小时。④ 2016 年，各类机构进用孤独症患者 815 人，24 岁以下 440 人，24~44 岁 368 人，45~64 岁 7 人。⑤

---

① 《立法会十八题：自闭症儿童支援服务》，http://sc.isd.gov.hk/gb/www.info.gov.hk/gia/general/200903/18/P200903180136.htm，最后访问日期：2023 年 10 月 18 日。
② 《立法会十五题：向孤独症儿童提供的就业服务》，http://www.lwb.gov.hk/chs/legco/26032014.htm，最后访问日期：2023 年 10 月 18 日。
③ 《立法会十题：残疾人士就业情况》，http://www.info.gov.hk/gia/general/201210/24/P201210240317.htm，最后访问日期：2023 年 10 月 18 日。
④ 数据来源于台湾地区劳动统计处 2014 年"身心障碍者劳动状况调查"。
⑤ 根据台湾地区劳动统计处 2016 年"定额进用身心障碍者概况"整理所得。

第六章　美国孤独症儿童的康复与社会支持

美国是世界上发现和研究孤独症最早的国家，其教育康复训练的发展水平居于世界前列，对孤独症儿童康复的社会支持涵盖各个年龄阶段，服务全面且周到。

1943年，世界上第一例孤独症在美国被确诊。1961~2001年，美国孤独症儿童的发病率为1‰，20世纪后半叶的40年时间孤独症发病率都保持在一个比较低的水平。然而，2000年这一数据就猛增到6.7‰。美国孤独症的诊断率不断攀升，根据美国疾控中心孤独症发育障碍监测（ADDM）网络2018年的监测数据，大约每44名儿童中就有1名患有孤独症谱系障碍，孤独症的发病率较2000年提升了近2.4倍，该比例超过以往任何时期。根据表6-1的统计数据，2008年，美国孤独症儿童的绝对数量达到33.6万人；2016年，全美有超过350万名孤独症儿童。所有孤独症儿童中男性与女性的比例大约是4∶1。

表6-1　2000~2018年孤独症谱系障碍的监测发病率

单位：个，%

监测年	出生年	报告的 ADDM 站点数	每1000名儿童的综合发病率（跨 ADDM 站点的范围）	这大约是 X 孩子中的一个……
2000	1992	6	6.7（4.5~9.9）	150
2002	1994	4	6.6（3.3~10.6）	150
2004	1996	8	8.0（4.6~9.8）	125
2006	1998	11	9.0（4.2~12.1）	110
2008	2000	14	11.3（4.8~21.2）	88
2010	2002	11	14.7（5.7~21.9）	68
2012	2004	11	14.5（8.2~24.6）	69
2014	2006	11	16.8（13.1~29.3）	59

监测年	出生年	报告的 ADDM 站点数	每 1000 名儿童的综合发病率（跨 ADDM 站点的范围）	这大约是 X 孩子中的一个……
2016	2008	11	18.5（18.0~19.1）	54
2018	2010	11	23.0（16.5~38.9）	44

资料来源：Centers for Disease Control and Prevention，https://www.cdc.gov/ncbddd/autism/data.html。

第一节　美国孤独症儿童各年龄段康复与支持系统概况

美国对孤独症的研究在世界各国中是最早的，同时也是最早对孤独症实施干预的国家。孤独症被美国联邦政府列入法律明文规定的 13 种残疾之中。联邦政府制定了与孤独症相关的一系列法律制度，对孤独症儿童实行干预措施，同时还配备了医疗系统为其服务，但是各州之间的情况相差很大。

美国孤独症服务相关法律法规主要有三个：一是早在 1973 年颁布并实施的《康复法案》，这一法案概括规定了针对残疾儿童进行服务的具体步骤；二是 1997 年颁布的修订后的《残疾人教育法案》（*Individuals with Disabilities Education Act*，IDEA），该法案从残疾儿童身心出发，根据其身心发展各个阶段的差异性特点，做出了具有针对性的规定，尤其是该法案在关于残疾儿童的定义中，将孤独症界定为一种残疾类型，由此明确了孤独症的医学属性，更为其获得专业法案支持奠定了法律基础；三是 2004 年再次修订后颁布的《残疾人教育法案》（IDEA），该法案指出，各州政府可以在考虑本州具体情况和财政制度的基础上，依据现有法规针对性地制定各州的残疾儿童教育规定和措施。[①]

在医疗康复服务方面，孤独症得到了美国上下各级重视，如原美国总统奥巴马就十分关注孤独症的医疗康复问题，从而为推动美国孤独症的医疗康复和相关产业发展奠定了基础。在奥巴马总统的政府任务书中，

---

① Wendy F. Dover，"Consult and Support Students with Special Needs in Inclusive Classrooms，" *Intervention in School and Clinic* 41（2005）：32-35.

就有专门涉及孤独症的内容，主要包括以下几个方面：第一，在有关孤独症谱系障碍的研究、治疗、检测方面加大政府资助力度，同时扩大孤独症公共教育、社会支持服务的范围；第二，考虑到孤独症治疗的长期性，必须对患有孤独症的儿童和成年人提供"终生服务"，以确保其治疗得到长期保障；第三，进一步落实2006年颁布的《抗击孤独症法案》，加大联邦政府财政支持力度；第四，从早期预防孤独症的考虑出发，针对全国的新生儿开展出生时的孤独症筛查，同时在儿童2岁时进行第二次孤独症检查。上述内容被写入美国政府任务书中，体现了美国对孤独症预防、治疗和教育的高度重视。应该指出，在实施中最困难的是针对孤独症儿童和成年人提供的"终身服务"，具体包括以下两个方面[①]。

一　诊断服务

当父母判断其孩子存在特殊行为或是有孤独症倾向时，可以请专门的医生对其孩子进行孤独症的初步诊断。在医生诊断孩子确有孤独症倾向时，父母具有向政府提出家庭早期介入服务的权利。早期介入服务为专业人员为存在孤独症倾向的孩子提供服务，通常由负责全面评估和调查的两位专家负责。当负责对孩子进行全面评估的专家发现具体存在的问题时，由存在问题方面的专家再进行单独的评估，之后再根据相应的评估结果，对该孩子进行专属的方案设计和服务。

二　康复服务

第一阶段——从确诊之日到3岁。此阶段政府所开展的早期干预，主要是由相关人员进行每周10~20小时的应用行为分析（ABA）和感觉统合训练。同时还有心理医生与家长的沟通辅导。在儿童2岁半之后，家长可以选择送其进入早期介入机构下的免费学校。该服务的具体时间为每个工作日2个小时，有校车接送。此类学校有专门的感觉统合治疗室，采取小班教学的模式，即5个学生为一个班，在进行ABA训练时是一对一的。此类学校还为孤独症儿童家长制定了培训课程。同时原来的

---

① Wendy F. Dover, "Consult and Support Students with Special Needs in Inclusive Classrooms," *Intervention in School and Clinic* 41（2005）：32-35.

专家上门服务不会因此取消，孩子之前在家中接受的课程也可以选择在学校接受，这是因为学校的专业器材可以更好地帮助孩子进行训练。

第二阶段——4~5岁。在该学前教育阶段，家长可以自由选择孩子的学校。美国的特殊学前教育主办机构都为民间机构，教育的开展地点和开展基金都可以向政府提出申请。所有的服务都是由政府购买的。

第三阶段——6~18岁。政府提供两种选择，一是特殊儿童学校，二是普通学校开设的特教班，确保孤独症儿童在成长过程中可以受到良好教育。在义务教育阶段，孤独症儿童可以自由选择学校，公立学校必须接受孤独症儿童的入学申请，同时孤独症儿童享有联邦教育基金每年4万美元的补助，这项补助归学校所有。孤独症儿童在16岁时会接受职前培训。由社工对大龄孤独症儿童进行岗前培训，为其找到合适的工作机会，同时帮助其与雇佣者建立良好的联系。"福利工厂"可以为孤独症患者提供其有能力从事的工作，帮助其实现就业。每个福利工厂的补贴标准为每人每月900美元。

第四阶段——18岁之后。孤独症患者进入福利公寓。福利公寓的组织单位为NGO，其资金来源为政府。超过18岁的孤独症患者有专门的机构给予支持。美国政府针对孤独症患者制定了一系列完善的法律政策，为孤独症患者的权益提供了良好保障。不过相对而言，美国当下对于孤独症的关注重点放在了孤独症儿童的康复与支持上面，而对于孤独症儿童成年后的支持明显不足，仍然需要继续完善。①

第二节　美国学龄前孤独症儿童的教育康复

一　立法和财政支持

美国是对孤独症儿童进行研究和干预最早的国家。在美国，教育康复的叫法并不普遍，通常称其为"早期干预"。所谓"早期干预"，在特教领域指的就是为学龄前有缺陷的儿童提供教育与治疗服务，通过改善儿童在社会适应、身体、情绪以及认知方面的状况，最终使其可以进入

①　Cathy Pratt and Scott Bellini, "Educating Students with Autism: Are There Differences in Placement," *The Reporter* 1 (1996): 8-10.

正常的教育系统或者尽可能地减少特殊教育。美国对于残疾人的优待不仅限于肢体残疾，对于各类精神残疾，包括智障、精神障碍、孤独症等都建立了很好的保障制度。

美国特殊教育的发展与其完善的立法是难以分离的。在法律政策方面，早在1986年《残疾人教育法修正案》中，美国政府就要求各州免费为所有的3~5岁的残疾儿童提供合适的公立教育，除此之外还倡导各州为0~3岁的残疾幼儿建立早期干预机制。到2011年底，全美有33.7万名婴幼儿接受了早期干预服务。[①] 2004年，国会修改后的《残疾人教育法》（*Individuals with Disabilities Education Improvement Act*）将有资格享受特殊教育权利的学生范围扩大，年龄要求从6~21岁放宽到0~21岁。由于0~3岁与3~21岁的患者需要的服务不同，该法案详细地分为B（3~21岁）、C（3岁以下）两部分（见表6-2）。2006年，美国出台了《抗击孤独症法案》（*Combating Autism Act*），这是有史以来美国国会通过的唯一一部针对单一病种的法案，具有里程碑式的意义。该法案批准了用于孤独症筛选、治疗、教育、早期干预、研究及服务等经费近10亿美元。该法案的内容主要包括以下几个方面。第一，成立孤独症卓越研究中心。研究的内容包括病因、诊断或者排除的方法、早期发现、预防、支持和服务、干预和治疗方法等。第二，建立发育障碍监测和研究计划。该计划要求各州搜集、分析和报告孤独症相关数据，建立孤独症监测体系，为孤独症儿童提供相应的服务。第三，加强孤独症儿童的早期发现、干预和教育。孤独症儿童及其家人可通过联邦政府的早期发现计划、各种儿童关怀计划以及国家认可的儿童保健设施和其他社区组织对孤独症儿童提供的服务来获得相应的帮助。第四，成立孤独症各机构统筹委员会（Interagency Autism Coordinating Committee，IACC）。该委员会负责制订和更新孤独症年度战略计划，为孤独症的相关研究提供指导和支持。[②] 2007年，《扩大对孤独症儿童承诺的法案》（*Expanding the Promise for Individuals with Autism Act*）出台，该法案进一步加强了对孤独症儿童及其家庭的支持。该法案要求孤独症各机构统筹委员会成立治疗、干预措施

---

①　National Center for Education Statistics. The Condition of Education，2013.

②　Combating Autism Act，Https：//en. wikipedia. org/wiki/Combating_ Autism_ Act#External_ links.

和服务评价工作组评估循证实践的生物医学和行为治疗服务。评估的内容主要包括各种治疗、干预措施和服务的有效性、费用、是否能广泛应用以及存在的问题和未来研究方向等，并在年终汇报给孤独症各机构统筹委员会。[①] 除此之外，还规定了加强对孤独症治疗、干预措施和服务的资金支持和技术支持。该法案提出要在 2008~2012 年提供大概 4.5 亿美元用于孤独症儿童的治疗、干预以及相关服务等。

表 6-2　《残疾人教育法》（IDEA 法案）

法案分类	B 部分	C 部分
服务对象	3~21 岁	3 岁以下
福利待遇	1. 听力服务；2. 咨询服务；3. 早期识别；4. 医疗服务；5. 物理治疗；6. 父母咨询和训练；7. 职业治疗	1. 家庭训练；2. 健康服务 3. 护理服务

资料来源：笔者翻译整理所得。ASHA Web, "Individuals with Disabilities Education Improvement Act of 2004," *Intervention in School & Clinic* 44 (2004): 45-51.

在资金支持方面，除了上述法律中提到的政府资金支持外，公立教育的财政支持也是重要的部分。在美国，孤独症儿童在 3 岁就可免费进入公立学校接受教育。美国的教育财政分为联邦政府、州政府和地方政府三个等级。各级政府职责及经费来源见图 6-1。除公立教育以外，美国政府还会通过财政拨款的方式资助康复机构的发展，这也是其主要的经费来源。美国孤独症儿童教育康复机构的经费来源主要有两个方面，一方面是公众支持，另一方面是其他收入。公众支持是指政府财政和社会公益收入，其他收入指的是刊物发行等收入。除免费的公立教育外，美国的医疗保险（Health Insurance）和医疗补助（Medicaid）也为孤独症儿童提供了经济支持。在医疗保险方面，截至 2019 年，全美 50 个州和哥伦比亚特区均通过立法强制要求将孤独症的康复纳入健康保险保障责任范围，例如康涅狄格州通过立法要求保险公司将孤独症儿童的物理、言语和职业治疗服务纳入保险范畴。[②] 在医疗补助方面，美国的医疗补

[①]　Expanding the Promise for Individuals with Autism Act of 2007, https://www.govtrack.us/congress/bills/110/s937/text.

[②]　刘志敏：《我国孤独症人士的福利政策现状及建议》，残疾人社会福利政策与服务研讨会暨中国残疾人事业发展论坛，南京，2012。

助制度主要是为贫困孤独症儿童家庭提供补助,其覆盖孤独症儿童的早期筛查、诊断和治疗(EPSDT)的全过程。医疗补助所需资金主要由联邦政府和州政府共担。保障的内容包括诊断测试、物理治疗、家庭健康护理服务、家庭个人护理服务、案例管理、处方药等。①

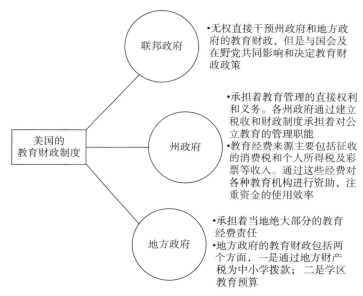

图 6-1 美国各级政府财政职责及经费来源

二 教育康复支持网络和干预方案

在美国出生的婴儿都需要进行孤独症相关筛查,在 2 岁的时候还需要复查一次。因此,美国孤独症儿童在 2 岁时就可以确诊。在其确诊后,父母就可以向政府申请早期介入。在美国,孤独症儿童的教育康复服务有一个完整的社会支持网络,该网络涵盖了学龄前孤独症儿童教育康复需要的所有支持。图 6-2 中的政府相关服务部门主要是为孤独症儿童家庭提供相关政策和法律咨询服务。学校教育机构有公立和私立之分,公立学校可以为儿童提供免费的融合教育,家长对公立教育不满意时可以

① Health Insurance and Medicaid Coverage for Autism Services: A Guide for Individuals and Families, http://autisticadvocacy.org/wp-content/uploads/2015/07/Health-Insurance-and-Medicaid-Coverage-for-Autism-Services-A-Guide-for-Individuals-and-Families-7-9-15.pdf.

寻求更好的私立教育机构。医疗机构是指医院或诊所以及大学下设的孤独症研究中心等，主要为儿童提供评估诊断，也为家长提供心理支援。康复机构主要是为孤独症儿童提供教育康复训练的机构。信息服务机构主要指 NGO，例如孤独症协会，主要为家长提供相应咨询服务，也会提供志愿服务支持。社区服务不仅包括社区还包括家庭，是将社区和家庭结合在一起的一个部分，一方面为家庭提供教育康复训练、情感和经验交流以及托管服务等；另一方面在社区建立儿童健康服务中心和家长教育资源共享中心，并提供支援服务，使儿童家庭可以充分享受到社区的各种资源，同时也加强了各个家庭之间的联系，促进其互相支持（见图 6-2）。

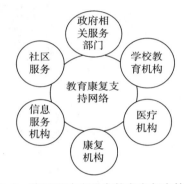

图 6-2　美国孤独症儿童教育康复支持网络

　　丰富全面的康复服务供给离不开雄厚的师资力量，在美国从事特教服务的有 38 万人，其中 34 万人获得了资格证书。[1] 除此之外，美国的特殊教育立法对特教教师学历要求严格，必须是本科及以上学历，并且需要具备专业的技能和知识。另外，针对孤独症儿童教育康复的从业老师，还规定其每年至少需要参加 25 小时的继续教育以提高专业能力水平，同时接受最为先进的教育康复方法训练。[2]

　　当前，美国针对学龄前孤独症儿童的安置场景有融合幼儿园、康复中心、家中等。美国针对学龄前孤独症儿童采用的是多种方法综合干预的形式，笔者总结了其中最具权威性的 12 种干预方案（见表 6-3）。这12 种方案都曾获得政府资助，不仅遵循循证实践的理念，而且具备系统

①　中国公益研究院：《中国孤独症儿童现状分析报告》，《新京报》2012 年 4 月 3 日。

②　吴广霞、陈雪萍：《儿童孤独症康复及康复人员现状与对策》，《健康研究》2011 年第 1 期。

的课程设置，并在美国的核心期刊上发表过相关实验报告。其权威性较高，可以为我国学龄前孤独症儿童的教育康复提供经验借鉴。

表6-3　美国最具权威性的12种孤独症儿童干预方案

方案名称	适宜年龄	训练时间	安置场景	授课形式	应用的方法
加州大学洛杉矶分校自闭症幼儿项目（the UCLA Yong Autism Project）	2~5周岁	20~40小时	家中	一对一	回合式教学
人际关系发展干预（DIR）以及地板时光	2~5周岁	不定	家中、康复中心	一对一	游戏、地板时光等
自闭症及相关沟通障碍儿童的治疗和教育方案（TEACCH）	2周岁以上	25小时	家中、康复中心	小组	结构化教学、行为治疗、认知疗法
针对教育的综合行为分析运用方案（CABAS）	8个月以上	25小时左右	融合幼儿园	小组	语言行为法、回合式教学
早期开发丹佛模式（ESDM）	1~5周岁	20小时	融合幼儿园、家中、社区	小组、一对一	游戏
学习经验对学龄前儿童及其家长的替代课程（EAP）	3~5周岁	15~25小时	融合幼儿园、家中	小组	同伴介入教学、应用行为分析、自我管理等
沃顿幼儿项目（Walden Toddler Program）	15个月至3周岁	30小时幼儿园，10小时家中	融合幼儿园、家中	小组	随机教学
道格拉斯发展障碍中心（Douglass Developmental Disabilities Certer）	3~6周岁	35~45小时	个训室、融合幼儿园	一对一、小组	回合式教学
适合自闭症幼儿发展项目（Project DATA）	3~6周岁	12.5小时/周的融合，1.5小时/天的个训	融合幼儿园、家中	小组、一对二个训	结构化教学、关键反应训练、回合式教学、随机教学等
人际交流、儿童情绪情感的自我调节以及交往支持模式（SCERTS）	3~6周岁	25小时以上	融合幼儿园	小组	同伴介入游戏、功能性沟通训练、情绪调整和交往支持
儿童早期学校（Children's Toddler School）	9个月至3周岁	5小时融合，2.5小时个训	融合幼儿园、家中	小组、一对一	随机教学、应用行为分析、关键反应训练、扩大与替代沟通系统等

方案名称	适宜年龄	训练时间	安置场景	授课形式	应用的方法
早期社会交往项目（Early Social Interaction Project）	18个月至3周岁	25小时	家中、社区	家长实施	象征能力、共同注意训练，人际交往技能以及日常生活的支持等

资料来源：胡晓毅《美国自闭症幼儿早期综合干预研究》，《中国特殊教育》2013年第7期。

三　美国学龄前孤独症儿童康复与社会支持的经验借鉴

1. 健全法律保障制度，加强政府资金支持

美国对于孤独症的发现和研究在全世界最早。在学龄前孤独症儿童的教育康复进程中，立法先行。通过构建完善的法律机制，保证各项措施的执行。美国对于孤独症儿童的规定是最为详细的，单就这一个病种就颁布了一项法案，即《抗击孤独症法案》。由于美国对于残疾儿童的保障法律本身就很完善，因此只需将孤独症儿童纳入其中，孤独症儿童就可享受一系列有关的福利设置。

除法律保障外，政府大量的财政投入支持也是学龄前孤独症儿童教育康复发展的一大动力。政府的财政投入不仅仅体现在对孤独症儿童的教育康复提供补贴方面，还体现在资助康复机构发展方面，政府通过购买服务的方式资助民间康复机构的发展。除了政府通过财政拨款支持患儿进行教育康复训练之外，孤独症患儿还被纳入了社会保障资金的支持范围。

2. 培养高素质的专业人才队伍

专业的人才队伍是孤独症儿童医疗教育康复体系的核心。美国从孤独症儿童的诊断到其接受教育康复训练都有一支完备的专业人才队伍参与其中。

一方面，在孤独症儿童的诊断方面，专业的师资队伍可以为孤独症儿童提供最为准确的诊断结果，同时也能缩短诊断周期，使得孤独症儿童可以较早接受教育康复训练。在此方面，美国有一支由各个领域的专家组成的诊断队伍，孤独症儿童的诊断需要听力专家、儿科医生、特教

老师、言语治疗师、神经病理学家和社工六类人士参与共同决定。另一方面，在孤独症儿童的教育康复训练方面，教师队伍的构成不仅仅限于特殊教育专业的老师，还包括康复领域的多名教师，由他们针对患儿的症状进行有针对性教学，例如语言康复师、体能康复师、心理辅导师等。

3. 坚持循证实践理念，综合使用多种干预方法

随着孤独症干预方法的逐渐增多，其有效性受到了质疑。因为人们无法确定是否每一种方法都真实有效，而循证实践的出现便解决了这一问题。循证实践通俗地说就是根据训练场景找出与该情景相符合的最佳研究证据，再根据训练实施者的经验和受训者的自身特点找出最佳的干预方案，对患儿实施教育康复训练。循证实践最早是由美国研究者提出的，表 6-3 中的 12 种综合干预方案也是在这种理念的指导下形成的，每种干预方案都是由几种干预方法组成的，这说明单一方法的康复训练效果并不好，综合多种干预方法才能对孤独症患儿的训练效果产生良好的影响。我国香港和台湾地区流行的结构化教学法（TEACCH）、个别化教育方案（IEP）和个别化家庭教育方案（IFSP）等都是借鉴了美国的综合干预方案等。

4. 建立完善的教育康复服务体系，注重社区服务的发展

美国为孤独症患儿建立了一个完善的教育康复服务体系。参与主体包括政府机构、教育机构、医疗评估和诊断机构、康复和干预机构、信息服务机构、社区等，不同的主体为患儿及其家长提供不同的服务。[①] 多种机构的共同参与真正地为孤独症儿童的康复提供了一个完整的支持网络，孤独症患儿及其家长有任何需求都可以去相应的机构寻求帮助。值得一提的是美国的转衔服务，学龄前孤独症儿童接受教育康复训练的目的是希望能够进入普通的幼儿园或者小学进行学习。基于此，美国在 1990 年的《障碍者教育法》中正式将转衔服务纳入个别教育计划。该计划制定了相关条例，主张为 3 周岁以下的儿童在个别教育计划中提供转衔服务。所谓"转衔服务"，就是由儿童家长、专家、当地政府部门代表、患儿所在机构的教师与即将接收此患儿的学校校长和教师

---

① 刘志敏：《我国孤独症人士的福利政策现状及建议》，残疾人社会福利政策与服务研讨会暨中国残疾人事业发展论坛，南京，2012。

共同合作，其中包括患儿父母向专家提供目前该儿童的情况，然后专家反馈给家长一些专业的建议，患儿所在机构的教师训练患儿适应未来社会环境所需要的技能，当地相关政府部门应提供筛查、经费、资格认证、评估以及其他服务，加强患儿父母与老师以及专家、各政府部门间的沟通，为儿童迁移、平稳转衔提供可能。① 这也为孤独症儿童的融合教育进行了铺垫，美国融合教育的发展基础就在于此。

孤独症儿童的教育康复不仅仅需要机构和家庭的努力，同时需要社区的配合。家庭、社区、机构/学校形成牢牢的铁三角关系才能更好地支撑起孤独症儿童的教育康复网络。在美国，社区康复服务很完善。美国的孤独症儿童社区康复模式为医学—社会模式，强调将患儿的康复责任从医学扩展至整个社会，以社区为基点，通过社会各方的共同努力，使患儿得到较好的康复训练。因此社区康复需要相关部门统一采取干预措施，包括卫生、教育、社会、立法、劳动就业等部门。

第三节　美国学龄期孤独症儿童的
康复与社会支持

一　美国孤独症儿童享有的法律体系保障

美国的孤独症儿童享有的社会支持囊括从出生到就业的法律保障，这依赖于美国建立的一个完整全面的法律体系，从保障每位特殊儿童的受教育权开始，然后保证每位孤独症儿童能够顺利完成学业，最后保证他们的社会融合成效。

1. 《残疾人教育法》

《残疾人教育法》是美国残疾人教育的基础，所有和残疾人相关的举措都建立在该法律的基础之上。该法律致力于确保残疾人的四项基本权利：特殊教育平等的机会、完全的参与、独立的生活和经济的自足。1975 年 11 月 29 日，杰拉尔德·福特（Gerald Ford）总统将《全体残疾儿童教育法》（第 94～142 号公共法）签署为法律，现在被称为《残疾人

---

①　崔芳、于松梅：《美国学前特殊儿童转衔服务及启示》，《现代特殊教育》2010 年第 1 期。

教育法》（IDEA）。国会通过这项具有里程碑意义的民权措施，为数百万名残疾儿童打开了公立学校的大门，并奠定了美国致力于确保残疾儿童有机会发展才华、分享礼物并为社区做出贡献的基础。法律保证每一个残疾儿童都能在最少限制的环境（LRE）中获得免费的适当公共教育（FAPE）。IDEA维护残疾婴儿、学步儿童、青年及其家庭的权利，让教室变得更具包容性，残疾儿童的未来更加光明，满足其个人需求以及改善其受教育成果。自1975年以来，美国已从将近180万名残疾儿童被排除在公立学校外发展到为690万名残疾儿童提供特殊教育和相关服务，以满足他们的个人需求。如今，超过62%的残疾儿童在普通教育教室里上课的天数占上学日的80%或更多。同时，美国为34万多名残疾婴幼儿及其家庭提供早期干预服务。

此外，IDEA授权联邦政府向各州提供支援补助，以支持特殊教育和相关服务以及早期干预服务；向州教育机构、高等教育机构和其他非营利组织提供全额赠款。

由于特殊儿童在各年龄阶段的需求完全不同，因此IDEA由B和C两个部分组成，年龄在3岁以下的残疾婴幼儿及其家庭在C部分下得到早期干预服务，3~21岁的儿童和青少年在B部分下接受特殊教育和相关服务。

B部分规定3~21岁的残疾儿童和青少年能够享有以下福利待遇：①听力服务；②信息提供，向特殊儿童和青少年父母提供儿童和青少年发展的相关信息；③咨询服务，由社会工作者、心理学家和康复专家组成的专家团队为残疾儿童和青少年家庭提供服务；④早期识别，尽早判定一个孩子是否残疾。

2.《孤独症CARES法案》

2014年，奥巴马总统签署了《孤独症合作、责任、研究、教育及支持法案》（Autism Collaboration，Accountability，Research，Education，and Support Act，《孤独症CARES法案》）。特朗普总统于2019年续签了该法案。法案将在未来五年内提供18亿美元，用于孤独症研究和对该群体的必要支持。该法案通过提供重要的基础和应用研究、专业人员的跨学科培训、公共教育以及重要的服务和支持，帮助了数百万名患有孤独症谱系障碍的儿童、青年和成人。

3. 美国有关孤独症服务的其他法律摘要

除了上述的法律，美国对于孤独症患者的学习生活、校园建设、医疗卫生、饮食营养、辅助技术等全方位的服务都有相关法律进行规定（见表6-4）。

表6-4　影响孤独症儿童和青少年服务的其他立法摘要

立法	摘要	适用于孤独症儿童和青少年的内容
1973年《康复法案》（第504条）	保障包括符合康复法案残疾定义而不符合IDEA服务资格的学生。这项法律保证了残障学生在学校获得教育上需要的服务	对于被诊断出患有孤独症而没有资格接受特殊教育的学生，学校根据第504条必须对他们采取措施，提供所需的服务，职业治疗师可与学校团队合作开发"504计划"
1990年《美国残疾人法》（ADA）	公民权利立法，规定"合理的安排，如果需要，让学生参与学校和社区以及未来的工作"	职业治疗师可协助学校购置或建造课程或环境（操场、洗手间等），或者两者都对所有学生开放，此外，在为ASD学生提供转学服务时，ASD学生的需求可能会得到满足，因为这些学生在离开公立学校后会为就业和社区生活做准备
1998年《辅助技术法案》	通过科技帮助残疾人，残疾人士可通过国家补助计划获得支持	越来越多的ASD学生使用低技术和高技术的策略和设备，以充分参与他们典型的环境、日常活动和行程。职业治疗师为这些学生处理虚拟环境，例如通过手持设备上的软件程序支持其参与日常活动

资料来源：美国职业治疗协会（American Occupational Therapy Association）。

二　美国学龄期孤独症儿童的财政保障

美国的特殊教育开销很大。在1977~1978年，联邦政府的投资达到25.2亿美金；2001~2003学年，联邦政府在特殊教育上的开销达到75亿美元。每年所有残疾学生评估和IEP的开销大约为67亿美元，也就是说除了每个家庭自己的开销，政府在特殊教育上平均为每个残疾儿童大约花费1086美元，每年残疾儿童的平均花费约为12525美元，而普通学生每年的开销为6556美元，可见残疾学生的开销是正常学生的1.91倍。根据美国儿科会（American Academy of Pediatrics，AAP）2014年的报告，孤独症服务每年使美国公民多花费236亿~262亿美元。孤独症学生在教育上每人每年要多花费8600美元，普通学生的平均费用约为12000

美元。①

　　孤独症协会对 2021 财年预算要求的摘要显示，对于 IDEA 国家拨款计划，政府要求拨款 129 亿美元，比 2020 财年增加 1 亿美元，帮助维持联邦政府对特殊教育额外费用的支出。补助金将覆盖全国平均每名学生支出的 13%，并为大约 740 万名 3~21 岁的残疾儿童和青少年提供平均每人 1739 美元的资金。这笔资金将支持各州和地方教育机构努力改善教育成果，残疾儿童、婴幼儿的家庭补助金和学前教育补助金计划的资金将保持在 2020 年的水平上。2.296 亿美元的特殊教育国家活动请求资金将继续支持技术援助、传播、培训及其他活动，以协助各州和地方教育机构、父母提高残疾儿童的学习成绩。②

　　以上是特殊教育的基本开销情况，美国在孤独症的研究和康复方面的投入也相当充足。孤独症研究在短期内获得联邦政府的大量投入，远超其他残障类别。对孤独症投入的迅猛增加主要是基于孤独症谱系障碍发病率的不断攀升这一严峻事实。美国健康协会在孤独症研究上的投入从 1997 年的 2200 万美元增加到 2006 年的 1.08 亿美元，增长了近四倍。③ 美国精神健康协会（NIH）在孤独症研究方面投入了大量的经费，重点是在孤独症医药的研发上。

　　除了上述经费支持以外，2007 年美国财政部拨付了 700 万美元的孤独症专项研究经费。孤独症是美国唯一一个在参议院具有听证会资格的残疾类别。④ 2011 年美国精神健康协会对孤独症的研究经费投入达到了惊人的 2.1 亿美元。

　　2020 年，特朗普政府预算 4.8 万亿美元，大幅削减社会安全网计划，

①　Economic Burden of Childhood Autism Spectrum Disorders, https://pediatrics. aappublications. org/content/133/3/e520. short? sso = 1&sso _ redirect _ count = 1&nfstatus = 401&nftoken = 00000000 - 0000 - 0000 - 0000 - 000000000000&nfstatusdescription = ERROR％3a + No + local + token.

②　Trump Fiscal Year 2021 Budget Request Autism Society Summary Analysis February 11, 2020, https://www. autism-society. org/wp-content/uploads/2020/02/Trump-Budget-FY2021. pdf.

③　National Institutes of Health Research Priorities Coalition to Protect Research (CPR). July 13, 2007.

④　T. Insel, The Combating Autism Act. Paper Presented at the International Meeting for Autism Research, Seattle, WA, 2007.

包括削减医疗保险、医疗补助和社会保障。预算的大幅削减影响了许多孤独症患者的自由裁量计划。与前两次行政预算一样，该年的预算又将卫生资源服务管理局（HRSA）的"孤独症和其他发育障碍"项目（5200万美元）剔除。预算说明中针对这一重大削减提供的理由是这些活动将通过"母婴健康补助金"来资助。总统预算为孤独症和其他发展障碍（DD）项目的跨学科专业健康计划［包括领导力教育和神经发育障碍（LEND）和发育行为儿科医生（DBP）计划］提供资金，旨在增加筛查、诊断和治疗孤独症患者的医疗专业人员的数量。它还为制定基于证据的干预措施提供资金。作为原始的《孤独症CARES法案》中的一部分（2019年重新授权），这些活动有所增加，以帮助日益增多的被诊断为孤独症的人。国会在过去三年中拒绝了这些削减。

预算还削减了疾病预防和控制中心的整体资金，减少了9%，其中包括削减了美国国家疾控中心出生缺陷和发育障碍中心（NCBDDD）的5000万美元，占预算的1/3。该中心为孤独症等复杂的神经发育障碍提供重要的监测活动以及研究和公众教育。削减预算反映出疾病预防和控制中心试图将其"重心"转移到预防、控制传染病和其他新兴公共卫生问题（如阿片类药物）的核心任务上。

表6-5展示了特朗普政府预算请求中影响孤独症患者的计划的项目。

表6-5　2019～2021年特朗普政府财政预算请求

单位：百万美元

项目	FY2019	FY2020	FY2021	FY2020和FY2021的差异
教育部				
IDEA国家补助	12364.4	12764.4	12864.4	+100.0
学前教育补助金	391.1	394.0	394.0	0.0
IDEA的C部分早期干预	470.0	477.0	477.0	0.0
职业康复国家补助	3303.6	3397.0	3667.8	+270.8
支持就业	22.5	22.5	0.0	-22.5
智障学生专上课程	11.8	11.8	11.8	0.0

续表

项目	FY2019	FY2020	FY2021	FY2020 和 FY2021 的差异
卫生与公共服务部（HHS）				
卫生资源服务管理局（HRSA）《孤独症 CARES 法案》	50.0	53.0	0.0	−53.0
发育障碍（DD）委员会	76.0	78.0	56.0	−22.0
发育障碍保护和宣传系统	40.7	41.0	39.0	−2.0
发育障碍大学研究中心	40.6	41.6	41.6	0.0
具有重大意义的项目	12.0	12.0	1.0	−11.0
终身喘息护理法	4.1	6.0	3.0	−3.0
家庭照顾者支持计划	181.1	186.0	151.0	−35.0
国家疾控中心出生缺陷和发育障碍中心	155.0	161.0	112.0	−49.0
社会服务整体拨款（SSBG）	1680.0	1685.0	0.0	−1685.0
劳工部				
《劳动力创新和机会法》成人就业	845.5	845.5	854.5	+9.0

资料来源：美国孤独症协会官网预算和拨款数据。

三　美国学龄期孤独症儿童的教育康复

1. 美国特殊教育策略

随着融合教育思想的不断发展，在常规教室和资源教室中上课的孤独症学生数量不断上升，在常规教室和资源教室上课逐渐成为孤独症儿童主流安置模式。2003～2004 年，大约有 27% 的孤独症儿童在常规教室中接受教育，18% 的孤独症儿童在资源教室内上课，44% 的孤独症儿童在独立的教室里上课，大约 11% 的孤独症儿童参加特殊学校的课程。

孤独症谱系障碍发病率不断提升，国家强调将有特殊需要的学生纳入常规教育课堂，鉴于这些趋势和对该领域循证实践必要性的认知日益增长，学校教育工作者和心理学家可以参与孤独症学生的教育规划，了解与这些儿童融合教育相关的经验支持策略。美国学者通过研究每种策略及其经验、支持程度，总结了管理破坏性行为、促进学习和促进社会融合方面的策略。

管理破坏性行为的支持和咨询服务。除了社交和沟通方面的缺陷外，孤独症儿童经常表现出严重的行为问题，包括发脾气、攻击、自伤行为、破坏性行为以及不服从行为，这些问题会妨碍学习、妨碍教师管理课堂，因此学校心理学家经常被要求在这些方面提供干预和建议。

应用行为分析和功能评估应用。有大量的研究证明了行为分析（ABA）方法对孤独症儿童的有效性。该方法基于操作学习理论假设先行刺激和后果同时影响行为的习得和维持，采用这种方法的实践已经证明了这种方法有助于孤独症儿童问题行为的减少。

干预管理策略。针对孤独症学生的干预措施通常包括使用视觉提示时间表、修改日常时间表、重新安排物理设置。视觉提示时间表的使用，通常是孤独症儿童行为干预的一个组成部分。早期的研究表明，在活动过渡和变化期间，使用图片提示来培养孤独症儿童日常生活技能是有效的。视觉提示时间表已被用来改善孤独症儿童在任务中的行为，以提高孤独症儿童遵循课堂时间安排的能力。在智力发育迟缓相关文献中，这种技能教学方法有很强的经验支持。

同伴支持策略。教师可以提供大量合作学习和混合社会群体活动的机会，在游戏和学习期间，将孤独症学生与具有社会技能的同伴配对来构建课程，以促进社会互动。在孤独症儿童与非残障儿童合并的同伴群体中，儿童被孤立的现象减少。纳入同伴支持策略的孤独症儿童的个案研究表明，与同龄人交往的增加对孤独症儿童有积极的影响。

社会技能训练除了提供有关前期管理和同伴培训方法的信息外，学校心理学家还经常被要求提供更深入的针对孤独症学生的干预措施，比如对孤独症儿童提供社交技能培训。社交技能培训涉及特殊技能（如保持目光接触、启动对话等）。

2. 美国孤独症儿童干预方法研究

除了较为传统的教育策略，美国国家自闭症中心基于 2007～2012 年对孤独症谱系障碍干预研究的评审结果，于 2015 年发布了"国家标准项目"更新版本。在针对 22 岁以下的儿童和青少年的干预方法中，有 14 个已经被证明是有效的成熟方法，有 18 个尚需被充分证明是真正有效的方法，有 13 个尚无可靠的证据证明是有效的方法（见表 6-6）。

表 6-6　2015 年美国国家自闭症中心"国家标准项目"中的干预方法

	被确认为成熟的方法	被确认为尚在论证中的方法	被确认为不成熟的方法
1	行为干预	暴露法	动物辅助疗法
2	认知行为干预	基于关系发展的疗法	听觉统合训练
3	儿童综合行为疗法	扩大和替代性沟通	无麸质/酪蛋白食疗
4	语言训练（表达）	功能性沟通训练	辅助沟通法
5	示范法	运动法	电击疗法
6	自然情境教学法	基于模仿的干预	概念图
7	家长培训	启动训练	地板时光
8	同伴训练法	按摩疗法	感觉干预
9	关键反应训练	多元组合法	社会性行为学习策略
10	程序表	音乐疗法	社会性认知干预
11	脚本法	还原法	社会性思维干预
12	自我管理法	图片交换沟通系统	基于运动的干预
13	社会技能训练	手语教学	SENSE 戏剧干预
14	以故事为基础的干预	语言训练（表达和理解）	
15		社交沟通干预	
16		结构化教学	
17		基于科技的干预	
18		心智解读训练	

资料来源：2015 年美国国家自闭症中心国家标准项目（National Standards Project，Phase2）。

第四节　美国大龄孤独症儿童职业康复

美国作为世界上发现和研究孤独症最早的国家，在孤独症患者保障方面已经涵盖了其整个生命周期，在职业康复上也有较成熟的做法。美国大龄孤独症儿童的职业康复走在世界前列，是该领域的领军者。

一　基本概况

美国孤独症儿童数量多，职业康复需求大。孤独症作为精神障碍被纳入法律的保护范畴，孤独症儿童成为残障人士社会服务体系中的一个群体。美国为每个孤独症儿童提供了"诊断—康复服务"的社会保护网络，并在儿童 16 岁左右开始对其进行职业前培训。随着政府的越发重视，越来越多的孤独症儿童申请职业康复服务。2014 年，近 1.8 万名孤独症儿童获得了职业康复服务（见图 6-3）。①

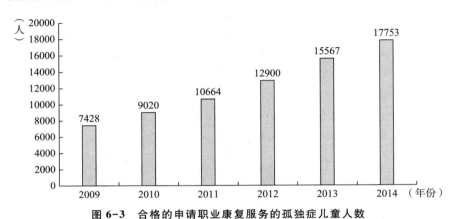

图 6-3　合格的申请职业康复服务的孤独症儿童人数

资料来源：National Autism Indicators Report，Vocational Rehabilitation 2016。

二　立法支持

美国孤独症儿童职业康复法律保障完善且时效性强。美国法制起步早，对孤独症儿童权益的保障很早就提上了法律的议程。美国一直重视残疾人职业康复和就业的权利，对孤独症儿童的职业康复权利也陆续颁布了若干法律进行保障（见表 6-7）。

除了法律保障完善外，不难看出美国对法律的时效性也相当重视。美国对《康复法案》《职业康复法案》进行了修订，还颁布了最新的就业规定。

表 6-7　美国联邦政府有关孤独症儿童职业康复的法律

法律名称	颁布时间	相关内容
《职业康复法案》	1920 年（1986 年修订）	设立了一系列由政府提供资金的支持残疾人就业的服务项目，残疾人获得了一些与就业相关的服务，服务范围也较以前得到扩大

---

①　有数量不详的人士申请了 VR，但由于各种原因未能进入该系统得到就业支持服务，其中包括无申请资格或没有完成申请程序的情况。

法律名称	颁布时间	相关内容
《康复法案》	1973 年（2014年修订）	通过制订个性化的就业计划，开始为有发展需要的残疾人士提供职业服务
《残疾人教育法》	1975 年（2004年修订）	首次将孤独症患者纳入享受特殊教育的范围。16 岁以上的特殊教育学生都能得到工作、继续教育的机会，或者享受独立生活的转衔支持服务计划。如果学生想在毕业后从事工作，特殊教育团队应该提供职业教育、职业咨询、生活技能训练、交通训练或其他服务
《孤独症治疗与促进法案》	2009 年	设立成人服务项目，为大龄孤独症儿童提供高等教育、职业教育、就业、住房等一系列服务
《劳动力创新与机会法案》	2014 年	加强和完善国家公共劳动力发展系统，帮助在就业方面有严重障碍的美国公民包括残疾人获得高质量的就业机会，帮助雇主聘请和留住技术工人

资料来源：笔者根据相关法律法规和文献整理得到。

三　组织管理

集中领导、多部门参与、公私共同发展。美国孤独症儿童职业康复得以顺利开展在于有一个管理科学、分工合理、协同配合的组织架构，这是职业康复活动有序进行的组织保障，另外官方和非官方的共同支持为儿童的职业康复创建了良好的环境。

美国教育部下设的康复服务署是职业康复项目实施的主要管理者，参与部门有劳工部下属的残疾人就业政策办公室、社会保障管理局等。私人康复机构有孤独症之声、孤独症协会、全国孤独症联合会等。另外，在行政运作方面采取中央与地方分权制度，每个州都设有康复部与职业康复机构，由联邦政府机构即康复服务署制定政策交由各州落实，康复服务署要求各州每年上交一份残疾人职业康复计划，而具体的职业康复服务则由各州自行开展，因此各州在残疾人职业康复服务上有很大的自主性。[1]

四　服务内容

1. 职业康复服务内容

美国职业康复服务内容丰富。为孤独症儿童职业康复提供的服务必

---

[1]　National Autism Indicators Report：Vocational Rehabilitation 2016.

须在个人职业计划（Individualized Plan for Employment，IPE）中有所体现，主要服务内容包括评估、职业咨询和指导、就业安置、工作寻找援助、信息和转介、在职支持（支持性就业）、损伤诊断和治疗、就业准备培训、短期在职支持（见表6-8）。

表 6-8　美国孤独症儿童职业康复服务内容

服务类型	服务简述	得到服务的儿童占比
评估	确定个人获得职业康复服务的资格，优先考虑就业需求水平，确定在 IPE 中的职业康复服务的性质和范围	67%
职业咨询和指导	提供信息和支持服务以协助儿童在就业方面做出明智的选择	56%
就业安置	介绍特定工作，无论个人是否获得了工作	38%
工作寻找援助	协助个人寻找合适的工作。求职帮助包括简历准备，确定适当的工作机会，培训面试技巧和联系企业	34%
信息和转介	提供通过职业康复服务不能获得的其他机构的信息和转介服务	25%
在职支持（支持性就业）	为在支持就业中严重残疾的人提供一段时间支持，时间一般不超过 18 个月	23%
损伤诊断和治疗	当其他资金来源（拨款资金）不能得到保证，并且儿童身体或精神上的损伤对工作能力产生负面影响时，职业康复服务将负责诊断和治疗身体和精神障碍	23%
就业准备培训	为准备工作者提供个人培训（如按时上班、穿着适当的服装、提高生产力等）	22%
短期在职支持	为就业者提供维持就业的服务，包括对在其 IPE 中没有支持就业目标的人员进行短期工作辅导	20%

资料来源：笔者根据 National Autism Indicators Report，Vocational Rehabilitation 整理得到。

2. 职业康复实施

美国职业康复服务具有很强的可操作性。孤独症儿童若想获得这些服务，需要由个人或其监护人申请，填写表格并与职业咨询师见面以确定是否符合享受服务资格。如果符合资格，咨询师将为孤独症儿童制订个人职业计划。个人职业计划应包括服务内容的类型、接受职业康复服务的时间、由谁提供职业康复服务以及过程评估内容。按计划对孤独症儿童开展职业康复服务以帮助其探索如何求职、维持工作，并支持其在所求职位上至少工作 90 天，最后结束服务。未来孤独症儿童如果仍有需求，可以重新申请或再次接受服务（见图6-4）。另外，每个州也可各自设置孤独症儿童申请职业康复服务的起始年龄，许多学生在高中时就可以申请职业康复服务了。

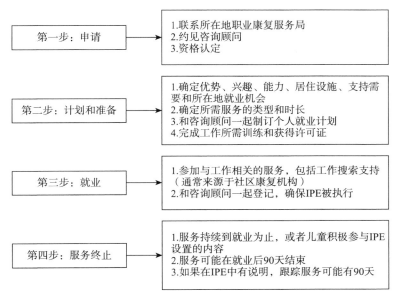

图6-4　美国孤独症儿童职业康复服务的实施流程

资料来源：笔者根据 National Autism Indicators Report：Vocational Rehabilitation 整理得到。

五　资金来源

政府支持为主的多元化资金支持。持久的经济支持是实现孤独症儿童职业康复和就业的重要保障。美国孤独症儿童职业康复的经费主要为政府资助和其他收入。职业康复基金是美国残疾人包括孤独症患者在内的就业和训练服务的最主要支持资金。职业康复基金由美国联邦政府和各州政府共同提供，由联邦和各州的地区项目组来管理。由《康复法案》授权联邦职业康复机构使用该资金为符合资格的申请者提供职业康复服务。除了联邦政府的资金支持外，各州也为孤独症儿童职业康复提供了必要的资金援助。有些州免费为需要这些职业康复服务的人提供服务，而另外一些州可能需要以财务手段测试为基础。但是，各州不允许向服务对象收取评估服务、职业康复咨询和指导、转介和其他服务的费用。①

六　转移接续

美国无缝对接的转移政策保障职业康复和就业有序开展。美国为每个孤独症儿童提供了完整的社会保护网，实现了不同年龄段的对接。在0~3岁阶段，免费为孩子提供初步诊断和早期介入服务；在3~6岁学龄前阶段，保证孩子为进入公立学校就读做好准备；在7~18岁义务教育阶段保证孩子免费上公立学校，且公立学校不能拒绝；在18岁之后，保证孩子享受福利公寓。实现了各年龄段的无缝衔接。在孩子16岁左右，对其进行职前培训。首先由社工为其找工作，进行岗位培训，帮助雇佣者适应、了解其特点；其后是孤独症儿童在福利工厂里面学做挂历、栽种子等，福利工厂还可以因接收残障学员而获得补贴，约每人每月900美元。美国《残疾人教育法》规定为有特殊需要学生制订转衔计划不得晚于16岁，在小学、初中、高中阶段这种就业转衔服务就已经开始了。小学是生涯意识阶段，学生可以进行较为简单的教室中的工作，学习社交技能和基本的职业技能；初中是职业探索阶段，学生在学校中接受的教育应更多地与工作技能相联系；高中是职业准备阶段，强调真实环境中的社区实践活动，包括从学校到离校后的一系列内容：中学毕业后继续接受教育、职业培训、融合性就业支持、持续的成人教育、成人服务。②

七　就业情况

理论和实践均证明职业康复不仅能恢复儿童的部分身体机能，还能使其获得技能训练，从而有助于其寻找工作并真正融入社会，实现自我价值。为此，美国政府为孤独症儿童提供了大量就业支援服务，协助他们在公开市场就业，提升其就业能力，其就业率也因此有了明显提升。

美国为孤独症儿童提供了支持性就业、定制就业、日间训练/就业训

---

① National Autism Indicators Report, Vocational Rehabilitation 2016. Drexel University A. J. Drexel Autism Institute.

② 冯帮、陈影：《美国特殊教育就业转衔服务解读及启示》，《中国特殊教育》2015年第8期。

练、庇护性就业和竞争性就业等丰富的就业服务,① 目的是促进其尽可能就业。根据《2016 年全国孤独症指标报告：职业康复》，在 12137 名使用过职业康复服务的孤独症儿童中有 7241 人找到了工作，就业率约为60%②，最普遍的工作类型是办公室和行政（见表 6-9）。孤独症儿童一周工资的中位数是 181 美元，他们平均每周工作 23 个小时。在这 60% 的就业者中，大约 30% 的人是有就业支持的。

表 6-9　职业康复服务使用者的工作类型

单位：%

工作类型	没有支持的就业	有支持的就业
办公室和行政	22	22
食品准备和服务	16	20
建筑、地面、清洁、维修	10	16
销售	11	9
运输、搬运	8	10
生产	8	9
其他	26	13

资料来源：笔者根据 National Autism Indicators Report，Vocational Rehabilitation 整理得到。

八　美国孤独症儿童职业康复的经验借鉴

1. 重视立法，不断完善法律法规

首先是注重立法，保障完善。美国把立法作为首要任务进行明确。立法先行是保障孤独症儿童权益最基本的底线，是开展孤独症儿童职业康复的法律依据，是开展相关康复活动的准则。由于孤独症儿童的特殊性决定了其不同于其他残疾类型的人，需要更有针对性的法律法规来保护他们。美国在医疗、教育、职业康复、就业机会方面进行了专门立法，从各个方面设置了保护措施。另外，随着实际情况的变化，及时修订的法律法规在新情况下起到了保护儿童权益的"及时雨"作用。我国在颁

---

① Peter F. Gerhardt and llene Lainer，"Addressing the Needs of Adolescents and Adults with Autism：A Crisis on the Horizon，" *Journal of Contemporary Psychotherapy* 41（2011）：37–45.

② 职业康复中所定义的就业是无论是否获得就业支持，在综合工作场所中拥有一份工作至少 90 天，剩下的 40% 由于诸多原因我们并不能确认其是否就业。

布《残疾人保障法》后，仅仅修订过一次，也没有专门的有关孤独症儿童的法律。因此，我国应该在法律方面下足功夫，从立法层面不断保护孤独症患者的利益。

2. 政府重视并给予大力支持

第一，财政资金投入。美国通过国会预算和职业康复基金为儿童职业康复活动提供最直接的帮助。我国目前只有为数不多的几个市对孤独症儿童的职业康复进行资金支持，且金额有限。所以，政府从更高的层面进行资助才是孤独症儿童职业康复未来发展之道。

第二，各部门相互配合积极工作。政府主管部门作为一切活动的领导者，不仅应规范各组织机构的职能，还应充分协调各部门、公私组织的相互关系，使之各司其职又相互配合，保证孤独症儿童职业康复活动顺利有序开展。现今，我国的孤独症患者职业康复事宜由残联进行管理，由于残联的地位问题，其在领导决策方面受到限制。有力的部门配合是职业康复活动有序开展的组织保障。

3. 内容多样的职业康复项目

美国孤独症儿童的职业康复活动都是以个案的方式开展的，教师会根据每一名儿童的具体情况推荐适合其职业训练的课程或项目。职业康复的内容不仅有较为传统的职业评估、职业康复咨询和指导、就业安置服务等，还有工作寻找援助、信息提供和转介等其他服务内容。

4. 接续政策保证职业康复继续开展

与我国"断崖式"的职业康复服务不同，美国对孤独症儿童每一年龄阶段应该接受什么服务都做出了明确规定，对整个生命周期都进行了安排。特别是16岁转入职业康复阶段、公立学校不能拒绝的规定有助于保证其受教育权。另外，在职业康复阶段社工帮助孤独症儿童找工作单位进行职业培训也为其今后参加工作打下了基础。

5. 社会各界积极参与

孤独症儿童的职业康复并不是只靠一家之力就可以实现的，需要社会各界的参与贡献。在上述分析中，美国政府、康复机构、基金会、雇佣者、普通爱心捐赠者以及儿童家属都是孤独症儿童职业康复的积极参与者，都为儿童的职业康复提供了各种支持。正是在他们共同的支持下，孤独症儿童职业康复才能顺利开展、持续发展，也才能实现孤独症儿童经济独立、生活独立的目标。

第五节　美国孤独症学生家长支持系统

美国孤独症学生家长支持系统主要体现在法律法规支持、专业机构服务支持、政府与社会各界经费支持、舆论支持、心理支持等方面。

一　以《家庭支持法》为核心的法律法规支持

美国的特殊教育家长支持系统的发展位居世界前列，这与美国健全人性化的法律法规紧密联系。1975 年，美国国会正式通过并颁布了具有划时代意义的《全体残疾儿童教育法》，该法在美国特殊教育立法中具有举足轻重的地位。该法保障了残疾儿童受教育权，规定了联邦政府的教育拨款。比如规定学校与政府当局不得以任何借口拒绝残疾学生，必须向 3～21 岁残疾学生提供特殊教育服务等。随后，在《全体残疾儿童教育法》的基础上于 1990 年修订完善的《残疾人教育法》（IDEA）成为残疾人教育的专门法律，该法拓展了特殊教育的服务对象范围，首次将孤独症和脑部外伤儿童纳入这一服务范围之中，赋予了孤独症学前儿童免费享有适当的公共教育的权利，主要包括享有教育指导及相关服务的权利。美国不仅通过教育立法来保障孤独症谱系障碍儿童获得教育服务的权利，而且通过医疗补助制度（Medicaid）来加强对孤独症儿童的经济资助保障，医疗补助制度是一项针对经济困难群体和伤残者提供经济资助的社会保障制度，孤独症谱系障碍儿童也能通过该制度获得经济资助。

除了政府和社会层面的保障以外，美国还通过立法对孤独症儿童家庭进行经济支持。2000 年，美国国会通过了《家庭支持法》，该法是美国迄今为止唯一一部针对残障者家庭开展支持的联邦法，其中明确规定了通过家庭支持计划对残疾儿童家庭予以支持。该法的主要思想就是通过采取各种切实有效的方法或措施，帮助家庭提升其照顾身心障碍者的能力，因为家人的照料是残障者的长期支持因素，从而使得身心障碍者在家人的悉心和专业照料下，最大限度地过上普通人的生活。应当承认，美国通过实施医疗补助制度和推行《家庭支持法》，为孤独症谱系障碍儿童的家庭提供了切实有效的帮助，尤其是经济援助，使得这些家庭能够长期承担孤独症儿童的康复医疗护理责任。2006 年，美国联邦政府通过的《抗击孤独症法案》进一步体现了美国政府对孤独症医学研究和早期干预的重视。根据该法案相关规定，美国将在 2011 年之前逐步投入 10 亿美元的财政经费和联邦基金，用于孤独症的相关医疗研究，从而建立起一套系统的医疗机构对孤独症儿童早期诊断和干预的机制，抑制孤独症患者数量的增长，同时提升公众对孤独症的认识与防范水平。

美国通过上述法律建立的早期诊断和干预机制发挥了有效作用，遍布全美各州的孤独症儿童早期诊断干预机构和提供早期特殊教育服务的机构能够为美国家庭提供专门服务，使得孤独症儿童在早期阶段就得到有效干预。从实践来看，在建立该制度之后，美国的 3~5 岁孤独症谱系障碍学前儿童能够就近在社区设立的特殊教育服务机构中得到早期诊断和特殊教育服务，随着制度的不断完善，享受特殊教育服务的学前儿童数量还在不断增加。

二　专业机构提供的服务支持

美国在全社会建立起了一套系统的针对孤独症儿童及其家庭的专业服务和支持机构体系，不仅包括医院，而且包括大量科研和教育服务机构。其中，具有代表性的服务机构包括美国孤独症协会（Autism Society of America，ASA）和全国孤独症联合会（National Autism Association，NAA）等。

1. 政府机构和部门

就政府部门而言，美国的联邦和州立政府部门以及社区机构主要为孤独症儿童家庭提供有关政府政策咨询的服务，安排受过专业培训的人士开展接待和咨询服务，并给出恰当的建议和指导。同时，政府网站公开详细的有关法律法规信息，公众可以便捷地查询到各级政府的具体规定与援助措施。

2. 以学校为主的各类教育机构

美国的特殊教育体系是一套以公私学校为主，涵盖各类教育机构的较为完整的系统，不同类型的教育机构在职能职责上有所不同。一般而言，公立学校享有政府财政支持，依照有关法律规定，孤独症儿童可以在公立学校获得免费的教育服务，并得到适当的特殊教育指导。当然，由于公立学校主要职能是普通教育，在特殊教育方面可能专业性不足，所以私立学校成为公立学校的重要补充。美国的私立学校通常能够为孤独症儿童提供更加专业和完善的教育服务，一些经济条件较好的家庭更愿意将儿童送到私立学校接受教育。此外，美国还允许社会资本开办一些非学校的专业性教育机构，这些专业性教育机构可以为孤独症儿童家庭提供更加优质的特殊教育服务，如由受过专门培训的家庭教师上门提供一对一教育服务，构成了对学校教育的有益补充。

3. 医疗评估和诊断机构

美国高度重视对孤独症儿童的早期诊断和干预工作，通过医科大学下设的医疗机构开展孤独症诊断和医疗介入服务，通常包括各种孤独症研究中心、大学附属医院、诊所等，这些医疗机构可以对孤独症儿童及其家庭成员开展评估和诊断，尤其是对家长的孤独症儿童照料能力的评估具有实践意义。这些医疗机构的医疗和咨询人员具有很强的专业实力。通常由专注于儿童孤独症研究领域的临床心理学家、精神病学家、病理学家等医学专家负责早期诊断和干预指导，由经验丰富的社会工作者为儿童家长提供咨询服务，提升家长照料能力。

4. 治疗康复研究和早期干预机构

在诊断和评估之后，就需要对确诊的孤独症儿童进行早期干预和康复治疗。美国建立了各类早期干预和康复服务机构，主要有三类。一是孤独症科研中心，涵盖生物医学研究、临床研究和应用研究，这些专业研究机构能够为3岁以下确诊孤独症的幼儿进行早期干预和提供相关服务。二是为孤独症儿童提供专业辅助性康复服务的非营利性或者私立机构，由专业人员为孤独症儿童开展语言治疗、物理治疗、音乐治疗、感觉统合治疗等专门性辅助治疗。三是提供专门设备和技术支持的辅助性技术机构，由于孤独症儿童在日常生活、交通出行和行为模式上有别于正常儿童，为了帮助孤独症儿童顺利完成上述相关行为并确保其安全，一些辅助性技术机构提供专门服务和技术支持。

5. 社区服务机构

考虑到孤独症儿童的特点及其给家庭带来的各种负担，美国的一些社区服务机构为孤独症儿童及其家庭提供各种形式的生活照料和援助服务。例如，这些社区服务机构可以为孤独症儿童和其他障碍儿童提供短期寄宿服务，家长在办理基本手续之后，即可将儿童交给社区服务机构进行一段时间的生活托管，这一举措为孤独症儿童家庭提供了切实的帮助，有效减轻了家庭照顾孤独症儿童的现实负担，深受儿童家庭欢迎，同时也给孤独症儿童提供了一个彼此交流的场所。除了孤独症儿童，这些社区服务机构也可以为孤独症成人提供独立生活的指导服务，以及工作就业指导和咨询服务，从而帮助其尽快融入正常社会。

三　政府与社会各界的经费支持

由于孤独症治疗的困难和康复的长期性，孤独症相关医疗和服务的费用高昂，儿童家庭是难以支撑的，因此美国建立了涵盖政府和社会的全方位孤独症服务经济支持体系，从政府和社会两个方面来解决经费问题。

首先，政府的财政拨款是孤独症服务经费的主要来源。各种孤独症医疗康复和相关服务机构的经费主要来源于联邦政府的财政拨款，例如，2007 年美国国会的年度财政拨款对相关机构的孤独症医疗和研究的经费支持是比较可观的，孤独症健康资源和服务管理项目获得了 3700 万美元的联邦财政经费，疾病控制和预防中心的孤独症项目获得了 1650 万美元，孤独症跨机构合作委员会则获得了 100 万美元。[①] 为了确保联邦财政拨款能够高效率地流向需求最迫切的研究机构，美国相关法律允许各个孤独症治疗研究与服务机构派遣人员列席联邦财政拨款的听证会，以保证联邦财政拨款分配的正当性与合理性。同时，这些孤独症治疗研究与服务机构也需要向政府和社会公开其经营情况，通过发布年度经费使用情况报告的形式，详细通报各项收入和支出情况，并将其公布在机构网站上，以便政府部门和社会公众进行查询和监督。

其次，社会各界的募捐和相关刊物出版发行收入。美国社会形成了对孤独症群体的广泛关注，有不少慈善团体建立了各种基金为孤独症儿童服务募集社会捐赠。同时，一些机构开办的有关孤独症的学术研究和科普宣传的刊物获得的收入也成为一个经费来源的渠道。

---

①　Lustig，B. C. Homebound Instruction：The Legal Segregation of Students with Disabilities under the Individuals with Disabilities Education Act. University of Iowa，Doctoral Dissertation，2009.

最后，医疗补助制度也是一个提供经费来源的制度性设计。发展性障碍儿童群体主要就是通过医疗补助制度这一渠道获得经费资助。2000年，美国的医疗补助制度为需要资助的儿童群体总共提供了 293 亿美元的经费，这笔资金占发展性障碍儿童群体全部相关服务所用资金的 75%，由此可见，医疗补助制度也是美国孤独症儿童服务的一个不可或缺的经费来源。[①]

四　非政府组织的舆论支持

美国有大量的研究组织和社会组织为孤独症儿童争取权益。孤独症儿童面临的困难不仅是医疗和费用，而且还需要来自社会的理解和关怀。不可否认的是，长期以来，社会公众对孤独症存在认知上的偏误，从而造成对孤独症儿童的歧视和躲避，这对孤独症儿童的康复和重新融入社会造成直接的困难。因此，美国的一些孤独症相关非政府组织针对上述情况，积极开展各种形式的宣传活动，呼吁社会公众对孤独症儿童及其家庭形成正确的认知，并施以必要的关怀，帮助孤独症儿童及其家庭成员减轻社会心理负担，感受全社会的关爱。例如，成立于 1965 年的美国孤独症协会是美国历史最悠久、规模最大的民间孤独症组织之一，拥有 5 万名成员和支持者，通过遍及全美接近 200 个分会的强大网络在美国联邦和各州的孤独症相关立法和政策制定中发挥着积极的舆论领头作用。[②] 其中，在 2006 年国会批准《抗击孤独症法案》的过程中，美国孤独症协会的宣传作用就功不可没。[③] 特朗普政府年度预算的大量削减对孤独症儿童教育和福利的财政支出有较大影响，因此美国孤独症协会进行了积极的抗争。2018 年，美国孤独症协会及其 80 多个本地分支机构通过教育服务了超过 62 万名受孤独症影响的个人，倡导为个人提供终身适当的服务，并在国家、州和地区倡导社区包容和接受。此外，美国孤独症协会官网作为全

① Mojdeh Bayat, "Evidence of Resilience in Families of Children with Autism," *Journal of Intellectual Disability Research* 51 (2007): 702-714.

② Deisinger J. A. *History of Autism Spectrum Disorders*, *History of Special Education*. Emerald Group Publishing Limited, 2011, 21: 237-267.

③ Lesley S. Klett and Yasemin Turan, "Generalized Effects of Social Stories with Task Analysis for Teaching Menstrual Care to Three Young Girls with Autism," *Sexuality and Disability* 30 (2012): 319-336.

世界最大的孤独症网站之一，也会及时更新各项经济补贴和预算提案。

除了对政府立法施加影响以外，美国孤独症协会还通过网站和办刊对社会公众进行广泛宣传。美国孤独症协会的官方网站在全世界的孤独症专业网站中拥有最高的关注度，全世界网民都会通过该网站了解孤独症的最新动态。同时，美国孤独症协会主办的《孤独症维权》（Autism Advocate）期刊一个季度发行一期，为公众提供有关孤独症的最新研究、立法和孤独症儿童的生活技巧等信息，同时促使政府与社会各界加强对孤独症儿童及其家庭的重视与关注，呼吁社会为其提供各种帮助。

美国孤独症协会还专门成立了信息团队为美国的孤独症儿童家庭提供特殊儿童转衔服务，促成孤独症儿童成功转衔。美国孤独症协会董事会成立了一个孤独症人士专门咨询小组（Panel of People on the Spectrum of Autism Advisors，PSA），这是一个由专家以志愿者身份组成的咨询小组，为美国孤独症协会的工作提供各种专业技能培训和咨询服务，其小组成员包含孤独症领域最权威和最具影响力的专家，这些专家经常代表孤独症儿童家长向社会表达其需求，从而帮助这些家庭获得广泛的社会支持，减轻其生活压力。

再如，2005年成立的孤独症之声（Autism Speaks）是一家孤独症宣传组织，由通用电器公司副总裁鲍勃·赖特（Bob wright）先生及其妻子共同创办，孤独症之声赞助孤独症研究，并面向家庭、政府和公众进行宣传和推广活动。赖特夫妇建立该组织就是因为他们的孙子克里斯汀（Christian）在2004年被确诊为孤独症，为治疗孙子的孤独症，也为帮助更多的儿童治疗，赖特夫妇决定创办孤独症之声，通过自己的社会影响力为广大孤独症儿童募集治疗经费，由此获得了大量企业家和社会名流的资助。① 孤独症之声还出资邀请世界范围内具有一流水平的医学专家和研究人员组建团队，针对孤独症的发病原因和疗法开展长期研究，为推动孤独症的研究、呼吁社会关注和社会各界资助做出了积极的贡献。②

---

① Lesley S. Klett and Yasemin Turan, "Generalized Effects of Social Stories with Task Analysis for Teaching Menstrual Care to Three Young Girls with Autism," *Sexuality and Disability* 30 (2012): 319-336.

② Evelyn M. C. Gregor and Elaine Campbell, "The Attitudes of Teachers in Scotland to the Integration of Children with Autism into Mainstream Schools," *The International Journal of Research and Practice* 5 (2001): 189-207.

五　家校合作支持

家校合作是指利用学校与孤独症学生接触紧密、影响巨大的特点，让孤独症学生家长与学校时时互动，并享受来自学校方面丰富的指导服务。家校合作方式主要涵盖家长教育培训、内容通信、礼拜五折叠夹、教师—家长对话杂志、家长手册以及家庭支持计划等。[①]

1. 家长教育培训

孤独症学生家长教育培训模式通常运用讨论会（seminar）以及"工作间"（work shop）的方式。这种培训主要是为了让家长更好地了解怎样使孤独症学生养成科学的生活、学习习惯，如何提升自己以及外界人士与孩子沟通的有效度，如何预防孤独症学生未来可能面临的心理问题，孤独症学生每个发展阶段的特点等。家长教育培训的作用是高效地铸造学校与家长之间的桥梁，协调二者关系。[②]

2. 内容通信

学校教师将学生在班上所表现出的值得纪念的进步与举动详细地记录下来，并以规范纸质的形式赠送给家长，与家长分享这种激动与喜悦。通信内容包含学生制作的手工艺品、学生沟通能力的进步、学生写作的文章等。

3. "礼拜五折叠夹"（friday folder）

这种独具创新性的方式是指学校将学生在校五天的家庭作业、试卷等内容都放在一个折叠夹中，在周五课程结束的时候让学生带回家给家长，以期让家长了解学生一周的学业情况。

4. 教师—家长对话杂志（parent/teacher dialogue journals）

学校在学期初将小杂志本子连同一封信邮寄到学生家里，家长在小杂志本子上根据信的内容指引填写有关学生的基本情况、注意事项以及建议。孤独症学生的辅导老师则按照上面的内容做出相应的教学计划与

---

① 聂影、江琴娣：《关于美国特殊儿童家长参与教育的法律法规述评》，《中国校外教育》2009 年第 12 期。

② Wright Peter W. D., The Individuals with Disabilities Education Improvement Act of 2004: Overview Explanation and Comparison，http://www.wrightslaw.com，2009.

回答。①

5. 家长手册

美国许多有孤独症学生的学校都会设计形式丰富的家长手册赠送给家长。如此，学生家长就能更好地对学生进行康复教育与辅导。手册内容一般与家长教育培训的内容一致，如此可以让家长温习培训的内容。

6. 家庭支持计划

家庭支持计划是指家长在此项计划中拥有最大限度的知情权，比如在任何机构或学校评估与测验孤独症学生之前，他们都一定要提前通知家长，获得家长的认可后才能进行后续工作。家长也享有知道评估结果的权利。家长可以拒绝任何组织与机构（包括学校）对孩子进行任何形式的评估。同时，家长能够全程参与制订针对孩子的个别化教育计划，并和孤独症教育专家一道参与教育计划的实施，如果家长对于这套个人教育计划不满意，还可以随时要求更换此套计划或者计划的制订者。最后，孤独症学生家长还保留着诸多权利，比如评价、考核、监督与上诉等。②

六　家长心理支持

美国针对孤独症学生家长心理压力与情绪问题形成了系统性的支持网络。比如学生确诊为孤独症后，当地的医疗机构会给这些孤独症学生家长提供心理医疗机构或家长组织的联系方式，专业机构与家长支持网络可以调节家长的情绪，减轻家长对未知的恐惧，消除家长对未来的迷茫，并给予最大限度的慰藉与支持。③ 其中，专业机构提供关于孤独症的专业知识与经验，从专业角度来让家长更多地了解孤独症知识与获得各类形式的帮助；家长组织可以提供关于孤独症学生照顾的经验，从而引导家长摆正育儿心态，走上正确的育儿之路。相对中国对孤独症学生家长的心理援助而言，美国的心理支持内容相对更务实与接地气。④

---

①　Michael Fafirell, *The Special Education Handbook* （London：David Fulton Publishers，1997）.

②　徐玉珍：《中美中小学家校合作比较研究》，硕士学位论文，华东师范大学，2006。

③　Ciara Padden and Jack James，"Stress among Parents of Children with and without Autism Spectrum Disorder：A Comparison Involving Physiological Indicators and Parent Self-Reports，" *Journal of Developmental and Physical Disabilities* 29 （2017）：567-586.

④　林云强、张福娟、聂影：《美国特殊教育立法中的家长参与》，《中国特殊教育》2010年第 5 期。

七　美国孤独症学生家长支持系统的经验总结

综合上述关于美国孤独症研究的财政支出以及家长支持的分析，可以归纳出以下几点经验。

第一，各级政府财政支持具有明确的职能分工。美国的教育财政制度受其体制影响，分为联邦和州两级，各司其职、职责分明，联邦财政负责统筹全国财政分配，制定总体财政使用预算，同时制定相关决策方案，各州财政则负责具体财政拨款的分配，并负责各州特殊教育经费的筹集工作。

第二，对孤独症的各类投入巨大。从上文的相关数据可以看出，美国的教育财政支出占总体财政支出的15%以上，这一比例在全世界位居前列。美国政府在孤独症的医疗研究、康复设施、特殊教育等方面都建立了较为完善系统的机构，并给予巨大的财政支持，各类健康协会等专门科研机构对孤独症进行了相关研究，确保医疗医药的专项研究经费投入，由此保证了美国医学界在孤独症研究领域的高水平，拥有专业全面的孤独症医疗和康复研究门类，美国的孤独症研究不仅包括基础研究、基础应用研究，强调临床研究、临床应用研究，而且注重将基础研究成果进行应用转换，同时将基础研究作为重点大力支持，对神经学研究、生物学研究、语言学研究等细分领域都有所涉及，涵盖孤独症的多个方面，其研究水平达到世界一流。同时，在政治权利、社会生活等多个方面给予孤独症患者及其家庭照顾，美国国会有专门的孤独症研究听证会。

第三，相关法律法规健全。美国设计了从孤独症患者诊断到就业的一系列相关法律法规保障，对孤独症患者救治的财政补贴、专业机构等全方位覆盖。

第七章 美国各州孤独症强制保险

2001 年，美国印第安纳州率先通过法律强制将孤独症的治疗纳入儿童健康保险保障范围。截至 2019 年，美国各州均通过了关于孤独症强制保险的法律，要求保险市场的儿童健康保险产品必须提供孤独症筛查、诊断和干预服务。本章旨在介绍美国孤独症强制保险的立法进程、保障年龄段、保障项目、应用行为分析干预的年度限额、服务方资质、综合待遇排序，分析该保险的实施对保费、自费、服务利用、服务方供给、产品市场份额等方面带来的影响和产生的效果。研究发现，各州待遇差异明显，存在区域待遇效应，待遇高的州主要集中在五大湖区和西部。孤独症强制保险实施后接受治疗人数比例不高，保费变化不大；症状较严重的被保险人自付费用增加，其他人变化不大；门诊尤其是行为治疗的费用上升，0~5 岁孤独症儿童各年龄段利用医疗资源的比例均有所提升；提供服务的专业人才增多但服务供给仍然存在一些问题；四大医疗保险计划市场份额排名并未发生改变，但选择高端产品的投保人明显增加，强制保险取得多方共赢的效果。

第一节 文献综述

2001~2019 年，美国所有 50 个州和哥伦比亚特区都先后通过了法律，要求儿童健康保险计划必须包括孤独症康复服务，通常被称为"孤独症强制保险"（Autism Insurance Mandates）。孤独症谱系障碍研究多年来一直是美国学术界的显学，而对于孤独症强制保险的研究却在最近十余年刚兴起。

关于公共管理视角下孤独症强制保险的研究。Marmor 将孤独症描述为一个政治问题，进而追溯关于孤独症保障的一系列复杂的公共政策，旨在为孤独症患者提供所需的服务。① 服务不仅包括保险法规，还包括教育计划、长期护理计划和社会性服务。②

关于孤独症强制保险与私人保险比较的研究。Wang 等对比了医疗救助和私人保险覆盖的孤独症儿童待遇的差异，研究发现在没有孤独症强制保险指令的情况下，私人保险在孤独症上的支出要少得多，这突出了孤独症强制保险指令的重要性，强调了继续努力扩大孤独症的私人保险覆盖范围的必要性。③ Baller 等认为孤独症强制保险实施后孤独症儿童获得服务的机会增加，私人保险保障范围扩大。④

关于孤独症强制保险实施后各州保险待遇差异问题的研究。一些州提供的治疗服务依然存在资格限制，包括年龄、涵盖的诊断和治疗范围等的差异。⑤ 联邦法律旨在确保基本的 ASD 治疗，这会导致一个孩子在一个州可能有资格获得许多额外的服务，但在另一个州可能没有资格获得任何服务的结果。Choi 等总结了美国 50 个州和哥伦比亚特区关于孤独症强制保险的法律和政策，分析了美国各州福利的差异，认为虽然有福利差异但大多数州采用了一套共同的福利制度。⑥ 该研究虽然涵盖了美国各州的孤独症强制保险指令但是并未详细展示各州的福利参数，对各州细分的福利待遇缺乏研究，对于 ASD 人群获得福利的影响需要进一步说明。

---

① Theodore R. Marmor, "The Politics of Autism: Navigating the Contested Spectrum," *Journal of Health Politics Policy & Law* 42 (2017): 1143–1145.

② John J. Pitney, *The Politics of Autism: Navigating the Contested Spectrum* (Rowman & Littlefield, 2015).

③ Li Wang, David S. Mandell, Lindsay Shea, Zuleyha Cidav and Douglas L. Leslie, "Healthcare Service Use and Costs for Autism Spectrum Disorder: A Comparison between Medicaid and Private Insurance," *Journal of Autism and Developmental Disorders* 43 (2013): 1057–1064.

④ Julia Berlin Baller, Colleen L. Barry, Kathleen Shea, Megan M. Walker, Rachel Ouellette and David S. Mandell, "Assessing Early Implementation of State Autism Insurance Mandates," *Autism* 20 (2016): 796–807.

⑤ Megan Daugherty Douglas, Teal W. Benevides and Henry J. Carretta, "Analyzing State Autism Private Insurance Mandates for Allied Health Services: A Pilot Study," *OTJR: Occupation, Participation and Health* 37 (2017): 218–226.

⑥ Kristen R. Choi, Elissa Knight, Bradley D. Stein and Karen J. Coleman, "Autism Insurance Mandates in the US: Comparison of Mandated Commercial Insurance Benefits across States," *Maternal and Child Health Journal* 24 (2020): 894–900.

关于孤独症强制保险对家庭自付费用的影响，学者们存在不同的声音。Parish 等认为强制保险实施减少了孤独症儿童家庭的自付费用。[①] Candon 等研究表明强制保险实施会导致 ASD 相关服务的使用量大幅增加，即使保险公司承担了大部分的费用，也会导致孤独症儿童家庭的自付费用增加，尤其对于重度孤独症儿童来说，家庭自付费用更高。[②] 也有学者表示强制保险对自付费用的影响是模糊的，因为强制保险覆盖既会降低 ASD 相关服务的价格，又有可能导致孤独症儿童家庭更多地使用服务，家庭自付费用需要根据孤独症儿童服务的使用情况进行具体分析。[③]

关于孤独症强制保险对保费的影响，Bouder 等按照美国精算协会指南，利用精算模型进行测算后认为，强制保险带来的保费增加不到 1%（每月 1.28~2.62 美元），上限为 2.31%，下限为 0.19%。[④] Mandell 等研究了 100 多万个被保险人样本，发现孤独症的治疗率为 0.17‰，远低于社区发生率，进一步证实了 Bouder 等测算结果的可靠性。[⑤]

关于孤独症强制保险实施效果评价的研究。Kelly 研究发现，平均来说，强制保险实施后孤独症儿童会接受更多的孤独症治疗和护理等服务。[⑥] 也就是说，强制保险通过规定商业保险公司为孤独症行为治疗等服务提供保险，可以使孤独症儿童获得更多的服务，表明强制规定提高

① Susan L. Parish, Kathleen C. Thomas, Roderick A. Rose, Mona Kilany and Robert McConville, "State Insurance Parity Legislation for Autism Services and Family Financial Burden," *Intellectual and Developmental Disabilities* 50 (2012): 190-198.

② M. K. Candon et al., "Insurance Mandates and Out-of-Pocket Spending for Children with Autism Spectrum Disorder," *Pediatrics* 143 (2019): e20180654.

③ Pinka Chatterji, Sandra L. Decker and Sara Markowitz, "The effects of Mandated Health Insurance Benefits for Autism on Out-of-Pocket Costs and Access to Treatment," *Journal of Policy Analysis and Management* 34 (2015): 328-353.

④ James N. Bouder, Stuart Spielman and David S. Mandell, "Brief Report: Quantifying the Impact of Autism Coverage on Private Insurance Premiums," *Journal of Autism & Developmental Disorders* 39 (2009): 953-957.

⑤ David S. Mandell, Colleen L. Barry, Steven C. Marcus, Ming Xie, Kathleen A. Shea, Katherine Mullan and Andrew J. EPStein, "Effects of Autism Spectrum Disorder Insurance Mandates on the Treated Prevalence of Autism Spectrum Disorder," *JAMA Pediatr* 170 (2016): 887-893.

⑥ Annemarie M. Kelly, "Caring for Patients with ASD and Their Caregivers: Federal and State Autism-Specific Insurance Reform," *AMA Journal of Ethics* 17 (2015): 328-341.

了服务利用率。[①] Mandell 等发现，在孤独症强制保险执行后的第一年，美国医疗保健系统中被诊断患有 ASD 的人数增加了 10%，并且在保险执行几年后会上升至 18%。因此认为孤独症强制保险的执行会使美国接受 ASD 诊断的儿童人数增加。[②] Barry 等的研究表明孤独症强制保险授权规定导致孤独症服务使用率上升以及保险支出平均每年增加 924 美元，并且增加的大部分是与 ASD 诊断相关的门诊费用，与年龄较大的孤独症儿童相比，年龄较小的孤独症儿童对服务使用和商业保险支出更多，证明孤独症强制保险指令是扩大商业保险治疗覆盖范围的有效工具。[③]

关于孤独症强制保险实施后孤独症儿童服务的研究。Chatterji 等认为社区中缺乏孤独症儿童服务提供者是 ASD 儿童接受护理的重要障碍。[④] McBain 等进一步收集了美国 44 个州的数据发现，孤独症强制保险法令并未直接解决孤独症相关服务的可及性问题。研究表明州孤独症强制保险的实施带动了行为分析师的劳动力供应，这表明需要相关政策来解决孤独症儿童护理劳动力短缺的问题。[⑤]

孤独症强制保险是一项关于孤独症的重要保险法律，影响深远，而

① Pinka Chatterji, Sandra L. Decker and Sara Markowitz, "The Effects of Mandated Health Insurance Benefits for Autism on Out-of-Pocket Costs and Access to Treatment," *Journal of Policy Analysis and Management* 34 (2015): 328–353; Molly Candon, Colleen L. Barry, Andrew J. EPStein, Steven C. Marcus, Alene Kennedy-Hendricks, Ming Xie and David S. Mandell, "The Differential Effects of Insurance Mandates on Health Care Spending for Children's Autism Spectrum Disorder," *Medical Care* 56 (2017): 228–232; Brendan Saloner and Colleen L. Barry, "Changes in Spending and Service Use after a State Autism Insurance Mandate," *Autism* 23 (2019): 167–174.

② David S. Mandell, Colleen L. Barry, Steven C. Marcus, Ming Xie, Kathleen A. Shea, Katherine Mullan and Andrew J. EPStein, "Effects of Autism Spectrum Disorder Insurance Mandates on the Treated Prevalence of Autism Spectrum Disorder," *JAMA Pediatr* 170 (2016): 887–893.

③ Colleen L. Barry, Andrew J. EPStein, Steven C. Marcus, Alene Kennedy-Hendricks, Molly Candon, Ming Xie and David S. Mandell., "Effects of State Insurance Mandates on Health Care Use and Spending for Autism Spectrum Disorder," *Health Affairs* 36 (2017): 1754–1761.

④ Pinka Chatterji, Sandra L. Decker and Sara Markowitz, "The Effects of Mandated Health Insurance Benefits for Autism on Out-of-Pocket Costs and Access to Treatment," *Journal of Policy Analysis and Management* 34 (2015): 328–353.

⑤ R. K. McBain, J. H. Cantor, A. Kofner, et al., "State Insurance Mandates and the Workforce for Children with Autism," *Pediatrics* 146 (2020): e20200836.

国内尚未有研究对其进行系统的归纳整理，我国学界对于美国在孤独症立法保障方面所做的努力尚不清晰，缺乏系统认识。国外多是采用个别州的数据进行一些研究，对于美国全部州的孤独症强制保险的研究较少，需要更多的研究从整体上把握和评估其实际效果。本章整理了美国各州和哥伦比亚特区孤独症强制保险情况并对各州待遇进行比较，重点关注孤独症强制保险中孤独症儿童的待遇，以便更加清晰地把握美国各州针对孤独症儿童及其家庭做出的努力。我国目前尚未将精神障碍纳入健康保险，本章最后分析美国孤独症强制保险带给我国的重要启示。

第二节　美国各州孤独症强制保险出台的背景

孤独症谱系障碍影响着美国约 2.6% 的 3～17 岁儿童。[①] 虽然孤独症可以单独发生，但它通常发生在患有其他共病的儿童中，如精神疾病、遗传疾病、染色体疾病或神经疾病。[②] 来自孤独症和发育障碍监测网络（ADDM）的数据表明，83% 的孤独症儿童患有共病发展障碍，而 10% 的孤独症儿童患有共病精神障碍。[③] 鉴于高共病率，患有孤独症的儿童通常有复杂的医疗、行为和社会需求，需要重症监护和昂贵的护理服务。孤独症不能被治愈，但可进行治疗，大多数专家认为早期干预治疗很重要，治疗包括行为和教育干预、补充和替代医疗、日常饮食的改变、服用管理或减轻孤独症症状的药物。[④] 根据美国疾病预防和控制中心的数据，患有 ASD 的儿童平均每年的医疗支出超过没有患 ASD 的儿童 4110～

---

① Guifeng Xu, Lane Strathearn, Buyun Liu, Matthew J. O'Brien, Todd G. Kopelman, Jing-qiu Zhu, Linda G. Snetselaar and Wei Bao, "Prevalence and Treatment Patterns of Autism Spectrum Disorder in the United States, 2016," *JAMA Pediatrics* 173（2019）：153-159.

② Gnakub N. Soke, Matthew J. Maenner, Deborah L. Christensen, Margaret Kurzius-Spencer and Laura A. Schieve, "Prevalence of Co-occurring Medical and Behavioral Conditions/Symptoms among 4-and 8-Year-Old Children with Autism Spectrum Disorder in Selected Areas of the United States in 2010," *Journal of Autism & Developmental Disorders* 48（2018）：2663-2676.

③ Nicholas Bagley and Helen Levy, "Essential Health Benefits and the Affordable Care Act: Law and Process," *Journal of Health Politics*, *Policy and Law* 39（2014）：441-465.

④ Costanza Colombi, Antonio Narzisi, Liliana Ruta, Virginia Cigala, Antonella Gagliano, Giovanni Pioggia, Rosamaria Siracusano, Sally J. Rogers and Filippo Muratori, "Implementation of the Early Start Denver Model in an Italian Community," *Autism* 22（2018）：126-133.

6200 美元，包括医疗保健、教育的费用，以及家庭成员协调服务和护理人员所需时间相应的费用。除了这些医疗费用外，每年每名 ASD 儿童强化行为干预的费用为 40000~60000 美元。这些治疗费用高昂，其中大部分与特殊服务费用和父母需要照顾孩子而导致工资损失有关，并且孩子每伴随一个额外症状，花费会随之增加，费用包括健康照顾、特殊教育、相关治疗服务、家庭配合服务等。

孤独症儿童的保障离不开法律的保护和其背后利益相关群体的奋争。"孤独症"一词首次明确被写入法律是 1975 年在美国孤独症儿童协会的游说下通过的《发展性残疾法案》，孤独症被列为联邦资助项目必须服务的一种残疾类型。1990 年通过的《残疾人教育法》（IDEA）亦将孤独症作为多种残疾中的一类。1994 年美国精神病协会编制的《诊断与统计手册：精神障碍》（第四版）增加了广泛发展性障碍的种类，诊断标准的修改使得孤独症群体不断增加。公众对孤独症的了解从 1988 年电影《雨人》的上映开始，2000 年不少媒体惊呼孤独症"流行"。孤独症引起了政客们的高度关注。2001 年众议员克里斯·史密斯（Chris Smith）和迈克·多伊尔（Mike Doyle）成立了孤独症研究和教育联合会，该联合会成为美国国会专注于孤独症的一个会员机构。孤独症利益群体越来越壮大。2005 年，作为一名孤独症儿童的爷爷，美国国家广播环球公司执行总裁和主席鲍勃·赖特（Bob Wright）和其夫人一起创办了孤独症之声（Autism Speaks），筹集了大量资金，孤独症之声成为美国最大的孤独症非营利组织（后来发展为全球最大的孤独症科研与宣传机构），并在 2006 年成功游说国会通过了《抗击孤独症法案》（Combating Autism Act）。2006 年，被诊断为阿斯伯格综合征的 19 岁青年阿里·尼曼（Ari Ne'eman）与人合作创办了孤独症自我倡导网络（Autistic Self Advocacy Network），专门在孤独症有关的政策讨论问题上发声。在 2008 年总统竞选中，无论是民主党候选人希拉里·克林顿（Hillary Clinton），还是共和党候选人约翰·麦凯恩（John McCain）均表示支持孤独症相关立法。总统奥巴马（Barack Obama）说："因为有些疾病如孤独症的症状在儿童 2 岁以后才出现，所以仅有婴儿筛查是不够的。为了满足正在增加的美国孤独症人士的需求，我们需要一个全面的解决方案，该方案不仅包括筛查，还应该包括早期干预、研究和教育服务。"①

　　根据 2004 年修订的联邦法律《残疾人教育法》，公共早期干预和特殊教育项目必须向孤独症儿童提供相关服务和治疗。然而，只有大约 3% 的孤独症儿童的需求在 IDEA 下得到满足，奥巴马总统表示支持更全面的覆盖。随后，联邦《患者保护与平价医疗法案》（Patient Protection and Affordable Care Act，PPACA）于 2010 年 3 月 23 日正式实施，该法案首先对原有《公共保健服务法》（Public Health Service Act）进行修订和补充，提出立即扩大对所有美国人健康照顾的覆盖范围，实现高质量和可负担的健康照顾。

　　联邦《患者保护与平价医疗法案》对合格健康计划的定义包括以下几个方面。（A）有由各保险交易平台（Exchange）发放的合格证照。（B）能提供规定的基本健康待遇包。（C）健康保险提供商需满足以下四个条件：一是各州信誉良好的保险机构；二是在保险交易平台上至少提供一项白银级合格健康计划和至少一项黄金级健康计划②；三是同意各健康计划无论是直接从保险机构还是中介代理机构或者保险交易平台购买，其保险费率一致；四是遵守健康与人力资源部部长制定的规定和所要成立的保险交易平台的其他要求。③联邦《患者保护与平价医疗法案》对基本健康待遇做出了明确定义，即至少包括以下项目和服务：（A）救护车送护病人的服务；（B）急诊服务；（C）住院；（D）生育和新生儿照顾；（E）精神健康和用药紊乱服务，包括行为健康治疗；（F）处方药；（G）康复性和适应性的服务及设备；（H）化验服务；（I）预防性和健康的服务以及慢性病管理；（J）儿科服务，包括口腔和视力照顾。④　其中，与孤独症谱系障碍干预息息相关的待遇是 E 项和 G 项。

　　孤独症谱系障碍患者的康复是一个长期的过程，往往会从发现症状后开始康复直至成年，有的治疗项目对于某些孤独症人士而言甚至是终

① John J. Pitney, The Politics of Autism: Navigating the Contested Spectrum (Rowman & Littlefield, 2015).

② 联邦《患者保护与平价医疗法案》将保险待遇水平分为青铜级、白银级、黄金级和白金级四个等级，并分别做出了定义。在精算学上，四者保险计划所提供待遇的精算价值分别相当于全部精算价值的 60%、70%、80%、90%。

③ Patient Protection and Affordable Care Act. Sec. 1301 [o42 U. S. C. 18021].

④ Patient Protection and Affordable Care Act. Sec. 1302 [o42 U. S. C. 18022].

身需要的，如重度孤独症的药物治疗。联邦《患者保护与平价医疗法案》明确禁止团体健康计划和团体或个人健康保险的供应方对参加者或受益人设置待遇的终身限额；除 2014 年 1 月 1 日前开始的计划外，其他所有计划原则上不得对参加者或受益人设置每年报销的最高限额。对于超出联邦《患者保护与平价医疗法案》规定的基本健康待遇以外的待遇，联邦《患者保护与平价医疗法案》没有进行强制规定，具体取决于联邦和州是否允许进行每年限额。[①]

在联邦《患者保护与平价医疗法案》出台前，少数州已经有强制将孤独症纳入保险的法律。联邦《患者保护与平价医疗法案》出台后，各州积极行动，或出台新的法律，或修改原有的法律以符合联邦法律的要求。截至 2019 年，美国所有 50 个州和哥伦比亚特区都通过了法律，要求商业保险计划涵盖孤独症服务，通常被称为"孤独症强制保险"。孤独症强制保险是旨在保障孤独症儿童获得社区和家庭服务的法律，使孤独症治疗成为商业健康保险待遇的强制性组成部分，并在一些州提供学校、社区或医疗保健环境中的强化早期干预。随着法律的实施，因孤独症强制保险而接受服务的儿童人数每年都在增加。[②] 孤独症强制保险有望解决患有孤独症的儿童未得到满足的需求，并增加其获得护理的机会。

第三节　美国不同家庭孤独症儿童的健康保险

根据家庭收入和父母工作单位的差异，美国孤独症儿童被纳入不同的保障计划。

一　免费或低价医疗保险计划

1. 联邦医疗补助

联邦医疗补助（Medicaid）是一项联邦和州联合计划，为低收入者

---

① Patient Protection and Affordable Care Act. Sec. 2711 [o42 U. S. C. 300gg－11].

② Colleen L. Barry, Andrew J. EPStein, Steven C. Marcus, Alene Kennedy-Hendricks, Molly Candon, Ming Xie and David S. Mandell, "Effects of State Insurance Mandates on Health Care Use and Spending for Autism Spectrum Disorder," *Health Affairs* 36 (2017): 1754－1761; Candon et al., "Insurance Mandates and Out-of-Pocket Spending for Children with Autism Spectrum Disorder," *Pediatrics* 143 (2019).

支付医疗费用，提供免费医疗保险。绝大多数州主要看申请者家庭收入和财产，各州制定的标准各不相同，通常收入不超过联邦贫困线（Federal Poverty Level，FPL）的138%就具有申请资格。对于18岁或18岁以下的儿童和孕妇，申请标准会适当放松，收入在联邦贫困线的138%以上的也可以申请。联邦医疗补助提供的大多数服务的起付线为2.65美元，当家庭收入在联邦贫困线150%以下时不需要承担保费，家庭收入在联邦贫困线150%以上时需要承担的保费不超过家庭收入的5%。18岁以下儿童免除绝大多数自费项目。一些州对于需要机构照顾级别的包括孤独症患者在内的残疾人则没有收入方面的要求。许多州有医疗补助孤独症社区豁免计划，孤独症儿童不需要审核家庭收入直接纳入医疗补助。2013年联邦医疗补助覆盖了25万名孤独症儿童。

绝大多数参加医疗补助计划的孤独症儿童通常选择在美国最大的连锁非营利性医疗保险组织——健康维护组织（HMOs）或其他保险公司接受服务。

联邦政府规定了联邦医疗补助必须报销的一些医疗服务项目（Mandatory Benefits），其中存在一项针对儿童的强制性医疗补助计划，即早期和定期筛查、诊断和治疗（Early and Periodic Screening，Diagnostic，and Treatment，EPSDT）福利计划。该计划侧重于疾病的预防、早期诊断和治疗，可以为21岁以下符合联邦医疗补助计划的孤独症患者提供全面的、预防性的医疗保健服务。由于私人保险往往不足以满足精神残疾儿童的需要，所以EPSDT对于需要包括应用行为分析治疗在内的服务的孤独症儿童来说尤其重要。从2014年起，美国绝大多数州都修改了计划或法律确保将应用行为分析作为医疗补助必须包含的待遇项目。

2. 儿童健康保险计划

儿童健康保险计划（Children's Health Insurance Program，CHIP）[①] 旨在填补来自低收入家庭的儿童的保险缺口。由于Medicaid仅涵盖最贫困家庭的儿童，最贫困的儿童有资格获得医疗补助，高收入家庭的儿童能通过父母的雇主提供的医疗保险获得保障，而收入略高于贫困线的家庭

---

① CHIP是州和联邦合作实施的联合计划，为收入高过Medicaid标准，但仍无力购买私人保险的家庭中的儿童提供医疗保险。

中的儿童没有任何保险保障的可能性很大。因此，为了改善收入在贫困线之上的许多家庭中的儿童无法获得或负担不起私人保险的情况，儿童健康保险计划由 1997 年《平衡预算法》授权，在一定程度上填补了医疗补助的缺口。与联邦医疗补助一样，儿童保险计划也需要确认儿童是否处于覆盖范围内。通常收入超过联邦贫困线的 133%～400% 的家庭有资格申请儿童健康保险计划，具体标准因州而异。

儿童健康保险计划是低收入儿童健康保险的主要提供者，由各州和联邦政府共同资助，拥有该计划的州必须为儿童和青少年提供医疗补助福利，即早期和定期筛查、诊断和治疗（EPSDT）服务。

在奥巴马医改的推动下，美国的联邦医疗补助和儿童健康保险计划为数千万低收入人群提供了免费或低成本的健康保险。由联邦政府和州共同承担保费，免费或者低额收取自付费用[①]。鉴于联邦医疗补助和儿童健康保险计划受益人收入不高，他们的自付能力有限，联邦法规禁止各州向收入低于联邦贫困线 150% 的受益人收取医疗补助的保费，并规定自付费用总额不超过家庭收入的 5%。一些州扩大了医疗补助计划覆盖范围以覆盖所有低于规定收入水平的人。可以通过儿童健康保险计划为孤独症儿童提供低成本的健康保险，以此来保证低收入家庭的孤独症孩子获得康复服务的资格。

二　商业健康保险计划

美国医疗保险市场是一个巨大且高度竞争的市场，专业化程度高。由于历史原因和联邦税法的鼓励作用，美国的商业健康保险大多由雇主为雇员购买，商业健康保险可以团体形式购买（如公司为其雇员提供保险），也可由个人自行购买。奥巴马医改之后，要求所有雇主提供的健康保险计划需要提供孤独症的相关服务，同时建立新的健康保险市场

---

① 自付费用包括共付额（copayment）、个人承担费用（coinsurance）和免赔额（deductible）。copayment 指的是个人为医生的服务或处方药服务等特定医疗服务所支付的固定金额，是健康保险公司与承保人分摊费用的一种方式。coinsurance 指的是健康保险公司与个人分摊费用的另一种方式。例如，如果保险计划明确 20% of coinsurance，则指的是个人需要支付除共付额之外总费用的 20%，另外 80% 由保险公司承担。deductible 是指在保险公司承担费用之前，个人需要自掏腰包支付的所有医疗保健服务的总费用，包括 copayment 和 coinsurance 的全部费用。

（Health Insurance Marketplaces），也被称作医疗保险交易所（Health Exchanges），在每个州人们都可通过该平台购买到符合《患者保护与平价医疗法案》规定的医疗保险，他们可根据自己的需求自由选择医疗保险计划，个人和小企业能够在该平台上以有竞争力的价格购买医疗保险，个人不会因为失业或转换工作而失去医疗保险。同时一些大型雇主医疗保险自保（self-insured）计划只保父母，孩子则可以单独在平台上购买医疗保险（child-only health plan）。

许多美国的公司都为员工提供医疗保险，作为吸引人才的一种非工资福利，美国雇员人数超过 200 人的企业为雇员提供医疗保险（employer-sponsored health insurance），属于大型雇主团体保险。在大型公司中，超过 95% 都提供医疗保险，雇主会支付保险费的大部分，通常大约支付其中的 85%，为雇员的亲属大约支付其中的 75%，员工通常自己支付保费剩余的部分。雇员人数不超过 200 人的企业，为了吸引优秀的员工，往往参加小企业医疗保险（Small Business Health Insurance）计划，即小型雇主团体保险，这也是团体医疗保险的一种。此外，拥有 1~50 名员工的小型雇主，可以加入小型企业健康选择计划（Small Business Health Options Program），为符合条件的员工提供保险。雇员人数少于 50 人且不参加团体健康计划的小型雇主，则可以通过合格小型雇主健康报销安排（Qualified Small Employer Health Reimbursement Arrangement，QSEHRA）为其雇员支付医疗费用。

针对职工失业后的孤独症医疗保险问题，根据美国联邦综合预算和解法（Consolidated Omnibus Budget Reconciliation Act，COBRA），如果单位有 20 个以上的雇员，则可以得到 COBRA 的保护。如果雇员更换工作或离职，新单位的团体医疗保险要求职工等待一段时间才可以加入，雇员和家属仍然可以在至少 18 个月内继续享受医疗保险，包括获得孤独症儿童的应用行为分析（ABA）服务资格。

自由职业者可以购买个人医疗保险，也有些人参加不同的行业协会，由协会为会员购买集体医疗保险。在美国，企业的团体医疗保险一般同时承保员工的配偶和子女。因此，父母只要有一方参加团体医疗保险计划，则不需要为家庭中的孤独症儿童单独缴费，家庭中的孤独症儿童作为家属可以享受父母的保险计划。

从以上分析中可以看出，各种制度和计划无缝衔接与配套，实现了对所有孤独症儿童保险的全覆盖。孤独症强制保险对象为商业健康保险计划中除自保计划之外的群体。

第四节　美国各州孤独症强制保险的待遇

为了更好地满足孤独症群体的治疗需求，美国各州推出了孤独症强制保险计划，与美国其他商业医疗保险不一样，各州的孤独症强制保险更加具有强制性，体现出对孤独症群体的重视以及增进孤独症群体福利的紧迫性与重要性。

鉴于美国孤独症政策环境的快速发展，需要对各州孤独症强制保险的具体内容进行梳理，本节总结了 50 个州和哥伦比亚特区孤独症强制保险规定中待遇的差异（包括年龄限制、涵盖服务和对提供者提出的要求等），为改善各州孤独症儿童保障提供思路。截至 2021 年 8 月，本研究从 50 个州和哥伦比亚特区的立法网站中的政策文本中提取数据，包括从 2001 年印第安纳州通过的第一项孤独症法案到现在的所有孤独症法案以及与孤独症障碍相关的保险公告，审查了政府网站、ASD 基金会和孤独症倡导组织等，以确保获取最新数据。①

美国各州孤独症强制保险的立法始于 21 世纪初。早在 2001 年，印第安纳州就签署了全美第一份孤独症障碍保险授权书，2001～2007 年，仅五个州颁布了授权书。其后通过孤独症强制保险授权的州数量迅速增加。截至 2019 年，孤独症强制保险已经在全美进行了法律授权。短短 19 年的时间里，孤独症强制保险法律在全美实现 100% 覆盖，具体情况见表 7-1 和图 7-1。

表 7-1　美国各州（特区）孤独症强制保险授权法律颁布的时间

单位：个

年份	州（特区）名称	个数
2001	印第安纳州	1

---

① American Speech-Language-Hearing Association；Autism Speaks；National Conference of State Legislatures （2021）.

续表

年份	州（特区）名称	个数
2006	田纳西州	1
2007	得克萨斯州、南卡罗来纳州、哥伦比亚特区	3
2008	宾夕法尼亚州、路易斯安那州、佛罗里达州、马萨诸塞州、亚利桑那州、伊利诺伊州	6
2009	康涅狄格州、内华达州、新泽西州、蒙大拿州、新墨西哥州、威斯康星州、佛蒙特州	7
2010	堪萨斯州、艾奥瓦州、密苏里州、缅因州、肯塔基州、新罕布什尔州	6
2011	特拉华州、西弗吉尼亚州、阿肯色州、加利福尼亚州、纽约州、弗吉尼亚州、罗得岛州	7
2012	阿拉斯加州、亚拉巴马州、密歇根州	3
2013	明尼苏达州	1
2014	内布拉斯加州、犹他州	2
2015	夏威夷州、华盛顿州、密西西比州、北卡罗来纳州、佐治亚州、南达科他州、俄勒冈州	7
2016	马里兰州、俄克拉何马州	2
2017	科罗拉多州	1
2018	爱达荷州、俄亥俄州	2
2019	北达科他州、怀俄明州	2

总计：51

资料来源：笔者搜集整理。

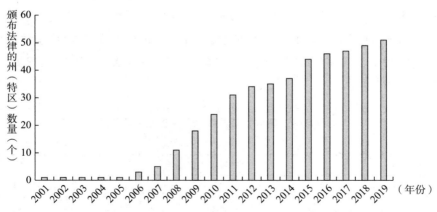

图 7-1　美国各州（特区）孤独症强制保险授权法律颁布的进程

资料来源：笔者搜集整理。

一　年龄限制

年龄限制，即强制保险规定的个人不再有资格获得法定待遇的年龄，从而限制孤独症患者获得康复服务的机会。根据孤独症强制保险授权规定，个人不再有资格享受待遇的最常见年龄限制是 18 岁或 21 岁。一些州规定仅为年幼的孩子提供福利，或者将成年人完全排除在待遇之外，这使得有较大年龄孤独症孩子的家庭或家庭成员很难获得法定待遇。11个州没有设置年龄限制，为患有孤独症的儿童和成人提供保险，体现了福利性。5 个州（亚拉巴马州、得克萨斯州、俄克拉何马州、弗吉尼亚州和缅因州）在儿童 9 岁及以下时就终止待遇，待遇的慷慨度有所缺失，并未考虑大龄孤独症儿童的保障问题。各州（特区）孤独症强制保险授权规定的年龄详见表 7-2。

表 7-2　各州（特区）孤独症强制保险授权规定的年龄

单位：个

年龄	州名称	个数
21 岁及以下	阿拉斯加州、特拉华州、伊利诺伊州、艾奥瓦州、肯塔基州、新罕布什尔州、新泽西州、宾夕法尼亚州、佛蒙特州、路易斯安那州、佐治亚州、内布拉斯加州、哥伦比亚特区	13
19 岁及以下	堪萨斯州、新墨西哥州	2
18 岁及以下	阿肯色州、密歇根州、密苏里州、蒙大拿州、内华达州、西弗吉尼亚州、佛罗里达州、马里兰州、明尼苏达州、北卡罗来纳州	10
16 岁及以下	亚利桑那州、南卡罗来纳州	2
15 岁及以下	康涅狄格州、罗得岛州	2
14 岁及以下	夏威夷州、俄亥俄州	2
12 岁及以下	田纳西州	1
9 岁及以下	亚拉巴马州、得克萨斯州、俄克拉何马州	3
2~6 岁	弗吉尼亚州	1
5 岁及以下	缅因州	1
None	印第安纳州、马萨诸塞州、纽约州、南达科他州、犹他州、威斯康星州、北达科他州、怀俄明州、华盛顿州、哥伦比亚特区、爱达荷州	11
NS	加利福尼亚州、科罗拉多州、俄勒冈州	3

注：本表数据截至 2021 年 8 月；NS＝未在法令中明确指定；None＝没有限制。

二　涵盖的服务内容

孤独症谱系障碍的发现往往有不同的时间周期，一般要等到儿童发育到一定阶段才会被发现和确诊，早期干预和治疗被证明是有效的方法。早期干预和治疗可有效改善孤独症儿童的症状，早期治疗效果的好坏受孤独症儿童确诊年龄的影响。根据美国疾病预防和控制中心的报告[①]，孤独症儿童最早可在 2 岁内得到可靠诊断，然而，许多儿童直到 4 岁才被诊断出来，导致孤独症儿童接受后续干预和治疗服务的时间推迟。为了加快孤独症筛查、评估和诊断，许多州制定了相关政策，要求将早期筛查和诊断也纳入强制保险范围，通过筛查和诊断使孤独症患者尽早接受干预治疗，最大限度保证治疗效果。在各州孤独症强制保险法令规定中，明确提供筛查、诊断和治疗服务的有 17 个州，提供诊断和治疗服务的有 18 个州，而仅提供治疗服务的有 13 个州。但是印第安纳州、南卡罗来纳州、威斯康星州未在法令中明确指定服务内容，这三个州政府应尽快将孤独症早期筛查和诊断纳入服务内容，发挥早期干预在孤独症儿童整个治疗过程中的作用。

孤独症强制保险涵盖一系列治疗服务，包括应用行为分析治疗（ABA）、药物照顾、精神照顾、心理照顾、适应能力或康复照顾和治疗性照顾等。可以肯定的是，只有提供覆盖范围更广的服务才能更好地帮助孤独症患者家庭满足孤独症儿童的复杂照顾需求。美国一些州在孤独症强制保险法令中规定了康复护理的覆盖范围，要求商业保险为孤独症儿童提供适应性治疗服务，如功能的、身体的和言语的治疗；另外一些州在强制保险法令中具体规定了为孤独症儿童提供的服务内容清单；还有一些州在强制保险法令中规定为孤独症儿童提供医生、心理学家或其他有执照的医疗保健者所认可的服务，而没有对提供的服务内容进行明确定义。随着孤独症人群对行为服务的需求增加，加上康复照顾服务自身的长期性、连续性特质，孤独症强制保险授权规定的服务内容越详细越好，以保证福利服务的高质量供给。各州（特区）孤独症强制保险授

---

① Centers for Disease Control and Prevention，https://www.cdc.gov/autism/data.html. 2021 - 12 - 21.

权规定的服务内容见表 7-3。

表 7-3 各州（特区）孤独症强制保险授权规定的服务内容

单位：个

		划分	州名称	个数
待遇保障	提供服务	含筛查（筛查+诊断+治疗）	亚拉巴马州、科罗拉多州、特拉华州、佛罗里达州、佐治亚州、明尼苏达州、密西西比州、内布拉斯加州、内华达州、新泽西州、新墨西哥州、纽约州、北卡罗来纳州、俄亥俄州、俄克拉何马州、俄勒冈州、得克萨斯州	17
		不含筛查（诊断+治疗）	阿拉斯加州、亚利桑那州、阿肯色州、康涅狄格州、哥伦比亚特区、艾奥瓦州、伊利诺伊州、堪萨斯州、肯塔基州、路易斯安那州、缅因州、密苏里州、蒙大拿州、宾夕法尼亚州、佛蒙特州、弗吉尼亚州、西弗吉尼亚州、犹他州	18
		仅治疗	加利福尼亚州、爱达荷州、马里兰州、马萨诸塞州、密歇根州、新罕布什尔州、夏威夷州、罗得岛州、北达科他州、南达科他州、田纳西州、华盛顿州、怀俄明州	13
		NS	印第安纳州、南卡罗来纳州、威斯康星州	3

注：本表数据截至 2021 年 8 月；NS＝未在法令中明确指定。

三 年度待遇限额

鉴于美国孤独症应用行为分析治疗的高成本与高负担，许多孤独症强制保险法令对私人保险公司提供孤独症障碍服务的年度待遇金额做出了限制，这些限制可能会对孤独症患者接受治疗服务以及临床状况产生影响。在美国 50 个州和哥伦比亚特区中，有 26 个州和哥伦比亚特区在孤独症强制保险法令中没有规定年度待遇限额。其余州均对孤独症患者接受治疗服务的年度待遇金额进行了限制，最常见的限额是每年 36000 美元（9 个州）。一些州的年度待遇限额因儿童的年龄而异，随着儿童年龄的增长，福利会逐渐减少，如亚拉巴马州、亚利桑那州、康涅狄格州、堪萨斯州、蒙大拿州、密歇根州（见表 7-4）。

与众不同的是，西弗吉尼亚州在年度待遇限额的规定上没有采用按年龄段划分的形式，而是按接受治疗服务的年限来划分：孤独症患者在接受服务的前 3 年，每年待遇限额是 30000 美元，而 3 年后每年待遇限额减少至 24000 美元。

　　值得注意的是，内华达州规定年度待遇限额是 72000 美元，全美最高，这可能与 2011 年立法者一致通过了 316 号和 345 号议会法案，为该州老龄和残疾服务部门的孤独症治疗援助计划（ATAP）提供专项资金有关。① 2011 年 1 月 1 日，内华达州成为第 11 个通过特定孤独症授权的州，由于认识到尽管进行了保险改革，家庭仍然面临巨大的经济负担，ATAP 为循证治疗孤独症儿童家庭提供经济援助。ATAP 根据孩子的个人治疗计划、年龄和家庭收入，为孤独症儿童持续的治疗发展提供多种计划类型。例如，当家庭因孤独症儿童的治疗费用过高而无法获得保险时，ATAP 可以提供一些治疗计划。当孤独症儿童需要的一些治疗服务不在商业保险计划承保范围内时，ATAP 可以为言语治疗、职业治疗和物理治疗提供单项资金。

表 7-4　各州（特区）孤独症强制保险授权规定的年度待遇限额

单位：美元，个

	具体待遇限额	州（特区）名称	个数
无年龄段限制	72000	内华达州	1
	50000	阿肯色州、南卡罗来纳州	2
	40000	密苏里州、北卡罗来纳州	2
	36000	特拉华州、佛罗里达州、伊利诺伊州、艾奥瓦州、路易斯安那州、缅因州、新泽西州、宾夕法尼亚州、得克萨斯州	9
	35000	佐治亚州	1
	32000	罗得岛州	1
	25000	俄克拉何马州	1
有年龄段限制	0~8 岁：50000 9~12 岁：35000 13~14 岁：25000	康涅狄格州	1
	0~9 岁：50000 10~16 岁：25000	亚利桑那州	1

① 内华达州的孤独症治疗援助计划旨在帮助父母和其他看护人为患有孤独症谱系障碍的孩子支付孤独症特异性治疗的昂贵费用。ATAP 是一项全州计划，为 20 岁以下被诊断为患有孤独症谱系障碍的孩子提供临时援助和资金，以支付循证治疗费用，例如应用行为分析治疗。由医生、心理学家、儿童/青少年精神病学家、儿科神经学家或其他合格的专业人员提供治疗服务。

续表

	具体待遇限额	州（特区）名称	个数
有年龄段限制	0~8岁：50000 9~18岁：20000	蒙大拿州	1
	0~9岁：40000 10~13岁：30000 14~18岁：20000	亚拉巴马州	1
	0~6岁：36000 7~19岁：27000	堪萨斯州	1
	0~6岁：50000 7~12岁：40000 13~18岁：30000	密歇根州	1
按年限划分	前3年：30000 3年后：24000	西弗吉尼亚州	1
无年度待遇限额规定	None	阿拉斯加州、加利福尼亚州、科罗拉多州、夏威夷州、印第安纳州、肯塔基州、马里兰州、马萨诸塞州、明尼苏达州、密西西比州、内布拉斯加州、新罕布什尔州、新墨西哥州、纽约州、北达科他州、俄亥俄州、俄勒冈州、南达科他州、田纳西州、犹他州、佛蒙特州、弗吉尼亚州、华盛顿州、威斯康星州、怀俄明州、哥伦比亚特区、爱达荷州	27

注：本表数据截至2021年8月；None=法令中无明确年度待遇限额规定。

四 美国行为分析师认证委员会

美国行为分析师认证委员会（BACB）是一家非营利性机构，成立于1998年，20多年来一直是行为分析师认证的领导者，旨在满足ABA从业人员、政府和ABA服务消费者的认证需求。其使命是通过系统地建立、推广和传播专业的实践标准来保护ABA服务的消费者。自2009年以来，美国已有34个州通过法律对行为分析师进行许可认证，要求孤独症儿童的康复服务提供者必须是行为分析师认证委员会认证的行为分析师或同等级别的人员。BACB的认证非常严格且规范，可以满足美国任何一个州的认证要求，因此获得BACB认证的从业人员在州之间、机构与机构之间具有流动性，在很大程度上保障了孤独症儿童医疗护理服务的可及性和护理质量。各州（特区）孤独症强制保险授权规定对应用行为分析师的要求见表 7-5。

表 7-5　各州（特区）孤独症强制保险授权规定对应用行为分析师的要求

单位：个

		州（特区）名称	个数
法令中有无要求专业行为分析师提供治疗服务	有	亚拉巴马州、阿肯色州、加利福尼亚州、科罗拉多州、康涅狄格州、特拉华州、佐治亚州、夏威夷州、伊利诺伊州、堪萨斯州、肯塔基州、路易斯安那州、缅因州、马里兰州、马萨诸塞州、密歇根州、明尼苏达州、密西西比州、密苏里州、蒙大拿州、内华达州、俄亥俄州、新罕布什尔州、纽约州、北卡罗来纳州、俄克拉何马州、俄勒冈州、罗得岛州、得克萨斯州、犹他州、佛蒙特州、弗吉尼亚州、西弗吉尼亚州、威斯康星州	34
	无	阿拉斯加州、亚利桑那州、哥伦比亚特区、佛罗里达州、爱达荷州、印第安纳州、艾奥瓦州、内布拉斯加州、新泽西州、新墨西哥州、北达科他州、宾夕法尼亚州、南卡罗来纳州、南达科他州、田纳西州、华盛顿州、怀俄明州	17

注：本表数据截至 2021 年 8 月。

五　各州综合待遇排序

孤独症强制保险授权有望满足美国孤独症儿童的保险需求，增加其获得治疗服务的机会。然而，即使各州已经颁布和执行孤独症强制保险法令，但是保险法令中各州商业保险为孤独症儿童所提供的待遇范围和程度存在很大差异。美国学者 Choi 等使用了一种新的标准来衡量孤独症强制保险规定的慷慨程度，即基于孤独症强制保险规定、待遇年龄限制、待遇支出上限和通货膨胀的调整四个因素进行各州福利程度的赋值。[①]在各州孤独症强制保险规定中，明确规定孤独症儿童享受的服务没有任何年龄限制和任何待遇限额的强制保险法令提供的福利程度为最高（4分）；没有年龄限制但是有待遇金额限制（高于待遇支出上限的中位数）的强制保险法令提供的福利程度次之（3分）；存在年龄限制（包括18

---

① Choi K. R. , Knight E. A. , Stein B. D. , et al. "Autism Insurance Mandates in the US: Comparison of Mandated Commercial Insurance Benefits across States," *Maternal and Child Health Journal* 24（2020）：894-900；Callaghan T. and Sylvester S. , "Autism Spectrum Disorder, Politics, and the Generosity of Insurance Mandates in the United States," *Plos One* 14（5）（2019）：e0217064.

岁以上）并且有待遇金额支出上限（高于待遇支出上限的中位数）的强制保险法令提供的待遇程度较低（2分）；存在年龄限制（仅限18岁以下）和待遇金额支出上限（低于待遇支出上限的中位数）的强制保险法令提供的待遇程度最低（1分）。另外，如果各州的待遇金额支出上限没有随通货膨胀进行一定的调整，则会额外降低法令的慷慨程度，因此扣去0.5分。根据Choi等所做的研究，本研究对美国各州为孤独症儿童提供的待遇程度进行排序（见表7-6）。结果发现在美国50个州和哥伦比亚特区中，孤独症强制保险授权法令中提供的待遇存在明显异质性，仅有20个州能够为孤独症儿童提供较高的待遇，在地理位置上集中在美国西部地区和五大湖流域，中部地区提供的福利稍显不足。此外，各州之间存在区域福利效应，对于能够为孤独症儿童提供高福利的州来说，与其邻近的州通常提供的福利程度也较高，反之亦然，产生了明显的区域福利效应。这种效应可能会导致孤独症儿童的家庭为了满足保险需求和寻求更好的治疗服务而进行流动，那么能够为孤独症儿童提供高福利的州对于孤独症儿童家庭来说有更大的吸引力，其提供的商业保险产品也更有竞争力。

表7-6　各州（特区）孤独症强制保险授权规定的待遇程度排序

单位：个

划分等级	州（特区）名称	个数
高	加利福尼亚州、科罗拉多州、马萨诸塞州、肯塔基州、爱达荷州、纽约州、印第安纳州、新泽西州、新墨西哥州、北达科他州、南达科他州、弗吉尼亚州、威斯康星州、华盛顿州、怀俄明州	15
较高	阿拉斯加州、内布拉斯加州、新罕布什尔州、犹他州、佛蒙特州	5
中等	特拉华州、佐治亚州、伊利诺伊州、哥伦比亚特区、马里兰州、密歇根州、明尼苏达州、密西西比州、密苏里州、艾奥瓦州、内华达州、俄亥俄州、俄勒冈州、宾夕法尼亚州、田纳西州	15
较低	亚拉巴马州、阿肯色州、路易斯安那州、得克萨斯州	4
低	亚利桑那州、佛罗里达州、康涅狄格州、夏威夷州、堪萨斯州、缅因州、蒙大拿州、俄克拉何马州、罗得岛州、北卡罗来纳州、南卡罗来纳州、西弗吉尼亚州	12

资料来源：笔者搜集整理。

第五节　　美国孤独症强制保险实施的影响及效果

虽然美国各州孤独症强制保险待遇存在差异，不过多数学者和最新的研究发现，孤独症强制保险实施后保费和自付费用变化不大，而对被诊断人数、医疗资源利用、服务商的提供等方面产生的效果总体上是明显和积极的。不同保险待遇计划的市场份额不等，但每千名被保险儿童的孤独症治疗率均不高，仅为政策实施前精算师预测的最低值。对于保险公司而言，风险完全可控，且市场规模迅速扩大；孤独症儿童多层次保障体系得以建立；专业人才需求和供给大幅增加；政府的压力减小；社会负担大幅减轻；康复市场带动经济作用明显。孤独症强制保险取得多方共赢的效果。

一　患病人数及患病率

将早期筛查和诊断纳入强制保险范围，这意味着越来越多的孤独症儿童可以尽早得到诊断。实施孤独症强制保险规定后，被诊断为 ASD 的儿童数量每年都在增加。联邦医疗补助可以为孤独症儿童提供更多接受服务的机会，使得孤独症诊断率上升。[①] 一项研究得出在医疗补助系统中 ASD 患病率比在保险市场中高出 5 倍以上的结论。[②] 在孤独症强制保险执行后的第一年，美国医疗补助系统中被诊断患有 ASD 的人数就增加了10%左右。随着强制保险的继续执行，患病人数上升至18%。这意味着强制保险实施产生了可喜的效果，越来越多的 ASD 儿童可以通过商业保险获得诊断和治疗。然而，在实施 3 年后，每 1000 名孤独症儿童中只有 1.8 名得到治疗，ASD 患病率仅为 0.18%，远低于社区患病率。[③] 这表明许多参加商业保险的 ASD 儿童仍未得到诊断或仅通过公共资助系统接受治疗。

二　成本及自付费用

孤独症强制保险的实施意味着符合条件的孤独症儿童获得 ASD 服务

---

① Rafael M. Semansky, Ming Xie and David S. Mandell, "Datapoints: Medicaid's Increasing Role in Treating Youths with Autism Spectrum Disorders," *Psychiatric Services* 62 (2011): 588.

② Wang L., Mandell D. S., Lawer L., et al. "Healthcare Service Use and Costs for Autism Spectrum Disorder: A Comparison between Medicaid and Private Insurance," *Journal of Autism and Developmental Disorders* 43 (2013): 1057-1064.

③ 2016 年，美国疾病预防和控制中心估计的社区患病率为 1.85%。

的可能性增加。学者研究发现，强制保险规定的执行使接受 ASD 诊断的儿童人数增加，ASD 相关服务的使用人数和支出也有所上升。[①] Wang 等使用 2003 年美国全国索赔数据发现参加 Medicaid 的 ASD 儿童的年均医疗保健支出[②]是参加商业保险计划的儿童的 4 倍（22653 美元 vs. 5254 美元）。[③] 这表明在孤独症强制保险实施初期，商业保险支出要低得多，需要继续扩大孤独症商业保险的覆盖范围。然而，需要注意到强制保险的实施使孤独症家庭倾向于增加接受的 ASD 服务，会导致孤独症家庭的自付费用增加。[④] 在强制保险执行之前，孤独症家庭年均自付费用为 1284 美元，保险公司每年为每个 ASD 儿童平均支出 4692 美元。[⑤] 在 ASD 服务平均总支出（保险公司加上自付费用）最高的 1/5 家庭中每个儿童年均自付费用为 2772 美元，保险公司为每个儿童年均支出 15588 美元；在总支出最低的 1/5 家庭中每个儿童年均自付费用为 552 美元，保险公司为每个儿童年均支出 984 美元。

强制保险的执行使自付费用有所增加，但由于保险公司的支出增幅较大，从支出总份额来看，孤独症家庭自付费用份额会相对减少。强制保险执行后带来的自付费用的变化集中在支出最高的家庭中，其年均自付费用会增加 420 美元，保险公司为每个儿童年均支出会增加 3240 美元。[⑥] 由此可见，强制保险实施后家庭和保险公司支出都增加了，但主要是由 ASD 服务支出较高的那一部分人群推动的。即使保险公司承担了

---

① David S. Mandell, Colleen L. Barry, Steven C. Marcus, Ming Xie, Kathleen A. Shea, Katherine Mullan and Andrew J. EPStein, "Effects of Autism Spectrum Disorder Insurance Mandates on the Treated Prevalence of Autism Spectrum Disorder," *JAMA Pediatr* 170 (2016): 887–893.

② 此处医疗保健支出仅为保险系统医疗服务的费用。

③ Li Wang, David S. Mandell, Lindsay Shea, Zuleyha Cidav and Douglas L. Leslie, "Healthcare Service Use and Costs for Autism Spectrum Disorder: A Comparison between Medicaid and Private Insurance," *Journal of Autism and Developmental Disorders* 43 (2013): 1057–1064.

④ Candon M. K., Barry C. L., Marcus S. C., et al., "Insurance Mandates and Out-of-Pocket Spending for Children with Autism Spectrum Disorder," *Pediatrics* 143 (2019): e20180654.

⑤ Candon 等研究使用的是美国医疗保健成本研究所 2008~2012 年的门诊和住院索赔数据，其中包括通过 Aetna、Humana 和 United Healthcare 投保的儿童。研究样本是 106977 名年龄低于 21 岁的 ASD 儿童。

⑥ Candon et al., "Insurance Mandates and Out-of-Pocket Spending for Children with Autism Spectrum Disorder," *Pediatrics* 143 (2019): e20180654.

大部分由强制保险执行带来的成本，但当服务使用量大幅增加时家庭最终可能会花费更多的钱，① 特别是对于服务需求更高和儿童症状较为严重的家庭来说。

三　ASD 服务利用

随着各州孤独症强制保险规定相继实施，强制规定带来的 ASD 服务使用量呈现不断上升的特点。② 研究发现，强制保险规定实施后，孤独症儿童在一个月内使用 ASD 相关服务的可能性会高出 3.4%。同样，强制规定使 ASD 服务年均支出增加了 924 美元③。具体来说，ASD 医疗保健服务支出增加的大部分是门诊医疗保健服务，药物费用次之，最后是住院护理服务。在门诊医疗保健服务利用方面，诊断评估、ASD 行为和功能治疗服务④使用较多。⑤ 这项研究结论与 2013 年的一项研究不谋而合。Wang 等使用 2003 年的数据研究同样发现门诊费用支出远高于药物费用和住院费用，⑥ 在具体门诊费用支出中，依次是言语治疗、行为矫

①　Colleen L. Barry, Andrew J. EPStein, Steven C. Marcus, Alene Kennedy-Hendricks, Molly Candon, Ming Xie and David S. Mandell, "Effects of State Insurance Mandates on Health Care Use and Spending for Autism Spectrum Disorder," *Health Affairs* 36 (2017): 1754–1761.

②　Annemarie M. Kelly, "Caring for Patients with ASD and Their Caregivers: Federal and State Autism-Specific Insurance Reform," *AMA Journal of Ethics* 17 (2015): 328–341; Molly Candon, Colleen L. Barry, Andrew J. EPStein, Steven C. Marcus, Alene Kennedy-Hendricks, Ming Xie and David S. Mandell, "The Differential Effects of Insurance Mandates on Health Care Spending for Children's Autism Spectrum Disorder," *Medical Care* 56 (2017): 228–232; Brendan Saloner and Colleen L. Barry, "Changes in Spending and Service Use after a State Autism Insurance Mandate," *Autism* 23 (2019): 167–174.

③　每月 77 美元乘以 12 个月。

④　ASD 的治疗包括行为和功能治疗、精神科护理、心理治疗和药物治疗。

⑤　Colleen L. Barry, Andrew J. EPStein, Steven C. Marcus, Alene Kennedy-Hendricks, Molly Candon, Ming Xie and David S. Mandell, "Effects of State Insurance Mandates on Health Care Use and Spending for Autism Spectrum Disorder," *Health Affairs* 36 (2017): 1754–1761; Li Wang, Junyi Ma, Ruchita Dholakia, Callie Howells, Yun Lu, Chen Chen, Runze Li, Michael Murray and Douglas L. Leslie, "Changes in Healthcare Expenditures after the Autism Insurance Mandate," *Research in Autism Spectrum Disorders* 57 (2019): 97–104.

⑥　Li Wang, David S. Mandell, Lindsay J. Lawer, Zuleyha Cidav and Douglas L. Leslie, "Healthcare Service Use and Costs for Autism Spectrum Disorder: A Comparison between Medicaid and Private Insurance," *Journal of Autism and Developmental Disorders* 43 (2013): 1057–1064.

正以及 OT/PT 治疗。[①] 后来的研究显示，行为矫正在门诊费用中占比最高，超过了其他项目。由于强制保险要求私人保险公司必须为 ASD 的筛查、诊断和治疗提供保险，一些州对应用行为分析治疗做出最高限额规定，这一现象不难解释。

考虑性别和年龄因素，有研究发现 ASD 服务利用在性别上并未产生明显差异，但是在年龄上却呈现不同的结果，即强制保险实施后对年幼 ASD 儿童的服务利用的影响更大并且这种影响随着使用时间的推移而增强。年龄较小的 ASD 儿童会更多地利用强制保险规定的 ASD 相关服务。可能的原因在于以下四个方面。第一，相对于 ASD 青少年来说，学者们对于 ASD 儿童研究较多，[②] 医疗服务提供者针对年幼儿童的治疗更为成熟。在此基础上商业保险公司风险更加可控，更愿意为孤独症儿童提供保险产品。第二，孤独症越早干预治疗效果越好的共识已经达成，家长们更倾向于让儿童在早期接受更多 ASD 相关服务。第三，当儿童达到学龄时，大部分照料责任从医疗保健系统转移到教育系统，[③] 随着儿童年龄的增长以及对学校和其他活动的需求增加，他们接受强化治疗的时间越来越少。第四，仍有一部分州的强制保险规定仅适用于年幼的儿童。

四　商业保险公司保费

在孤独症强制保险实施之前，由于被诊断为孤独症的人数急剧增加，[④] 加上孤独症高昂的治疗费用，传统上，美国的商业保险计划排除了大多数孤独症特定治疗。孤独症强制保险要求商业保险覆盖孤独症相

① OT：Occupational Therapy；PT：Physical Therapy.

② Connie S. Wong, Samuel L. Odom, Kara Hume, Ann Cox, Angel Fettig, Suzanne Kucharczyk, Matthew E. Brock, Joshua B. Plavnick, Veronica P. Fleury and Tia R. Schultz, "Evidence-based Practices for Children, Youth, and Young Adults with Autism Spectrum Disorder: A Comprehensive Review," *Journal of Autism and Developmental Disorders* 45 (2015): 1951-1966.

③ Ariane Buescher, Zuleyha Cidav, Martin Knapp and David S. Mandell, "Costs of Autism Spectrum Disorders in the United Kingdom and the United States," *JAMA Pediatrics* 168 (2014): 721-728.

④ E. Fombonne, "Epidemiological Surveys of Autism and Other Pervasive Developmental Disorders: An Update," *Journal of Autism and Developmental Disorders* 33 (2003): 365-382; E. Fombonne, "Epidemiology of Autistic Disorder and Other Pervasive Developmental Disorders," *Journal of Clinical Psychiatry* 66 (2005): 3-8.

关服务内容，这意味着保险公司的成本可能会上升。人们担心强制保险规定的实施会引起商业保险公司费率上升进而导致投保人的保费增加。Bouder 等详细研究了美国孤独症人数及患病率、受强制保险计划影响的人数、孤独症平均每年医疗支出以及保险公司成本和收入等因素，得出孤独症强制保险实施后医疗保险保费平均增长 1% 左右，增幅在 0.19% ~ 2.31% 的结论。[1] 由此可见，即使在孤独症人数和孤独症年度医疗保健支出急剧增加的情况下，医疗保险保费增加的幅度也较小。

根据上文，医疗保健系统 ASD 患病率远低于社区患病率，商业保险中 ASD 的诊断率也不高。这一发现减轻了保险公司对成本可能大幅增加的顾虑，进而增强保险公司执行强制保险规定的信心。此外，结合医疗补助计划覆盖的人群较多和孤独症儿童对医疗保健服务的使用情况，保险公司的保险成本是可控的，对于孤独症家庭来说保费成本的增加也是有限的。

五 不同健康保险待遇计划的市场份额

美国医疗保险市场中主要有四类待遇计划，分别是健康维护组织（HMO）、优选提供者组织（PPO）、定点服务组织（POS）以及独家提供者组织（EPO）。[2] 四类待遇计划的特点见表 7-7。

表 7-7 四类待遇计划的特点

	HMO	PPO	POS	EPO
自付额和保费	低	高	中	低
家庭医生是否需要指定	是	否	是	不总是
看专科医生是否需要转诊	是	否	视情况而定	否
是否允许看网络外医生	否（紧急情况除外）	是，花费高	是	否（紧急情况除外）

注：如果投保人的医生没有与投保人的健康保险公司签订合约，那么健康保险公司负担的费用比例就会很低，有的健康保险公司不允许投保人使用 Out-of-Network 的医生。

资料来源：笔者搜集整理。

---

[1] James N. Bouder, Stuart Spielman and David S. Mandell, "Brief Report: Quantifying the Impact of Autism Coverage on Private Insurance Premiums," *Journal of Autism & Developmental Disorders* 39 (2009): 953-957.

[2] HMO: Health Maintenance Organization; PPO: Preferred Provider Organization; POS: Point-Of-Service; EPO: Exclusive Provider Organization.

　　其中，HMO 是四类计划中最便宜的类型，相对于其他计划来说，HMO 优点在于每月保费低，自付费用的比例也较低；缺点在于 HMO 的可选择医生少，投保人必须在指定的医疗保健单位就医，如果投保人在 HMO 指定外的医院或诊所就医，需要自付所有费用。PPO 是介于按服务次数收费（fee for service）和 HMO 之间的一种自选式保险计划，优点在于投保人不需要指定家庭医生，看专科医生也不需要转诊手续，既可以降低自付费用，又具有灵活性；缺点在于保费较高，往往有免赔额。POS 是一种结合 HMO 和 PPO 的保险形式，优势在于具有 HMO 的较低保费的优点，同时也给了投保人更多自主就医的选择；缺点在于仍然要求指定家庭医生并且需要家庭医生转诊才能看专科医生。EPO 通常要求投保人在保险公司指定的医疗服务网内就医，保险不报销在医疗服务网之外就医的费用。优点是保费较低，比较适合不需要大量医疗护理的人；缺点是可供选择的医疗机构有限。

　　正如表 7-8 所示，ASD 家庭在选择健康保险待遇计划时有很大的差异。ASD 强制保险实施前后，不管 ASD 家庭参保何种计划，POS 在市场中的占比总是最高的。POS 保费适中并且可以使 ASD 家庭具有较为灵活的选择权，更容易满足 ASD 群体定期和长期接受康复服务的需求，是一种经济实惠的选择。在强制保险实施后，需要考虑 ASD 家庭参保的计划是完全保险计划还是自我保险计划，根据《雇员退休收入保障法》（ERISA），为员工提供自我保险计划的雇主可以得到州强制保险法令的豁免，不需要执行州孤独症强制保险规定，但因必须遵守联邦《患者保护与平价医疗法案》基本保障的要求，亦须提供精神健康、康复与适应性服务。自我保险计划是指雇主承担向员工提供医疗保健福利的财务风险，通常为员工提供的医疗保健福利较好。从市场份额中可以看到，参保自我保险计划的家庭绝大多数选择的同样是 POS，然后依次分别是 PPO、EPO、HMO；完全保险计划中 POS 占比最高，其后依次是 HMO、PPO、EPO。这说明雇主尽量为员工家庭选择高层次的保险计划，而强制保险的投保人选择最低端产品的占 1/3。可喜的是，强制保险实施会使 PPO 的市场份额提高，这意味着家庭可以在经济能力范围内选择更高层次的健康保险待遇计划，为 ASD 儿童寻求更好的服务。

表 7-8　ASD 家庭选择各类待遇计划的市场份额

单位：%

	有强制保险规定		无强制保险规定	
	完全保险计划	自我保险计划	完全保险计划	自我保险计划
HMO	33.3	5.2	35.0	4.2
PPO	19.5	12.7	16.7	14.1
POS	44.2	72.2	46.4	70.9
EPO	2.9	9.5	1.2	10.4
other types of plans	0.1	0.4	0.4	0.4

资料来源：David S. Mandell, Colleen L. Barry, Steven C. Marcus, Ming Xie, Kathleen A. Shea, Katherine Mullan and Andrew J. EPStein, "Effects of Autism Spectrum Disorder Insurance Mandates on the Treated Prevalence of Autism Spectrum Disorder," *JAMA Pediatr* 170 (2016)：887-893。

　　总的来说，在选择健康保险待遇计划时，ASD 家庭更有可能加入 POS 计划。鉴于各州强制保险的福利待遇程度不同，仍有一部分 ASD 家庭选择较为便宜的 HMO 计划。但是 POS 计划和 PPO 计划的市场占比在不断提高，证实了强制保险的实施对 ASD 家庭的影响是非常深远的，商业保险作为重要补充减轻了 ASD 家庭的经济负担，支持他们追求更多样化和更高质量的 ASD 服务。

　　储蓄型高免赔额的税优健康计划在强制保险市场的份额很低，仅为 10% 左右，说明强制保险的产品绝大多数属于保障型。

六　ASD 服务提供者

　　各州强制保险的实施带来了孤独症服务利用人数的增加，与此同时，孤独症儿童服务提供者的数量和类型也在不断增加。[1] McBain 等发现强制保险规定中所体现的福利程度与 ASD 服务提供者紧密相关。[2] 具体来说，福利程度更高的州强制指令的实施会带来持证行为分析师和儿童精神科医生的显著增加。福利程度最高的州比福利程度最低的州多 39% 的

[1]　Julia Berlin Baller, Colleen L. Barry, Kathleen Shea, Megan M. Walker, Rachel Ouellette and David S. Mandell, "Assessing Early Implementation of State Autism Insurance Mandates," *Autism* 20 (2016)：796-807.

[2]　McBain et al., "State Insurance Mandates and the Workforce for Children with Autism," *Pediatrics* 146 (2020).

持证行为分析师和17%的儿童精神科医生。因此，通过立法实施强制保险可以促进 ASD 服务提供者增加，福利程度较高的州更能吸引专业人士提供 ASD 服务。这表明立法的具体内容与通过立法同样重要。即使各州已经实施强制保险规定，但对于寻求 ASD 服务的家庭来说仍面临着许多与服务提供者相关的挑战，包括缺乏家庭医生帮助 ASD 儿童做好接受治疗服务前的准备，缺乏专业 ASD 服务提供者，由社会人口背景和地理因素导致的服务可及性的差异等难以满足 ASD 儿童的巨大需求。ASD 服务供给不足的可能原因在于服务提供者在认证方面面临挑战，服务提供者必须通过私人保险公司的认证才能开具保费账单，这一过程由每家保险公司单独完成，这个过程对于小型服务提供者来说尤其具有挑战性。此外，私人保险公司的报销率较低，加之对服务提供者的认证严格，降低了服务提供者通过认证的动力。因此，必须通过专业培训、规范认证流程以及提高商业保险报销率等激励措施，让合格的 ASD 服务提供者进入市场。关于行为治疗的方法，有的州只允许应用行为分析进入强制保险报销范围，有的州则允许几种方法如应用行为分析、地板时光（Floor-time）、早期丹佛模式（the Early Start Denver Model）并存。研究发现前者容易引起争议，后者更能带来提供者市场的兼容发展。[1]

---

[1] Julia Berlin Baller, Colleen L. Barry, Kathleen A. Shea, Megan M. Walker, Rachel R. Ouellette and David S. Mandell, "Assessing Early Implementation of State Autism Insurance Mandates," *Autism* 20 (2016): 796-807.

第八章 政策建议

根据前文对我国孤独症儿童康复与社会支持的现状及发展困境进行的分析，了解到当前我国在该领域还有许多地方需要进行完善和发展。通过对试点和典型地区进行实地调研，结合相关经验，本书为完善我国孤独症儿童康复与社会支持提出合理化的建议。

毫无疑问，就孤独症儿童康复而言，政府提供的正式的支持在社会支持中占据最重要的地位。全国人大应该尽快立法，将孤独症儿童的康复明确纳入《残疾预防和残疾人康复条例》《精神卫生法》《保险法》等相关法律法规之中。《残疾预防和残疾人康复条例》《精神卫生法》《保险法》目前已经出台，但孤独症儿童康复的相关内容缺失，亟须修订补充进去；"社会救助法""儿童福利法""康复法"目前尚未出台，亟待制定并明确写入孤独症儿童康复的条款。国务院所属的相关部委应责无旁贷地承担起相关职责，同时相互配合做好孤独症儿童康复工作。国家卫生健康委员会应承担起孤独症儿童的筛查、统计、干预服务工作。2022年8月，国家卫生健康委员会办公厅制定并发布了《0～6岁儿童孤独症筛查干预服务规范（试行）》，该文件的出台是近年来我国孤独症儿童康复进步的重要标志，应监督各地尤其是基层卫生服务机构认真落实。此外，目前我国还没有较为准确的孤独症儿童人数统计，残联的数据并不全面，由此导致关于孤独症儿童的许多工作都无法开展下去。借鉴美国的做法，由国家卫生健康委员会负责儿童孤独症发病率的统计是应该而且可行的，因为孤独症的确诊都是在医疗机构。中国残疾人联合会目前分管孤独症儿童的康复救助，该制度在全国已经建立了4年，救助水平需要不断提高，孤独症儿童流动带来的待遇受限问题需要解决，申请救助带来的负面影响如儿童信息曝光的问题等需要尽快解决，对康复质量的监管更是当务之急。一方面，国家医疗保障局应承担起推进孤独症儿童的康复项目进入城乡居民基本医疗保险目录以及医疗救助纳入孤独症儿童的工作。目前，尽管国家已经出台文件将孤独症的诊断费用纳入城乡居民基本医疗保险目录，但各地并未真正落实。更为重要的是，孤独症儿童高昂的康复费用尚未纳入城乡居民基本医疗保险目录，应推动各地医疗保障局开展这项工作。另一方面，尽管孤独症儿童康复被纳入了儿童康复救助制度，但孤独症的并发症等并未包括在内，国家医疗保障局应将其纳入医疗救助之中。教育部应承担起推进融合教育和康复人才培养的职责。我国融合教育的目标尽管提出了许多年，也在个别地方进行了试点，但至今效果仍不尽如人意，教育部应大力推进幼儿园和中小学融合教育工作。让孤独症儿童不仅可以进入普通幼儿园和学校与一般儿童一起学习知识，还可以接受由康复师、心理学家、社会工作者组成的专家团队提供的康复服务。同时，我国孤独症儿童康复专业人才急缺，康复人才培养不仅是医学院校的本分，而且应借鉴美国的做法，在综合性高等学校普遍设立心理康复、职业康复等康复专业，培养社会急需的人才。应尽快探索我国康复咨询师培养、考试和认证制度。民政部承担着精神障碍者社区康复的职责，未来应继续推进并加大工作力度，让更多孤独症儿童可以享受社区康复服务。人力资源和社会保障部分管就业工作，应探索建立职业康复制度，与教育部合作做好大龄孤独症儿童就业前的准备和衔接工作。财政部承担孤独症儿童康复的财政支持责任，应加大儿童康复救助、城乡居民基本医疗保险、融合教育、社区康复等的财政投入，以及增加孤独症儿童康复相关产品如孤独症儿童健康保险等的财政补贴。国家税务总局则应对孤独症儿童康复的机构和产品提供税收优惠。

社区的支持在孤独症儿童康复中举足轻重。为方便孤独症儿童及其监护人，作为康复的第一阶段，孤独症儿童的教育康复应尽量在社区进行。这就要求孤独症康复机构应尽量布局在社区，或被纳入大型康复机构的辐射范围。同时应教育社会大众尤其是社区居民，普及孤独症有关知识，使其能够接纳孤独症儿童及其监护人。个人网络提供的社会支持也必不可少，目前我国除深圳外，其他地区的孤独症儿童家长互助组织没有发展起来，应支持鼓励各地更多孤独症儿童家长互助会的成立。支持社会组织为孤独症儿童家长提供喘息服务，为孤独症儿童的康复募集资金等。利用社会资源，创新商业机制，例如借鉴国外经验，将孤独症纳入儿童健康保险保障范围，减轻参保孤独症儿童家庭沉重的经济负担。

只有这样，才能形成政府主导、多元并举的孤独症儿童康复社会支持系统框架，最终建立起孤独症儿童多层次、全方位的健康保障网络体系。

第一节　促进学龄前孤独症儿童康复与社会支持发展的建议

一　发挥政府职能，加大支持力度

1. 完善并落实相关法律法规

在法治时代，法律是每一个公民应该遵守的社会准则，通过法律的强制性来保障孤独症儿童接受学前教育的权利，是对其最明确的帮助。权利要有法律的保障，这是发达国家和地区给予我们的经验启示。当前我国对义务教育阶段的孤独症儿童有相关法律的保障，但对学龄前阶段孤独症儿童的保障比较匮乏，因此应出台相应的法律法规保障学龄前孤独症儿童接受教育的权利，最好将其纳入法定义务教育阶段。为了增强法律法规的可行性，需要明确规定学龄前孤独症儿童教育康复相关主体的义务与责任。对于儿童家长来说，必须担负养护责任，不可遗弃，不然将构成遗弃罪，家长应采取良好的态度和行为积极配合孤独症儿童的教育康复治疗。对于康复机构来讲，应增强责任心和使命感，第一时间为学龄前孤独症儿童制订康复训练计划，同时要建立明确的救助基金管理机制，提高财务的透明度，要承担起向家长传播孤独症儿童教育康复的相关知识的责任，尽量利用各种资源为孤独症儿童及其家庭提供经济援助，节约开支。对于普通的幼儿园，希望国家能够给予补贴，强制其接收恢复效果好的儿童。总之，要保障学龄前孤独症儿童平等地享有教育权，使义务教育前与义务教育阶段的孤独症儿童一样享有法律的保障。

2. 加大政府财政投入，完善基金的异地转移机制

当前我国最为紧要的就是建立孤独症儿童学前教育康复国家经费支持系统，为学龄前孤独症儿童教育康复的发展奠定坚实的基础。当前我国针对孤独症儿童教育康复的经费投入主要集中于义务教育阶段。对于学龄前孤独症儿童教育康复的投入主要是通过"七彩梦行动计划"等项目的专项救助。但因为国家规定的救助名额有限，大部分家庭并未享受

到资助。因此应当扩大救助规模，让更多的儿童享有该项救助。由于我国是人口流动大国，许多父母带着孩子在外地工作和居住，因此应完善救助基金的异地转移机制，实行"钱跟人走"，使孤独症儿童家长可以自由地选择定点教育康复机构，不受地域的限制。

3. 将教育康复训练纳入医保体系，减轻家庭负担

由于孤独症儿童的早期教育康复是一个长期的训练过程，即使比较富裕的家庭也难以长期负担高昂的费用。为孤独症儿童提供专项救助也只是杯水车薪。2016 年出台的《关于新增部分医疗康复项目纳入基本医疗保障支付范围的通知》，要求各地在 2016 年 6 月 30 日前将针对 6 岁以下疑似孤独症儿童的"孤独症诊断访谈量表（ADI）测评"纳入基本医保支付范畴。虽然通知已出台，但由于政策实施的滞后性，许多地方的具体实施方案还未出台。所谓 ADI 测评指的就是诊断医师通过与孤独症儿童家长进行谈话，收集关于患儿的病症和发育的信息。在访谈的过程中，由于医生的业务能力水平高低不同，因此花费的时间在 1~3 个小时不等。根据有关学者的研究，目前在国内 ADI 测评并不是很普及，把孤独症儿童所需要的认知康复、社交康复、行为矫正等教育康复内容纳入基本医保报销范围会更好。[①] 笔者同意上述观点，孤独症儿童接受的教育康复训练的费用颇高，若能将其纳入医保报销范围，势必会减轻孤独症儿童家庭的经济负担。

根据前面章节对境外发达国家和地区的介绍，政府除了对孤独症儿童家庭提供经济援助外，还将其纳入社保体系。当前孤独症儿童在美国已被纳入医疗保险和医疗补贴制度范围。对于我国来说，孤独症儿童教育康复纳入医保体系仍任重而道远。我国将孤独症诊断访谈量表测评纳入基本医保支付范畴，已是迈出了"万里长征"的第一步。虽然通知出台，但具体实施方案仍然需要进一步确定。在未来的发展中，我们可以将孤独症儿童的教育康复训练逐步纳入基本医保报销的范围，由医保基金支付。对于此项任务我们可以逐步完成，例如先将各机构普遍开设的应用行为分析课程纳入医保报销范围，然后随着科技的进步，再将其他应用广泛且训练效果显著的课程纳入其中。除此之外，还可将孤独症纳

---

① 《孤独症诊断纳入医保报销范围》，《南方日报》2016 年 4 月 15 日。

入医疗救助范畴。笔者了解到，2012 年广州市出台了《广州市医疗救助试行办法》，其中"其他人员医疗救助"即包括贫困孤独症家庭。在一个医疗保险年度内，在定点医疗机构治疗的，其个人负担费用超过家庭总收入的 60% 或以上的，且病人家庭总资产低于相同人数家庭总资产规定上限的即可申请救助。[①] 其个人负担的费用由医疗救助基金支付 80%，每人每月每病种（每项目）不超过 1000 元，当月累计，不滚存。[②]

4. 政府购买服务，促进并监督民办机构的健康发展

当前我国学龄前孤独症儿童主要是在民办机构接受教育康复训练。这些机构由于资金、场地、师资水平有限，教育康复的效果参差不齐。如果患儿不能及时有效地接受教育康复训练，将会对患儿的发展带来很不利的影响。目前，境外发达国家和地区许多康复机构的经费来源主要是政府财政和公益收入，但我国的康复机构经费来源主要是学费和社会捐助，缺少政府财政基金的支持，因此政府应通过购买服务的方式支持民办机构的良性发展。一方面扶持当前已有相当规模的机构扩大招生；另一方面也要扶持小机构做大做强，保障孤独症儿童都有机会进入康复机构接受训练。同时，政府通过购买服务，也可以对民办机构进行监督，一方面，确立孤独症儿童康复机构的准入标准和监督机制，规范孤独症儿童的康复流程；另一方面，对康复机构的性质、部门设置、工作职能、业务管理、康复设施、康复范围以及工作环境等进行规定，全面提升孤独症儿童康复机构的服务能力和整体水平。除此之外，还要发挥中国精协孤独症工作委员会对康复机构的监管作用。

二　引进国外先进技术和理念，并使其本土化

1. 学习国外先进的诊断技术，并加以创新

我国当前使用的孤独症诊断工具，大多是对国外工具的直接翻译和引用，缺少针对我国具体国情和文化背景的改良和创新，这在一定程度上会导致医务工作者使用诊断工具得出结果的可信度和有效性较低，未

---

① 《"一人自闭　一家压垮"》，https://news.sina.com.cn/o/2013-01-23/071926100791.shtml，最后访问日期：2023 年 10 月 18 日。

② 《广州市医疗救助试行办法》，https://www.gz.gov.cn/gfxwj/szfgfxwj/gzsrmzfbgt/content/post_5444921.html，最后访问日期：2023 年 10 月 18 日。

能准确评估儿童真实情况的现象增加。从已有的研究发现，对于同一个测量工具的同一个指标，国内学者和国外学者研究报告中的信度和效度结果也存在很大的差距。这充分说明了我们不可以照搬，而应该根据我国文化进行创新，使其更加符合我国儿童的需要。另外，在国际上被普遍使用的被誉为"黄金标准"的《孤独症诊断观察量表》（ADOS）、《孤独症诊断访谈量表（修订版）》（ADI-R）等相对成熟的诊断工具我国还未进行翻译和修订，可见在孤独症诊断工具的引进和借鉴方面，我们还有许多工作要做。[①]

2. 学习国外先进的教育康复理念，但要"因人制宜"

笔者通过对美国孤独症儿童的综合干预发展历程进行总结发现，没有哪一种方案对所有患儿都适用，可以解决所有问题。但是我们可以从中找到一些共性强、有效果的方案和实施元素，根据我国语言文化特征、社会生活环境、患儿的教育康复形式、师资特点以及患儿家长的参与程度，来开发适合我国学龄前孤独症儿童的教育康复综合干预方案。[②] 同时还要"因人制宜"，对不同的儿童制定不同的方案。

三　建立一支高素质的教师队伍

1. 建立完善的人才培养机制，提高师资水平

目前，我国开设特殊教育专业的学校主要是教育部直属的几所学校和为数不多的大专院校。在开设的专业中，主要还是聋、哑、盲和智障等传统特教专业，涉及孤独症方面的知识非常少。国内尚无孤独症专业，同时高校中孤独症方面的专家和学者也十分匮乏。因此，国家一方面要制定更多的奖励政策鼓励和支持更多的师范学校开设孤独症相关特殊教育专业，大力培养相关人才，提高孤独症教师的学历层次，增加教育康复方面人才的数量，还应鼓励男生报考该专业，平衡性别比例。另一方面应该在普通的师范教育专业中适当地增加特殊教育的课程，从而打通普教与特教之间的壁垒，加强双向流通，通过设立融合教育专业，增加特教的专业类别，为孤独症儿童的融合教育发展储备人才。为了增强孤

---

① 冯雅静、王雁：《孤独症儿童的诊断工具：现状及展望》，《中国特殊教育》2012 年第 9 期。

② 胡晓毅：《美国自闭症幼儿早期综合干预研究》，《中国特殊教育》2013 年第 7 期。

独症方面专家和学者的力量，建议国内大学与国外大学建立良好的合作关系，一方面我国学者可以去国外进修；另一方面国外的专家也可以来国内的学校讲课，促进人才的双向交流。

在孤独症儿童教育康复师资的培养上，对教学与康复知识的培训要各有侧重，努力培养孤独症教学与康复两类虽有所不同但又有联系的精英人才。对于目前在孤独症儿童教育康复领域已经有经验的老师，在不断提高其原有训练方法质量的前提下，通过继续教育让他们掌握一些新的方法，不断提高他们的业务能力水平，使他们成为该领域的高精尖人才。除此之外，还要培养言语康复师、物理康复师、职能康复师等多样化的专业师资，以满足孤独症儿童多样化的康复需求。严格规范孤独症儿童教育康复方面教师的准入机制，所有教师都应持证上岗。

2. 提高教师待遇，留住人才

目前从事孤独症儿童教育康复方面教学的教师，并没有被纳入教师编制，因此工资福利水平较低，这也是相关人才流失的一个非常重要的原因。如何提高师资待遇成为我国需要解决的一个重要问题。对此，笔者认为可以从以下几个方面入手。第一，政府主管残疾人教育的相关部门，应该对长期奋斗在孤独症儿童教育康复工作一线的工作人员给予一些物质奖励，同时借助相关媒体的力量进行社会宣传，使其成为该行业的模范人物，成为该行业从业人员的精神向导；第二，要落实孤独症儿童教育康复行业从业人员的事业编制和社保福利，在进行职称评定时，也要将其纳入进来，制定相关的评定标准；第三，建构一个良好的工作环境，定期组织相关文娱活动，丰富从业人员的业余文化生活，给予精神上的鼓励。

四　建立良好的转衔机制，完善教育康复支持网络

1. 建立良好的转衔机制

建立良好的转衔机制应主要从两个方面入手。一方面，完善信息服务传导机制，当孤独症儿童被确诊时，信息服务机构可以为家长提供咨询服务，向家长传达正确的信息，避免孤独症儿童家长不知所措或"病急乱投医"。信息服务机构可在残联部门内部设立。另一方面，建立学前孤独症儿童教育康复转衔服务机制。倡导实施学前孤独症儿童幼儿园融

合教育，通过对成都市康复机构的调研，笔者发现在孤独症儿童众多的临床障碍中，改善最差的就是主动与他人沟通的能力和社会适应能力水平低下两项，这说明孤独症儿童亟须接受融合教育，由于当前社会歧视严重，普通幼儿园相关人员与设备不足，孤独症儿童缺少进入普通幼儿园的条件。因此，一方面要加大社会宣传力度，降低普通儿童家长对孤独症儿童的歧视；另一方面国家应当出资资助公办幼儿园，使其招聘相应的专业教师，添置专业的设备，为孤独症儿童的融合教育奠定良好的硬件基础。

2. 大力发展社区康复服务，完善教育康复支持网络

弱势群体需要社会的支持。根据社会支持理论可知，当前存在四类社会支持：由政府和非政府组织主导的正式支持，社区主导的"准正式支持"，由个人网络提供的社会支持，由专业人士和组织提供的专业技术性支持。在这四类支持中，目前社区和专业组织的支持最少。社区康复服务对于孤独症儿童是不可缺少的，因为其最主要的活动场所除了机构、学校，就是社区，而且孤独症儿童在社区接受良好的康复服务，对于其社会融合有非常大的积极意义。因此，国家应尽快出台相关的政策，努力推进社区康复服务的发展。在社区中，以家庭为基点，发挥社区居委会、卫生所、医院、幼儿园、残疾人活动中心等现有的机构的作用，使社区中的各种资源都可以被共享，形成完备的、纵横一体的社区服务网络。除此之外，还应鼓励医疗机构和心理机构为孤独症儿童及其家长提供诊断和功能性评估以及心理辅导等。总之，要发挥各个主体的功能，为患儿建立一个完备的社会支持网络。

第二节　完善融合教育背景下孤独症儿童义务教育阶段社会支持体系的建议

一　宏观层面——深化政府责任优先的社会支持

政府作为孤独症儿童及其家庭获得正式支持最多的主体，能在宏观的政策制定、财政补贴以及融合教育理念推广等方面达到其他支持主体不能及的高度。融合教育背景下孤独症儿童的社会支持离不开学校和机

构,都需要政府做出顶层设计:普校的随班就读和资源教室离不开政府的特殊教育计划以及相关资金拨付,以使普通学校里的孤独症儿童享受专业的康复器材和教具;特校的职能转型、依托其搭建起来的特殊教育资源中心,也需要政府的文件指导和从上往下的行政支持;民办孤独症教育康复机构也是患儿家庭社会支持的重要一环,该行业的管理和监督也需要政府牵头。政府的功能举足轻重,各级之间需要积极配合、相互协调,才能使这个巨大的社会工程运转起来。

1. 完善融合教育背景下孤独症儿童及其家庭的相关政策和制度

针对我国数量庞大的孤独症儿童,政府应该积极制定完善"特殊教育法",同时进一步完善《义务教育法》,以法律的形式明确规定孤独症儿童的班别设置(单独编班或混合编班),配备专业的教师。教育部门应配合学校开展融合教育,给予一定补贴。完善特殊教育法律法规,真正保障孤独症儿童受教育的权利。《第二期特殊教育提升计划(2017—2020年)》已经结束,新的特殊教育计划或融合教育政策文件还未下发,之后的融合教育之路该怎么走尚未有明确方向。我国直到2006年才将孤独症谱系障碍纳入精神残疾类别,至此孤独症患者才算有了社会保障依据,但是后续针对这一群体的具体政策却迟迟没有出台,所以现在许多孤独症儿童家庭的生活依然靠自救。政府应建立健全相关康复救助制度,法律法规中应降低康复救助的年龄限制,将6岁以后义务教育阶段的特殊儿童涵盖其中,切实减轻家庭经济负担。可以借鉴美国的特殊教育法律以及专门为孤独症儿童制定的条例,比如IDEA、《孤独症CARES法案》,内容涵盖不同年龄段孤独症儿童的教育、预防、康复、资金补助、家庭支持等多方面,还有针对专门的孤独症研究所的经费支持,不断推动该群体获得社会关注和融入社会。

孤独症儿童的教育康复还需要多方面的支持。创造接纳和包容的受教育环境,提供更多的受教育机会。可借鉴相关经验建立融合教育评估体系,保障孤独症儿童接受切实、科学有效的教育。加大监管力度,虽然融合教育的政策一直在实施,但很多学校迫于行政压力和考核要求劝退孤独症儿童,或是融合教育浮于形式,政府应对学校的融合教育质量加大监管力度,完善对学校融合教育实施情况的考核制度,提高融合教育的政策执行力。

2. 明确各级职责，形成合力推进融合教育

政府的各个部门需要明确职责、积极合作，因为融合教育需要多部门的合作才能实现。比如区域的特殊教育资源中心应整合资源，推进跨学科合作，完善支持体系，从医学、教育、心理等多方面评估儿童的发展状况，为儿童相关人员提供各种专业支持。另外教育系统和残联系统要厘清各自的职责，对成都市成华区的调研结果显示对特殊儿童个人情况的录入统计亟须统一口径。另外，进入社区对公众进行孤独症知识和融合教育理念的宣传，是由特殊教育资源中心牵头还是由残联负责，哪个更为恰当，需要在本职工作的外延部分明确。同时，政府应推动文化和认知方面的建设，使公众更多地知道、了解和接纳孤独症群体，为孤独症儿童融合教育提供更加和谐的环境，有利于学校推进融合教育工作。

目前，成都市成华区孤独症儿童义务教育阶段的转衔建设几乎处于空白阶段，可以参考相关转衔制度，各教育阶段的转衔除了学校教师和家长的参与，升学的评估材料都需要经过政府的社政、劳政和卫生多部门的审核，各部门各司其职、共同参与。这也为政府层面真正推动和监管学校和学生的融合教育工作找到了落脚点。

3. 民营孤独症教育机构的监管与扶持

政府需要针对孤独症教育机构和整个行业的需求开展支持。在专业化发展方面，高校要设置相关专业课程，加强专业师资培养，另外也需要专业技术上的支持，引进先进教育理念和技术。在社会认同和支持方面，在舆论支持和宣传上，应考虑到孤独症本身比较难理解的特征，这方面需要社区的协助配合。在行业规范化方面，行业的规范化管理特别需要从准入标准、机构管理、队伍建设等多方面开展，制定出台针对孤独症行业的法律政策，尽快建立行业管理委员会，对我国当前专业人员资格认定的乱象进行正规管理和监督，引导其健康发展。在经济支持方面，需要加大对民营机构的支持力度，比如降低相应的租金或给予减税、专项的经济补助等。

二　中观层面——形成多元主体参与的社会支持

在构建融合教育背景下孤独症儿童社会支持体系的过程中，首要责任者是政府，但是并不意味着这是政府的独家责任。政府、企业、学校、非

正式组织、社会工作者、家庭等都应该在体系建设的过程中扮演重要角色。

1. 加大对融合教育实施者的支持力度

对成都市成华区的调研显示，孤独症教育机构尚未获得的或是急需的支持包括：系统性的培训，特别是针对孤独症儿童问题行为的矫正方法、教学策略以及各种实操性问题的处理解决对策的培训；区特殊教育资源中心老师更充足的支持和辅导；辅助性支持人员（如医院康复训练师、助教等）的帮助；专业组织及社区志愿者的支持。可见，为随班就读教师和资源教师提供的资源以及支持仍然非常有限，这会在很大程度上阻碍孤独症儿童融合教育的推进。

第一，师资储备和孤独症教育康复专业人才发展。融合教育的实施需要配备足够的普教老师和特教老师，普通教育和特殊教育之间的通道必须面向所有教师打开，这是必然趋势。师范院校需要培养大量具有融合教育理念的普通教师，以及具备特殊教育知识和专业能力的教师，这是非常重要的。根据国家统计局 2014 年统计数据，我国特殊教育专业招生 70713 人、毕业生 49032 人、在校生 394870 人。这些毕业生有多少在毕业后真正从事特教工作还未有统计，其中有多少从事孤独症干预工作更无从知晓。"待遇不高、工作强度大、编制吃紧。政协委员疾呼——特殊教育最大瓶颈是师资。"[①] 笔者在对成都市成华区的普校教师以及特校教师进行走访的时候，教师也普遍反映了编制问题。目前在职的大部分普通教师虽然赞成融合教育，但是很多因素限制了他们的具体实施，比如缺少经验、必要的知识技能和资源等。除了吸引特殊教育专业的人才流入，专业资质认定标准也亟须出台，明确孤独症教育康复教师需要达到的专业标准。首先，特教老师应满足教育部 2015 年制定的《特殊教育教师专业标准（试行）》的最基本要求；其次，还需要针对孤独症儿童教育康复的特殊性，达到孤独症康复教师专业素质的细分要求。另外，相关从业人员需要通过"孤独症儿童康复教育人员上岗资格考试"，获得中国残疾人康复协会颁发的《孤独症儿童康复教育专业岗位证书》，该考试不仅面向孤独症康复教育从业人员，有意愿从事孤独症康复教育

---

①　曾晓筠、杨惠芳：《自闭症康复教育机构师资困境的对策建议》，《劳动保障世界》2015年第 36 期。

事业的人（没有学历限制）都可以报名参加。这也给普校随班就读老师和特校老师打开了获取专业知识技能的通道。一方面增加师资的"量"，另一方面提升孤独症教育康复师资力量的"质"。

第二，校长对融合教育理念的认同与推进。在融合教育系统中，校长所需要做的准备是最重要的。校长是整个学校的管理者，对学校的教育理念和教育方向的确定起着决定性作用，在学校"全员参与"中扮演着至关重要的角色，校长应为融合教育协调资源支持，解决出现的问题，推动职级晋升和绩效考核向老师倾斜，保障教师融合教育工作的持续性。另外，还需要对老师们进行在职培训，不断提高师资的专业知识和能力水平，可以鼓励老师参与"孤独症儿童康复教育人员上岗资格考试"，孤独症康复教育人员上岗培训课程包括：孤独症的临床及行业基础知识；孤独症儿童康复教育的基础理论、实际操作及上岗须知等；不同方法的理念、区别以及作用。系统性培训可以减轻教师在孤独症儿童融合教育中的挫败感和无力感，学校也应对进行资质考核的教师给予相应的补贴或绩效考核。

第三，融合教育成功与否的关键，在于是否有能够满足孤独症谱系障碍儿童特殊需求的干预策略。对成都市成华区的普校教师的调研结果显示，绝大多数的教师并未掌握干预策略和教学方法，缺乏这方面知识技能的培训。美国和我国香港地区针对孤独症儿童的教学方法和干预策略种类繁多，且可操作性和针对性强，如同伴媒介的干预手段、示范法、嵌入式教学、社交故事、图片沟通等。目前这些方法和策略大多由特殊教育教师等相关专业人员在特殊教育机构或家庭实施。在融合教育的环境中实施和有效利用这些方法策略，一方面需要针对普校教师进行相关专业知识的培训与推广；另一方面需要普校教师与特校教师共同针对孤独症儿童的个体差异，选择合适的教学方法和策略。

2. 发挥社会工作者纽带作用，提升专业技术性支持水平

在孤独症儿童融合教育社会支持系统中，社会工作者善用优势视角看待问题，挖掘他们的潜能，调动社会资源，改变社会对孤独症儿童的排斥态度，提升家庭的抗逆力。社会工作者就是在融合教育背景下孤独症儿童的社会支持系统中，在政府、学校、家庭、社区等各主体之间负责引线的那根"针"。近年来，我国学者开始高度关注社会工作职业化

的发展，并研究如何将社会工作者整合到社会支持系统中。

社会工作者应在优势视角下拓展孤独症儿童融合教育社会支持网络，包括以下五个方面。从社会工作的角度探寻孤独症研究的更广泛领域及趋势；从生命历程的角度审视导致孤独症儿童边缘化和被剥夺公民权的因素；关注家庭系统，而不仅仅是孤独症儿童；强调易受病情影响的孤独症儿童的需求，特别是在其关键的生命历程转变期间；开发和测试可扩展的干预措施，以帮助孤独症儿童及其家庭解决孤独症问题。

在融合教育背景下，社会工作者并不是单枪匹马地在战斗，教育工作者、融合教育实践者、社区成员之间要共同努力，有目的地系统解决孤独症儿童及其家庭、社区所面临的最大问题。具体来说，在孤独症儿童的整个生命历程中，为其开发基于循证的与社区相关的干预措施。

孤独症患者，尤其是那些因为文化认同和社会经济地位而被边缘化的人，他们都是特别脆弱的，社会工作者在帮助这些弱势群体有效应对社会不公方面发挥着核心作用。为保证社会工作者了解孤独症儿童社会支持的有效性和针对性，需要在社会工作教育课程和项目中开展孤独症方面的实质性培训，培训未来的社会工作从业者和研究员，以期消除社会现存的对孤独症患者的不公现象。

另外，各地区应积极探索建设支持孤独症儿童服务专业发展的社会工作服务机构。当前，我国仅有少数几个城市建立了孤独症儿童社会工作服务机构，支持社会工作者开展工作的基站严重不足，也限制了社工人才毕业后的去向。另外，还需要转变孤独症儿童家庭的传统观念，如不能接纳家庭外部人员介入家庭内部结构，不能接受由专业服务人员进行帮扶，这些都需要社会工作者日积月累的口碑积攒，并借政策的东风，消除人们心中的不信任或偏见。

3. 鼓励筹建孤独症儿童家长资源中心，增加社会支持主体

孤独症儿童家长拥有相似的心路历程，在孩子被确诊为孤独症谱系障碍之后，家长普遍会经历震惊期、否认期、伤心期、适应期、重组期五个阶段。① 五个阶段的共同之处是：焦虑地寻觅医疗机构或学校；对

---

① Dennis D. Drotar, Ann Baskiewicz, Nancy Irvin, John H. Kennell and Marshall H. Klaus, "The Adaptation of Parents to the Birth of an Infant with a Congenital Malformation: A Hypothetical Model," *Pediatrics* 56 (1975): 710-717.

愿意接纳的医疗人员或老师心存感激；从医疗人员或老师那里得到支持与新观念。① 由于孤独症终身性及康复的特殊性、复杂性等特征，孤独症儿童父母在这几个时期都会经历一个反反复复的过程。这种反复接纳的过程对于他们是残酷且艰难的，是家庭不得不面临的困境和挑战。孤独症儿童家长之间更容易惺惺相惜，搭建起信息交流和精神慰藉的平台。目前社会上出现了一些自发的家长互助团体，但是大多数组织存在信息断裂、活动不持续、相对独立、资金难以为继的碎片化特点。建议分地区搭建起有威信的孤独症儿童家长资源中心，以中国精神残疾人及亲友协会为牵头组织，为家长提供情感支持和专业咨询服务，以便家长查找有关孤独症的权威信息，彼此之间建立相互支持的系统，相互关心和帮助，建立特殊儿童与普通儿童的互助小组，充分发挥同伴力量。

4. 推动社会机构的参与

除了政府方面的正式社会支持，患儿家庭也需要获得 NGO、社会性团体和资本的充分支持。以美国为例，美国的 NGO 在为孤独症患者争取权益方面发挥了非常重要的作用。壹基金作为中国首家民间自募基金会，在对孤独症儿童及其家庭的生活支持和推动融合教育方面做出了巨大贡献。壹基金推出了"海洋天堂"计划，联合全国范围的民间服务机构，进行公众宣传与社会倡导，促进国家对特殊儿童的关注与政策支持，希望通过建立友好接纳的社会环境和完善的社会支持体系，为孤独症儿童及家庭谋求"有尊严、无障碍、有品质"的生活。壹基金官网数据显示，截至 2020 年 2 月，共筹得善款 45210590 元，受益人数达 1030954 人。在推进特殊儿童融合教育方面，壹基金理事长在两会期间提交了关于提升全纳教育的专业能力和建设支持体系的提案，这也是壹基金团队多年来始终坚持的方向，意在推动特殊儿童在普通教育系统内获得真正融合的、有支持策略的且优质的教育。还有很多社会机构无条件加入，使得很多孤独症儿童和家庭获利。现在越来越多的企业加入了孤独症慈善助推事业。2020 年 1 月，海亮集团以协议转让的捐赠方式，捐赠浙江海亮慈善基金会 1 亿股海亮股份股票，相当于捐了 10 亿元。浙江海亮慈

---

① 杜文海：《自闭症儿童母亲心路历程的叙事研究》，硕士学位论文，重庆师范大学，2013。

善基金会除继续开展原有慈善项目外，将这些资金主要用于孤独症儿童的康复以及困难孤独症儿童家庭的帮助。① 相信日后还会有更多的爱心企业加入对孤独症儿童的捐助和帮扶中来，让"星星的孩子"获得更多温暖。

三　微观层面——基于家庭需求建立学校—家庭—社区一体的融合教育支持体系

基于孤独症儿童家庭微观层面的需求，如在融合教育背景下对孩子专业指导的信息需求、心理疏导及公众认可的情感需求、喘息服务的工具需求，我国应尝试探索形成孤独症群体融合教育支持体系。建议从特殊教育机构（如加强特教机构之间、特教机构和普通学校之间的联系）、社区入手，积极主动构建孤独症儿童家庭的社会支持系统。② 为孤独症谱系障碍儿童构建学校—家庭—社区一体的融合教育支持体系，家长的参与态度、家长对孤独症的了解程度、家长融合教育理念、孤独症干预的有效方法以及家庭氛围等，都是影响孤独症儿童发展的关键因素。社区在孤独症儿童教育体系中发挥着重要作用，社区不仅能为孤独症群体提供具体的日常生活中的基本支持，还能引导社区内部成员正确认识孤独症，以此为点辐射社区乃至社会。学校、家庭、社区三者为一体，互相合作，建立健全融合教育背景下孤独症儿童社会支持系统。系统包括家庭、同伴、社区、专业性组织、普通学校老师、特殊教育学校教师、辅助性支持教师、志愿者等。

借鉴美国和我国香港地区的经验，本书为改善孤独症儿童家校关系提出以下建议。

一方面，作为孤独症儿童社会化的主要参与者，父母为各主体提供了关键的支持，包括这些儿童的信息，这与融合教育实质相一致，融合教育要求包括家庭在内的利益相关者在与教育相关的决策中进行实质性的参与，通过学校与家长的合作交流、定期和不定期的家长会、家长参

---

① 《帮扶自闭症儿童最大善款：海亮集团捐赠 1 亿股》，http://www.99zbz.com/19733.html，最后访问日期：2023 年 10 月 18 日。
② 杨静：《自闭症儿童的生存现状研究——基于对河北省 99 个孤独症儿童家庭的调查》，《文教资料》2010 年第 12 期。

观教室、随班就读教师家访，学校和家长分别进行了儿童成长干预，让孤独症儿童接触到具有一致性的学术和行为管理框架。另外，学校还可以借助区特殊教育资源中心的师资，由教育心理学家对患有孤独症谱系障碍的儿童进行评估和提供支持，并为教师提供心理治疗和包容性教学法管理策略。

另一方面，社区和学校可以定期举行"走近孤独症""星星的孩子"等公益活动，通过知识宣传和文艺活动等方式增加孤独症儿童家庭与普通学生家庭的互动机会，以期增进社会公众对孤独症儿童的了解，从而减少误解，这有利于整个社会对孤独症儿童观念的转变。学校和社区还可以为家长提供专业支持。加强家校合作，在教师和家长之间建立良好的信任和沟通关系，同时加强普校与特校的联系，有条件的可以进行联合教学。随班就读老师应掌握孤独症儿童教育教学干预的专业技能，特教老师应协助普通教师提高教学技巧，保证融合教育的质量。在构建孤独症儿童的融合教育体系过程中，认知上的接纳只是第一步，行政人员、教师、家长和社区工作人员还需要具备足够的关于孤独症的专业知识和对相关问题的处理能力，在实践中更好地支持孤独症学生的学习和生活。因此对学校中所有人员、孤独症儿童家庭成员、社区工作者普及孤独症相关知识和干预策略很有必要。

第三节　加强孤独症儿童职业康复
与社会支持的政策思考

一　明确政府责任，完善相关法律法规

1. 加强孤独症患者职业康复相关立法，增强法律保障能力

目前，我国在孤独症的相关立法上还需要做出积极的努力，特别是对15岁以上孤独症患者职业康复的保障更需要从法律上明确。建议适时修订《残疾人保障法》，增加孤独症患者职业康复相关内容，包括申请资格、服务内容、资金帮扶条件、服务流程、服务期限等，也可以制定"孤独症患者职业康复条例"，对职业康复活动进行全程规范和监督管理，并附上配合实施的各类标准和细则，以此保障孤独症患者职业康复

有较高的可操作性。同时，也鼓励各省（区、市）在已有法律框架下积极探索本地区孤独症患者职业康复相关救助和扶持政策。

2. 拓宽资金筹集渠道，提升职业康复经济保障能力

职业康复是一个漫长的过程，不是毕其功于一役的，而是需要长期的治疗，这就决定了需要充足的资金为患者职业康复提供保障。另外，除了患者自身职业康复需要大量资金，职业康复机构运转也需人力、硬件设施。所以，为了使职业康复持续发展，必须拓宽资金来源渠道。建议形成政府为主、市场和社会补充的筹资体系，为康复机构、孤独症患者提供资金支持。一方面，中央和地方财政按比例共同负担患者职业康复费用和非营利机构的运转成本，以此减轻患者的经济压力；或者学习美国，由政府建立职业康复专项基金，支持开展孤独症患者职业康复所有活动。另一方面，鼓励并吸引市场主体积极参与，设立社会专项公益金用于补助家庭困难的患者，也可以直接引导社会公众捐款。

3. 协调各部门的管理活动，提升组织保障效力

加强组织管理，协调部门之间的管理工作对于完善目前不合理的管理体系具有积极意义。经过调研了解到，目前财政、残联、教育等部门虽然都尽责工作，但收效甚微。究其原因就是缺乏统一领导，没有形成合力，只是机械地完成自己部门的工作任务，没有做到统筹兼顾。因此，建议强化残联在全局性和综合性事务中的领导地位，统一指挥孤独症患者职业康复各项工作。其他部门作为参与部门，既要明确分工，也要积极配合残联的工作。财政部门应合理安排对公、私机构的财政补贴，加大税收优惠支持力度；民政部门应严格把关机构准入许可，对开展职业康复的机构要严格审查其资质和各种服务项目的收费标准，以及督促其公开财务信息。只有如此，各部门之间才能各司其职又相互合作，才能为孤独症患者职业康复事业的健康发展提供良好的管理服务。

4. 制定职业康复转衔制度

目前，由于国家只对孤独症儿童制定了抢救性康复政策，许多服务也就停留在儿童阶段。在这种情境下，我国孤独症患者职业康复服务出现了"断层"现象，很有可能面临服务缺失。鉴于此，完善儿童阶段的服务向职业康复服务的转衔机制变得特别重要，特别是义务教育阶段后的服务转衔机制。首先，一方面对特殊教育学校进行整改，让其接收孤

独症患者，并提供能力训练；另一方面要在特殊教育学校适当安排职业康复课程，提供职业康复服务。其次，要加强特殊教育学校与职业康复机构之间的联系，实现从特殊教育学校到职业康复机构的平稳过渡，避免因各种转接错位造成服务中断。最后，要加强特殊教育学校和职业康复机构的密切合作，防止因各种原因未能进入职业康复机构继续进行康复的患者无处可去，政府应该出台相关政策妥善安排这部分患者进入民间康复机构获得职业康复服务。

二　加快推进孤独症患者职业康复机构发展

1. 鼓励政府和民间力量开办职业康复机构

就目前的情况来看，我国为孤独症儿童开展康复服务的机构多达1000多家，而为孤独症患者提供职业康复的机构屈指可数。这无疑会造成孤独症患者在成年期所接受服务数量的锐减。因此，积极开办职业康复机构，为大龄患者提供服务势在必行。一是由残联开设官方的孤独症职业康复机构，或者是政府通过向职业康复机构购买服务的方式开展活动，以此为家庭贫困的患者提供免费或低价的职业康复服务。二是积极鼓励民间力量兴办职业康复机构，为孤独症患者提供职业康复服务。要设置严格的准入标准和加强监管，确保机构的质量。另外政府要制定更多优惠政策，提高各主体创办机构的积极性，降低办学成本。

2. 为孤独症患者提供多样化、有针对性的职业康复服务

在我国，很多康复机构的职业康复服务的内容仅停留在绘画、手工制作和烹饪上，服务内容相对狭窄且与就业脱钩，只是单纯地符合患者兴趣或锻炼其动手能力，不能很好地训练患者的自理能力和就业能力，这与职业康复所要达到的目标不相符合。针对这个问题，首先，康复机构应该不断丰富职业康复的内容，吸收借鉴其他国家或地区的经验开设内容多样的课程，如清洁、园艺、电脑等。其次，要制订差异化的教学计划。除了共性的课程外，还要关注患者的个体情况，根据其具体的能力和表现开展有针对性的康复活动。再次，开展形式多样的康复活动。在调研中发现个别机构已经不局限于在机构内开展康复活动，而是把康复场地融入了产业孵化园，在与外界接触的地方开展康复活动，使患者更好地融入就业环境。最后，不定期变更教学内容。机构专职教师应该

根据教学中患者对职业康复训练内容的掌握情况不定期调整教学内容，以此准确地培养患者的能力。

三　建立一支专业化、稳定性强的师资队伍

1. 建立人才培养机制，提高师资队伍专业化水平

孤独症康复师生合理比例应为 1∶2，[①] 在调研中发现师生比例严重失调，难以达到这个标准，大部分机构人手不足，孤独症职业康复专业人才培养显得极其紧迫。因此，第一，孤独症相关领域的高等院校应该广泛开展招生和培养工作，加强对特殊教育、护理、社会工作等基础学科建设和专业人才培养，增加有关孤独症职业康复的专业课程；同时对已经在岗的一线教师进行继续教育，通过理论和实践相结合的方式，培养出合格的、掌握先进科学理念和技术的一线实践人员以及研究人员。第二，国家应建立孤独症职业康复师的统一认证或行业标准，实行持证工作制度，提高专业服务能力和水平。凡进入康复机构或康复医院工作的人员都必须通过职业能力考试。同时加强定期考核规范制度，提高职业康复师的专业技能和综合执业能力。

2. 提高教师收入水平，降低流失率

实地调研发现目前在康复机构工作的教师的平均工资仅与当地平均工资接近，大部分在 2000~3000 元，整体来说偏低，教师急切希望提高工资待遇。这些机构大多数是 NGO，除了维持机构正常运转的资金外，并没有额外的资金支付教师其他的福利，教师与公办特殊教育学校教师的待遇差距过大。这部分教师每天面对的是残疾者，他们付出的精力和时间比普通学校的教师多得多，提高待遇是理所应当的。在按照国家规定执行残疾人服务工作人员工资待遇标准的同时，应根据他们的学历、工作年限、具体服务对象的数量、课时数和教学的难度对其核定工资待遇。另外，还可以通过提高绩效或者对优秀教师进行评优评奖的形式进行激励，也可以增加一些生活补助等福利，从而稳定人才队伍。

---

① 刘志敏：《我国自闭症患者的福利政策现状及建议》，残疾人社会福利政策与服务研讨会暨中国残疾人事业发展论坛，南京，2012。

四　为孤独症患者就业创造条件

1. 多措并举，拓宽就业门路，增加孤独症患者就业岗位

孤独症患者进行职业康复的目的就是就业，而且是稳定的、可持续的就业。一是考虑个人能力和工作岗位的匹配度。创造就业机会时要考虑患者的特殊性，提供他们能力范围之内的工作岗位。如契合他们特性的数据录入、校对、图书整理、清洁等工作。二是提供充足的就业岗位以安置患者。可以通过康复机构打造的就业场所提供辅助性就业岗位，也可以鼓励企业在公开市场上增加雇用孤独症患者的人数。三是发挥转衔团队的作用。转衔团队要在康复机构和用人单位之间积极开展协调工作，为孤独症患者争取更多的就业机会。四是劳动部门要鼓励用人单位雇用孤独症患者，对雇用孤独症患者的用人单位给予税收减免、岗位补贴、就业补贴等。

2. 搭建服务平台，稳定孤独症患者就业

孤独症患者是就业困难群体，在就业方面处于弱势地位。除了帮扶他们早日实现就业，还要帮助他们稳定就业。一是加强职业康复机构和用人单位之间的长期合作，打通就业渠道。在职业康复期间，可把患者安置在用人单位进行实习、见习，在真实就业环境中教授工作技能，让患者尽早融入就业环境。二是创建就业帮扶长效机制。公共就业服务机构要建立孤独症患者就业预警和应急处理机制，为患者解决工作中出现的问题。在孤独症患者进入用人单位时康复机构要指派专业职业康复师进驻用人单位，对患者在工作过程中出现的问题及时提供指导和干预，以保证工作正常开展。三是完善就业信息平台。加快将残疾人的公共就业服务信息联网，注重就业信息的发布，提高信息的及时性和真实性，为孤独症患者就业提供可靠准确的信息。

五　加强宣传，提高公众认识水平

在当今社会中，不少人仍然对孤独症不了解，认为孤独症患者就是精神病患者，精神有问题，从心里排斥他们，不愿接纳他们，更不愿意与他们一起交流、共事。由于这种不正确或片面的认识，孤独症患者无法参与社会活动，更无法工作，实现独立。因此，政府相关部门应该积

极开展孤独症患者职业康复的宣传活动，充分利用"世界孤独症日"，在报刊、广播、电视和互联网等媒体上进行公开宣传讲解，弘扬人道主义思想和"平等、参与、共享、融合"的现代文明理念，营造理解、尊重、关心、帮助孤独症患者的社会环境。另外，还要倡导鼓励公众、企事业单位、社会组织和群团组织帮扶孤独症患者职业康复事业，调动社会力量帮扶孤独症患者就业，让他们真正回归社会。

第四节　加强孤独症儿童家庭支持的政策建议

一　做好孤独症相关知识的宣传，提高社会认知水平

根据中国残联的《全国残疾人工作示范城市标准》，福建省发布了《关于加强福建省残疾人事业新闻宣传通讯员队伍建设的意见》。这既有助于满足残疾人对社会文化的多元需求，也有助于社会了解残疾人，但这主要是针对聋、盲、肢体障碍等残疾人，针对发展障碍残疾人的宣传还很少，尤其是对于孤独症学生，相关宣传更是寥寥可数。中国目前主要的宣传资料有台湾地区拍摄制作的孤独症专题纪录片《遥远星球的孩子》、大陆地区的影视作品《海洋天堂》。孤独症患者的症状是随着其年龄的增长逐渐明显的，其社会接受度也会越来越低，孤独症家庭也处于尴尬的境地。因此，政府需要加强对孤独症的宣传工作，借助媒体广泛传播孤独症的相关知识，使社会各界人士对孤独症有充分了解，构建和谐社会。

二　做好孤独症学生相关福利工作，提高生活质量

目前，国家有关部门已经出台了相关文件对特困残疾人的物质生活和精神生活予以财政支持。例如，《关于加快推进残疾人社会保障体系和服务体系建设的指导意见》作为中央层面的指导性文件，对此做出了原则性的规定。据此，福建省财政厅、福建省民政厅、福建省残疾人联合会也发布了有关细则文件，即《福建省困难残疾人生活补贴和重度残疾人护理补贴资金管理与实施办法》，对福建省的残疾人的物质生活和精神生活方面做出了较为具体的规定。然而，文件规定在具体实施中仍然面

临许多问题。

以福州地区为例，上述文件在一定程度上提出了补贴的办法，但条件限制较为严格，财政补助范围较为有限。就孤独症学生而言，他们只能进入户籍所在地的特殊教育学校接受免费九年义务教育，政府对于 12 岁以下的孤独症儿童给予每人每年 1.5 万元的财政补助，其余的一切费用则由孤独症学生家庭承担。也就是说，患者家庭还需自行承担学龄之前和九年义务教育之后的干预训练费用、学龄期的生活费和学费、医疗费用，以及为参加训练租房的费用等杂项开支。显然，这些开支实际上给孤独症学生家庭带来沉重负担。根据此次调查结果，56% 的孤独症学生家庭入不敷出，出现孤独症学生家庭因承担较多费用而经济困难的局面，导致孤独症学生的物质和精神生活难以得到有效保障。

造成上述经济困难的原因主要包括以下四点。第一，家庭在孩子被确诊为孤独症时，根据特殊教育的"早发现、早干预"原则，从初期就开始支出早期干预和医疗费用。第二，孤独症学生不仅自己不能参加劳动，而且由于病情特殊，往往需要家人全职陪护，造成家庭可劳动人口减少，从而导致家庭收入减少。第三，孤独症患者的检查、康复训练等治疗费用本身较高，如果需要到外地接受治疗则费用更高。第四，受所谓的"孤独症天才"说法影响，很多家庭对孤独症孩子抱有某种幻想，以为自己孩子的情况是某种成为"天才"的前兆，不仅忽略治疗，反而将孩子送去参加各种艺术培训，以期培养"天才"，结果将大量费用浪费在艺术培训上。无论属于哪一种情况，访谈调研的情况都表明，孤独症学生家庭的经济困难和沉重负担是毋庸置疑的。

因此，主要依靠家庭承担孤独症孩子从学龄前到义务教育后的各种费用是不现实的，必须通过加大政府财政的支持力度，才能有效减轻家庭的经济负担，保证孤独症学生的物质和精神生活质量。毕竟，对于孤独症学生这种需要特殊对待的群体，政府作为公共利益的代表必须予以关照。

三　完善医疗保障制度和加强护理机构建设

目前，医学界对于孤独症尚无完全治愈的能力，并不能确保所有孤独症患者都能够治愈，并且孤独症的康复治疗过程较为漫长，需要医疗护理人员和家庭成员的长期照护。这就意味着孤独症患者漫长的治疗过程将给家庭带来长期和巨大的经济开支，并非短期的经济投入就可以迅速解决问题，这也造成大多数家庭不堪重负。同时，孤独症中很大一部分属于遗传和其他先天性因素所引起的智力疾病，治疗这一类孤独症的药物很多属于"孤儿药"，即针对罕见病的药品。这些药品不仅价格高，而且常常依赖进口，从而无法纳入医疗保障范围。因此，政府应根据上述实际情况，在医疗保障制度上采取同时运用政府财政资金和社会资金对孤独症患者进行广泛援助的方法，切实减轻患者家庭的长期经济负担，尤其是解决进口用药的医保问题，可望为其他罕见病用药问题的解决措施提供制度保障上的先例。

需要指出的是，我国包括孤独症在内的各类罕见病患者总数已高达1000万人，解决有关罕见病治疗用药的问题已经迫在眉睫。如前所述，孤独症等罕见病的治疗用药往往属于"孤儿药"，而我国尚缺乏有关使用和研制"孤儿药"的法律法规和政策文件。受医疗水平的限制，我国目前尚无自主研制各类"孤儿药"的能力，基本上依赖进口。然而，根据我国现有的进口药品相关规定，进口药品也仅限于原研药。目前国外大型医疗企业对于治疗罕见病的药品研制开发不仅投入巨大，而且在生产过程中要对药物各种成分进行严格筛选、测试，并按规定进行多次的临床试验才能获得上市许可，原研药相对于仿制药而言研制成本极高，因而企业通常采取申请专利保护的形式维护利益，这也就给我国进口和使用国外的原研药带来了极高的成本。赋予医院单独售价权就造成这些进口的原研药到患者手上时价格极高，然而由于其属于无可替代的"孤儿药"，即使药物费用每周或每月高达数万元，患者家庭也只能选择接受，即便如此，还时常面临拿着钱买不到药的困境。

我国有关支持"孤儿药"的医疗财政保障政策基本空白。虽然在相关条文中有所提及，但也仅规定"孤儿药"的研发可减免临床试验例数，并无具体操作指南，条款较为空虚，因而并不具有多少实际意义。

有鉴于此，建议采取以下措施加以应对。首先，从制度上鼓励和支持我国医药企业研制"孤儿药"。我国可借鉴美国在1983年通过并实施的《孤儿药法案》，也制定相应的"孤儿药"法规，对研制"孤儿药"的医药企业提供政策支持和税收优惠措施，并从财政上对企业提供研究经费支持。其次，对于一些关系患者生命健康重大问题的特效药，允许国内医药企业进行合法仿制，同时开放国外仿制药的进口。进口原研药受专利保护，价格极高，仿制药则是一种降低成本的可行替代方案。事实上，出于人道主义原则，国际专利法也有特殊规定，允许罕见病患者获得这些特效药。我国可根据国际专利法申请这一类特效药的强制许可，并鼓励国内医药企业对这些药物进行合法仿制，同时允许合法进口国外医药企业的仿制药，从而减轻罕见病患者家庭的用药负担，挽救更多生命。最后，动员社会力量，允许民间资本投入开办孤独症专业治疗康复机构，由专业的医护人员帮助重度孤独症患者稳定病情，促进轻度孤独症患者在良好的康复机构环境中获得自主康复能力，并由专业人员通过培训等方式帮助治愈的患者获得回归社会的能力，使其获得必要的生活信心和劳动技能，从而切实减轻孤独症康复者家庭的后续负担。

四　积极构建涵盖学校、家庭、社区的综合康复体系

如前所述，家庭作为孤独症学生治疗康复费用主要承担者不具有可持续性，必须加大国家和社会对孤独症学生的支持力度。除了政府在财政上加大补助力度和扩大覆盖范围，制定有关治疗药物的研制支持保障制度，以及开设民间专业康复机构等举措外，还需要构建涵盖学校、家庭、社区的综合康复体系，充分动员学校和社区力量，为孤独症学生营造一个融入社会的包容公共环境。

学校应当通过健康教育培训，让更多学生在掌握相关知识的基础上，对孤独症同学予以接纳和关怀，街道办、居委会等要对居民进行恰当的宣传教育，营造一种针对孤独症的去污名化的社会环境，从生活技能培训、职业介绍、社交等方面为孤独症学生提供广泛的服务，帮助孤独症学生减轻污名化压力，感受来自学校和社区的关怀和温暖。

第五节　增强商业健康保险在孤独症儿童康复
多层次保障体系中的作用

孤独症谱系障碍因属于精神类残障而有别于普通身体疾病，20多年前美国孤独症倡导人士提出将孤独症治疗纳入健康保险时，遭到保险公

司和一般投保人的强烈反对，前者认为此举必将大幅增加保险公司的赔付额，后者认为自己会因此增缴很多保费。美国的成功实践完全消除了人们先前的担忧，孤独症治疗纳入强制保险后达到了政府和倡导者的预期效果，实现了对孤独症儿童全面的保障，编织起孤独症儿童的安全网。今天，从制度层面上来看，美国所有孤独症儿童都有保障，美国在世界上建构起孤独症儿童保障的"美国模式"。

　　我国孤独症谱系障碍儿童问题的严重程度目前远未引起各方警觉和重视。关于孤独症谱系障碍较为准确的发病率至今没有权威的调查统计。2006 年第二次全国残疾人抽样调查结果显示，我国 0~6 岁精神残疾（含多重）儿童占 0~6 岁儿童总数的 1.10‰，其中孤独症导致的精神残疾儿童占 36.9%。照此计算，孤独症谱系障碍的发病率为 0.41‰。此数据早已失真，因为 2013 年美国颁布的《精神疾病诊断与统计手册》第 5 版（DSM-5）取消了儿童孤独症和阿斯伯格综合征的概念，均以孤独症谱系障碍代替除蕾特氏症以外的广泛性发育障碍各个类别，其直接影响是带来孤独症谱系障碍儿童人数比例的提升。2014 年《中国自闭症儿童发展状况报告》认为，我国孤独症的发病率与其他国家类似，大概是 1%，并据此推算我国的孤独症人士超过了 1000 万人，其中 14 岁以下儿童患病数量已逾 200 万人。2017 年一家社会组织出版的《中国自闭症教育康复行业发展状况报告Ⅱ》指出：我国孤独症人群以每年约 20 万人的速度增长，形势十分严峻。近年来，有研究者或社会组织发布了我国孤独症谱系障碍发病率，但样本量均有限，认为我国的发病率与美国差不多。[①]按照美国最新的孤独症谱系障碍发病率 2.27% 测算，我国孤独症患者超过了 3000 万人，其中 0~14 岁的儿童患病者达 575 万人，呈现逐年上升的趋势。[②]《2020 年度儿童发展障碍康复行业报告》调研了 780 个家庭后发现，家庭每月康复费用中位数在 5000 元左右，每年在康复上花费 6 万

①　Xiang Sun et al. "Autism Prevalence in China Is Comparable to Western Prevalence," *Molecular Autism* 10 (2019).

②　2021 年 5 月 11 日，第七次全国人口普查结果公布，全国人口共 141178 万人，年均人口增长率为 0.53%。其中 0~14 岁人口为 25338 万人。全国人口是指大陆 31 个省、自治区、直辖市和现役军人的人口，不包括居住在 31 个省、自治区、直辖市的港澳台居民和外籍人员。

元，有 20% 的家庭每月康复支出甚至超过家庭收入。① 另一项研究显示，33.6% 的孤独症儿童家长（其中全职照顾孩子的母亲占 95.25%）为看护孩子不得已辞去工作，失去了收入来源。② 孤独症儿童家长在经济、社会环境、心理、信息获取等方面面临沉重的压力导致家庭矛盾升级，甚至家庭破裂、家长心理病态化、家庭暴力等。孤独症儿童目前得到的来自政府的保障主要是儿童康复救助，但囿于诸多因素，仍有相当一部分家庭未能享受到该项待遇。孤独症儿童家长购买商业保险遭拒的事件频频发生。孤独症不仅给家庭亦给我国经济社会的发展带来了深远的影响，如何构建孤独症儿童社会安全保障网这一问题摆在了政府和社会各界面前。

2020 年，《中共中央关于制定国民经济和社会发展第十四个五年规划和二〇三五年远景目标的建议》提出，健全重大疾病医疗保险和救助制度，积极发展商业医疗保险。同年，中国银保监会等 13 部门联合出台《关于促进社会服务领域商业保险发展的意见》。2021 年，《"十四五"全民医疗保障规划》提出统一规范医疗救助制度，鼓励商业健康保险发展。明确鼓励产品创新和完善支持政策，鼓励商业保险机构提供医疗、康复、照护等多领域的综合性健康保险产品和服务，支持商业保险机构开发与基本医疗保险相衔接的商业健康保险产品，更好覆盖基本医保不予支付的费用。《"十四五"残疾人保障和发展规划》明确鼓励商业保险机构开发残疾人商业保险产品，落实残疾儿童康复救助制度，合理确定康复救助标准，增加康复服务供给，确保残疾儿童得到及时有效的康复服务。《"十四五"民政事业发展规划》提出推动精神障碍康复服务向社区延伸。以上诸多文件都表明解决孤独症儿童保障问题的时机已经成熟，在未来具体的落实工作中，美国 20 多年来的实践经验值得我国借鉴。

一　构筑政府主导、社会各方参与、商业保险为补充的多层次孤独症儿童康复保障网络

第一，制定孤独症防治实施方案，将孤独症的防治纳入国家战略。

---

① 贾美香主编《2020 年度儿童发展障碍康复行业报告》，北京联合大学、北京市孤独症儿童康复协会、北大医疗脑健康，2021。

② 刘萍：《自闭症儿童家长的困境与社会工作介入策略——以合肥市 L 康复机构为例》，《理论观察》2021 年第 8 期。

目前国家制定了《健康中国行动——癌症防治行动实施方案（2023—2030年）》，孤独症直接关系到我国的人口发展，对家庭和经济社会的影响完全不亚于癌症，应该由中共中央和国家牵头出台中长期的解决方案。

第二，尽快建立孤独症动态监测系统。孤独症是患病人数增长最快的残疾种类，而且近年来发病率越来越高。我国至今没有任何官方机构进行监测，影响一系列政策的制定。目前我国的疾病预防控制中心仅仅监测传染性疾病。建议借鉴美国的做法，尽快将孤独症纳入疾病预防控制中心监测范围。这样做还有一个好处是可以对孤独症儿童的隐私信息进行严格保密。

第三，尽快修订《保险法》《未成年人保护法》《精神卫生法》《残疾预防和残疾人康复条例》等相关法律法规，减少保险产品和社会大众对孤独症儿童的歧视，明确将健康保险必须覆盖孤独症儿童康复写入法律条文。抓紧制定并出台"精神健康平等法"。

第四，完善孤独症儿童康复救助的管理。孤独症儿童康复涉及精神卫生，对我国来说是一个全新的领域，目前相关管理工作主要纳入残联而非医疗保障局，而康复机构除部分医院外更多是中小型教育类机构。精神卫生跨卫健和教育等多个部门，在我国的发展严重滞后。孤独症儿童康复救助的管理机制需要创新。

第五，将现有的儿童康复救助扩大到医疗救助。在美国，医疗救助是孤独症儿童保障的主要形式，保障的时间早，保障的范围和水平也大大超过强制商业保险。绝大多数州医疗救助都有孤独症儿童社区豁免条款，对于孤独症儿童无须考察家庭财产收入，直接纳入医疗救助。我国现有的儿童康复救助只是将孤独症儿童的康复纳入救助范围，而对其他疾病并未纳入医疗救助范围。重度的孤独症往往伴随一些其他疾病，我国应将孤独症儿童纳入医疗救助对象。

第六，尽快将孤独症儿童康复纳入城乡居民基本医疗保险。2018年，国家医疗保障局将孤独症的诊断纳入门诊报销目录，但由于各地城乡居民基本医疗保险门诊每年可报销的金额十分有限，许多孤独症儿童并未享受到该项福利。山东于2019年将孤独症儿童纳入医疗康复保障范围，将康复费用按照住院标准报销；广东于2021年将孤独症部分康复项目纳入医保基金支付；西藏于2022年将孤独症纳入城乡居民基本医疗保险门诊特殊疾病。将孤独症康复纳入城乡居民医保已是大势所趋，国家医疗保障局应尽快出台全国性的规定。

第七，借鉴发达国家和地区的经验，加快推动中小学融合教育改革，在学校配备康复专业团队，对有需要的孤独症学生提供康复服务。教育部应出台文件，对试点学校明确提出该项要求。

第八，大力推进精神障碍社区康复，健全精神卫生福利服务体系。2017 年，民政部等四部门联合出台了《关于加快精神障碍社区康复服务发展的意见》，明确提出到 2025 年，我国 80% 以上的县区市广泛开展精神障碍社区康复服务。有关部门应监督该目标的具体落实情况。

第九，加快精神卫生、特殊教育、康复心理等相关专业人才的培养，强化对康复服务机构的管理与监督，制定康复行业服务标准，确保康复服务的效果。

第十，利用社会资源，发挥慈善捐赠的补充作用。一些社会互助平台如水滴筹等为一部分孤独症儿童家长缓解了康复资金匮乏的燃眉之急，政府应加强宣传和规范。

第十一，发挥商业保险在孤独症儿童康复保障中的补充作用。由于种种原因，一部分孤独症儿童家长不愿意申请政府的儿童康复救助而选择自己承担全部康复费用，或由于客观原因如户籍限制未能享受到儿童康复救助，或尽管拿到了康复救助资金但也是杯水车薪（目前各省康复救助标准为每年 2 万~3 万元，而每年康复实际费用可能高达六七万元甚至十多万元）。

二　鼓励保险公司积极参与孤独症健康保险产品的开发与设计

《中国商业保险的残疾人可及性评估报告》发现，80% 的心智障碍儿童家庭愿意为孩子购买保险，预计全国家庭愿意为此投入的年度市场规模将超过 1000 亿元。[①] 然而，目前我国儿童保险产品少，而且包括高端儿童医疗保险在内的几乎所有产品都将精神残疾排除在理赔范围。市场上较为成熟的服务孤独症儿童的保险项目，只有心智宝和安心工程两个

---

① 《〈中国商业保险的残疾人可及性评估报告〉在京正式发布》，https://finance.ifeng.com/c/850Qdzhzn7p，最后访问日期：2024 年 3 月 13 日。

普惠保险项目。前者保障的主体是孩子家长/监护人，对孩子只有附带性质的保障责任，仅保意外伤残，保额只有 2 万元；后者保障重疾、意外和走失寻找津贴，保额也较低。两款都是一年期产品，缺乏疾病的医疗报销保障，更不用说康复项目了。近年来我国康复市场发展迅猛，康复机构如雨后春笋般出现，保险市场亟须创新产品，以满足巨大的市场需求。

第一，保险公司参与孤独症儿童康复救助的经办。美国的医疗救助采取政府与保险公司签约的方式，包括孤独症儿童康复的医疗救助，各州都委托给健康维护组织（HMOs）经办。一些州政府雇员保险计划受强制保险法令制约，不少也是与保险公司签约，委托其管理。目前我国孤独症儿童康复由各地残联直接管理，这一做法有利有弊。弊端表现为孤独症儿童康复管理的专业性要求高，相关管理部门人手有限，而且有些康复机构是残联直属单位，不利于公平管理。残联可以通过招投标方式将孤独症儿童康复救助经办交给社会机构，将更多时间和精力放在孤独症康复行业、定点机构、专业人才的监管上。保险公司可以参与招投标。保险公司可以利用网点遍布全国的优势，为跨户籍流动儿童提供康复服务，解决目前儿童只能在户籍地进行康复、在外地进行康复不能享受到救助的问题。

第二，将孤独症纳入现有儿童医疗保险产品保障范围，同时可以设立专门的孤独症康复保险。美国孤独症强制保险 20 多年的发展为我国提供了参考经验，我国孤独症康复救助制度也建立了很长时间，同时孤独症已在少数地方被纳入城乡居民基本医疗保险。这些都为孤独症健康保险提供了风险管理数据。实践证明孤独症纳入健康保险风险可控。美国孤独症强制保险是将孤独症康复纳入已有的健康保险覆盖范围，而似乎没有专门的孤独症康复保险产品，该问题尚需进一步研究。不过，鉴于我国目前的实际情况，针对孤独症设计保险产品从理论上来说是可行的。开发产品时要注意以下事项。

其一，无论是包含孤独症康复的综合性儿童健康保险产品，还是专门的孤独症康复保险，在待遇设计时需要考虑一系列问题，如是不是完全保障型产品？美国基本上是。如果是，保障的康复服务类型有哪些？如何处理与儿童康复救助的关系？从现实情况来看，有一部分孤独症儿童家长为保护孩子的隐私不愿意申请残联的儿童康复救助。同时从美国的实践来看，有少部分患者既被医疗救助覆盖，又购买了商业医疗保险。

其二，借鉴美国的经验，针对不同收入和有不同需求的客户，可设计高中低端（中端占比最高）不同费率与待遇的产品。

其三，产品费率厘定时，要考虑被保险人孤独症发病率（或治疗率）与社区孤独症发病率的差异。美国的实践表明，由于学校和公共保险在保障孤独症儿童方面起了很大作用，美国强制保险中孤独症发病率远低于社区发病率。我国政府目前正加强对孤独症儿童的保障，大多数孤独症儿童享受到儿童医疗救助，社区康复正在试点，孤独症康复进入城乡居民基本医疗保险目录也是大势所趋，因此如果我国推出孤独症康复保险，被保险儿童孤独症发病率也肯定低于社区发病率。

其四，关于自费条款的制定，美国的经验值得借鉴。针对保险公司对精神健康门诊就诊患者收取更高比例的共付额、实施更严格的年度限额，被保险人住院终身不得超过 190 天，造成精神障碍与身体疾病不平等的现象，2008 年美国国会通过并于 2010 年实施《心理健康平价和成瘾公平法》（Mental Health Parity and Addiction Equity Act）、《患者和提供者医疗保险改善法》（Medicare Improvements for Patients and Providers Act），要求保险公司同等对待精神障碍与身体残疾，共付比例由原来的 50% 下降为 20%。因此，我国如果推出相关保险产品，孤独症康复保险的共付比例、免赔额和年度限额应该尽量与身体疾病保持一致。

其五，在待遇方面，对患者接受服务的次数不应限制；对于治疗方法如应用行为分析等是否需要进行年度限额以及具体的限制额度，则需要认真研究后决定。从美国的实践来看，超过一半的州没有进行额度限制，接近一半的州进行了高低不同的限制。至于具体哪些行为治疗方法如应用行为分析、地板时光训练、早期丹佛模式等被纳入，需要调查我国的实际情况后做出决定。关于终身保险额度，美国各州一般没有进行限制，我国是否设置需要认真研究后决定。享受待遇的年龄应设置为 18 岁及之前，至于是否要对不同年龄段的待遇水平进行划分，也需要认真研究，不过要考虑到下面的情况：年龄越小，康复效果越好。由于各种原因，很多孤独症儿童往往未能在第一时间被诊断，我国目前的情况尤其如此。超过 60% 的孩子首次确诊在 3 岁及以前，其余则在 3 岁以后。美国孤独症强制保险实施后服务利用最多的是 0~5 岁儿童。美国孤独症强制保险待遇的项目没有医疗救助全面，待遇水平总体也略低，我国可以研究借鉴，同时需要考虑鼓励投保人优先选择儿童康复救助。

其六，如果是专门的孤独症康复保险，则还需对并发症产生的费用做出区分。

其七，对康复定点机构的选择与监管。与传统的医疗机构和一般的身体类康复机构不同，孤独症儿童康复机构涉及精神和心理领域，其效果尚有争议。对机构从业人员的资质认证、服务和效果检验等都给保险公司提出了挑战，需要认真对待和处理。

其八，关于试点城市的选择，考虑到孤独症儿童康复对精神和心理、语言、功能康复等专业人才的要求，试点城市应选择具备这方面条件的城市，一般是中心城市甚至是一线城市。试点结束后再向其他地区推广。

第三，抓住我国融合教育尚未建立的窗口期，加强幼儿园、中小学校（尤其是小学）、特殊教育学校等的合作，量身定做团体健康保险产品，覆盖孤独症康复项目。从美国等发达国家以及我国港台地区的实践来看，康复项目进入学校是未来发展的必由之路。

第四，将孤独症康复保险列为政策性保险进行财政补贴。奥巴马医改内容之一是在保险平台上购买产品可获得联邦政府的补贴，而且只有孩子可单独以个人身份（child-only health plan）购买健康保险。我国是政府为人民健康负责的大国，财政部也参与制定了《关于促进社会服务领域商业保险发展的意见》，财政补贴是应该的，也是完全可行的。

第五，税收优惠。将投保人保费纳入个人所得税优惠政策，享受税前扣除。同时保险公司亦可享受税收优惠，如可以免征营业税、印花税等税种，或同时减征其他税种。

第六，中国银保监会加强对含有孤独症康复的健康保险产品的综合监管（包括财务监管），确保该类产品的普惠性。

简而言之，孤独症不仅给家庭造成沉重负担，同时给经济社会和人口质量带来深远影响。我国多个政府相关部门已经将制定孤独症问题解决方案列入工作日程。美国20多年来孤独症强制保险的成功实践，为我国提供了宝贵的借鉴经验。本书呼吁保险公司不要再视精神障碍如"洪水猛兽"而将其完全拒之门外，应抓住当前难得的契机，尽快创新儿童健康保险产品，在快速增长、需求巨大的市场中占据一席之地。

附　录

附录 1-1　成都市学龄前孤独症儿童教育康复
情况调查问卷

一　孤独症儿童的基本情况

1. 该儿童的性别是＿＿＿＿＿＿，年龄是＿＿＿＿＿＿周岁，户口类别是＿＿＿＿＿＿（A 农业　B 非农业），家庭住址所在地为＿＿＿＿＿＿（A 城市　B 城镇　C 农村），为做教育康复训练是否离家，在训练机构所在地租房子住＿＿＿＿＿＿（A 是　B 否）

2. 该儿童发现患有孤独症时的年龄是＿＿＿＿＿＿＿＿＿周岁，第一次接受教育康复训练的年龄是＿＿＿＿＿＿＿＿＿周岁

3. 该儿童患有孤独症的程度为＿＿＿＿＿＿（A 非常严重　B 严重　C 一般　D 不严重，只是有孤独症倾向）

4. 该儿童是否持有残疾证＿＿＿＿＿＿（A 是　B 否）

5. 该儿童是否享有残疾人补贴＿＿＿＿＿＿（A 是　B 否），若享有，每月＿＿＿＿＿＿元

二　孤独症儿童家庭基本情况

1. 您的性别是＿＿＿＿＿＿，您的年龄是＿＿＿＿＿＿周岁，您与该儿童的关系是＿＿＿＿＿＿〔A 父母　B 祖父母　C 兄弟姐妹　D 邻里　E 其他＿＿＿＿＿＿（请注明）〕

2. 由于该儿童需要人照料，父母双方是否有一方放弃工作陪同？＿＿＿＿＿＿（A 是　B 否）　若选 A，是＿＿＿＿＿＿（A 父亲　B 母亲）

3. 该儿童父亲的职业为＿＿＿＿＿＿，母亲的职业为＿＿＿＿＿＿

A 未外出工作，专职照料孩子　B 公职人员（含公务员，和除教师

外的事业单位人员）　　C 教师　　D 企业管理人员　　E 工人（包含企业职工、农民工）　　F 农民　　G 个体户　　H 其他＿＿＿＿＿＿＿（请注明）

4. 该儿童父亲的学历为＿＿＿＿＿，母亲学历为＿＿＿＿＿（A 研究生及以上　　B 本科　　　C 大专　　　D 中专　　　E 高中　　　F 初中及以下）

5. 该儿童家庭年收入为＿＿＿＿＿

A 2 万元以下　　B 2 万~4 万元　　C 4 万~6 万元　　D 6 万~8 万元 E 8 万~10 万元　　F 10 万~12 万元　　G 12 万~14 万元　　H 14 万~16 万元 I 16 万元及以上＿＿＿＿＿（请注明）

6. 该儿童家庭是否为低保户？＿＿＿＿＿（A 是　　　　B 不是）

7. 该儿童家庭主要收入来源为＿＿＿＿＿（A 务农收入　B 打工收入 C 经商收入　D 工薪收入　E 自由职业　F 其他）

8. 总体上该儿童家庭经济情况为＿＿＿＿＿（A 贫穷　B 收支相抵 C 略有节余　D 富裕）

三　教育康复相关情况调查

1. 在此之前去过几家康复机构＿＿＿＿＿

2. 目前所在康复机构名称＿＿＿＿＿，性质是＿＿＿＿＿（A 民办　B 公办），是否以营利为目的＿＿＿＿＿（A 是　B 否）

3. 一周上课频率为＿＿＿＿＿［A 1~2 次　　B 2~4 次　　C 4~6 次 D 6~8 次　　E 8~10 次　　F 10 次及以上＿＿＿＿＿（请注明）］

4. 到目前为止，该儿童接受教育康复训练的时间为＿＿＿＿＿［A 1 年以下　　B 1~2 年　　C 2~3 年　　D 3~4 年　　E 4~5 年　　F 5~6 年　　G 6 年及以上＿＿＿＿＿（请注明）］

5. 该儿童一学年的学费是＿＿＿＿＿

A 免费　　B 1 万元以下　　C 1 万~2 万元　　D 2 万~3 万元　　E 3 万~4 万元　　F 4 万~5 万元　　G 5 万~6 万元　　H 6 万~7 万元　　I 7 万~8 万元 J 8 万~9 万元　　K 9 万~10 万元　　L 10 万元及以上＿＿＿＿＿（请注明）

6. 学费的负担方式为＿＿＿＿＿［A 免费　B 完全自负　C 国家补贴 D 国家补贴一部分，自己负担一部分　E 其他＿＿＿＿＿（请注明）］

7. 是否享有国家专项补贴＿＿＿＿＿（A 是　　B 否）（选 B 跳至第 9 题）

8. 享有以下哪个项目的补贴_____，补贴金额是_____元

A "七彩梦行动计划" 项目　B "彩票公益金" 项目　C 成都市残联项目　D 其他_____（请注明）

9. 您认为康复机构的学费贵吗？_____（A 非常贵　B 比较贵　C 一般　D 不贵）

10. 除了学费支出以外，您每月与做教育康复训练相关的其他项目支出（例如房租、交通费、生活费等）是多少_____

A 2000 元以下　B 2000～4000 元　C 4000～6000 元　D 6000～8000 元　E 8000～10000 元　F 10000 元及以上_____（请注明）

11. 为孩子做教育康复训练您认为家庭负担重吗？_____（A 非常重　B 比较重　C 一般　D 不重）

12. 您认为教育康复训练的效果如何？_____（A 非常有效　B 有效　C 一般　D 没有效果）

13. 以下是孤独症儿童的表现症状，通过进行教育康复训练其改善程度如何，请在相应的程度下画 "√"

	改善很大	改善很小	不确定	没有改善	更加恶化
感知觉神经系统失调（视觉、听觉不同步，嗅觉、味觉和触觉统合失调）					
言语障碍					
缺乏正确的表达和交流方式					
缺乏主动与他人沟通的能力					
固定刻板行为					
社会适应能力水平低下					

除以上症状改善外，孩子的进步还表现在生活中的哪些方面（必填）_____

_____

若以上症状没有改善，康复训练效果不明显或无效果，您认为原因是（必填）_____

_____

14. 您对该机构对您孩子的整体教育康复训练效果满意吗？_____
（A 非常满意　B 满意　C 一般　D 不满意　E 非常不满意）

15. 您对所在教育康复机构的满意程度如何，请在对应的程度下面画"√"。

	非常满意	满意	不确定	不满意	非常不满意
教学环境					
师资构成					
课程设置					
训练方式					
训练内容					
编班形式					
学费设置					

16. 您认为孤独症的病因是_____（多选）

A 遗传原因　B 家庭原因，缺乏关爱　C 脑部神经系统发育障碍
D 童年期受过刺激，有心理阴影　E 其他_____（请注明）

17. 您目前所在的教育康复机构会为家长举办关于孤独症知识和家庭教育康复训练方法的讲座吗？_____（A 会　B 不会）。若会举办，频率是多少_____（A 一个月两次及以上　B 一个月一次　C 一个季度一次　D 半年一次　E 一年一次）

18. 您在家是否会对孩子进行教育康复训练_____（A 是　B 否）

19. 您所在的社区是否有针对孤独症儿童进行教育康复训练的设置_____（A 有　B 没有）

20. 您对国家实施的针对贫困孤独症儿童的救助项目了解吗？_____（A 了解　B 一般　C 不了解）

21. 您有没有申请国家或成都市的相关救助项目_____（A 有　B 没有）（选 A 跳至第 23 题）若有申请，请问项目名称是_____

22. 没有申请的原因_____（A 不需要　B 申请程序太烦琐，嫌麻烦　C 不知道如何申请　D 申请过，但没申请上，原因_____）

23. 您平时获取孤独症相关信息的途径为_____（可多选）

A 不关注　B 网络　C 报纸杂志　D 广播电视　E 专业书籍　F 社交

G 康复机构或其他相关机构组织的讲座　　H 其他＿＿＿＿＿＿＿＿

24. 您知道 2016 年 3 月出台的《关于新增部分医疗康复项目纳入基本医疗保障支付范围的通知》已将 6 岁以下疑似孤独症患儿的孤独症诊断访谈量表（ADI）测评纳入基本医疗保险支付范围吗？＿＿＿＿＿＿＿＿（A 知道　B 不知道），您有没有享受到该项待遇＿＿＿＿＿＿＿＿（A 有　B 没有）

25. 您认为当前社会对孤独症儿童的歧视严重吗？＿＿＿＿＿＿＿＿（A 非常严重　B 严重　C 一般　D 不严重）

26. 据您所知是否有普通的幼儿园接收孤独症儿童＿＿＿＿＿＿＿＿（A 有　B 没有）

27. 您对以下学龄前孤独症儿童教育康复的需求情况如何，请在对应的程度下面画"√"。

	非常需要	需要	一般	不需要	非常不需要
资料支持需要					
经济支持需要					
心理支持需要					
专业支持需要					
儿童教育指导需要					

附录 2-1　成都市成华区融合教育个别化教育计划参考模板

一　基本资料

（一）个人资料

成都市海滨小学校 2016 级 X 班个别化教育计划（2019~2020 学年第一学期）

学生姓名		性别	男	出生日期		身份证号	
户籍地址							

身心障碍类别：智力残疾、孤独症
障碍程度：二级残疾

（二）家庭现况及背景环境

家长教育程度	父：大专　　　母：大专		主要照顾者	母亲	
家长职业	父：成都市××××果业有限公司 母：无		主要学习协助者	母亲	
家庭经济状况	一般	父母婚姻状况	良好	民族 汉	□是 _____
家长期望	希望孩子掌握必备的生活技能，能跟上基础学业，身心健康，掌握一技之长。以后能独立生活。				
家庭生活简述	为家里唯一的孩子，家人疼爱有加，家庭成员均为四川人，均接纳孩子。无特殊病史，生活作息良好。				
家庭对个案的支持	经济状况一般，孩子一直训练，包括感统、认知、语言、行为习惯矫正课程，但收效一般。				
家庭需求	1. 在学习上希望能够得到各科老师更有针对性的指导，老师对孩子有耐心，孩子能掌握最基本的知识。 2. 小孩能够得到一定的康复训练。				

（三）发展史

专业诊断治疗情形	无 服用药物：☑无　□有　药物名称_____　服药时间_____　副作用_____
其他	无

（四）教育史

过去教育安置情形	半天学前教育、半天康复训练。 目前就读于普通班级接受特殊教育服务，校内接受同班小伙伴学习生活支持，校外有休闲娱乐活动支持，周末学习画画以及做康复训练。

二　测验与评量

工具名称	测验结果/分析解释		施测者	施测日期
Gesell 儿童智力发育诊断报告	结果	适应性：DQ=20.48，轻度缺陷； 大运动：DQ=25.80，轻度缺陷； 精细动作：DQ=16.50，中度缺陷； 语言：DQ=13.99，重度缺陷； 个人-社会：DQ=20.04，中度缺陷	四川大学华西第二医院儿童保健科	2012 年 10 月
	分析	在运动和语言发展方面有不同程度的缺陷，在平时训练当中，可加强运动训练、语言训练和人际交往训练。		
神经生物监测	结果	神经系统无异常发现。	华西第二医院医生	2015 年 9 月
	分析			

注：本表所列测验结果应结合下表能力现况描述使用。

三　能力现况描述

项目	能力现况描述	评量方式或工具	评量者	日期
健康状况	优势：身高133cm，体重30kg，与同年龄段的孩子差不多，身体健康，无疾病	父母叙述		2019年9月24日
感官功能	优势：视觉、听觉、触觉正常，好动 限制：记忆力较弱，平衡力欠佳，粗大动作和精细动作协调度不佳，均可进一步训练	四川大学华西第二医院	钟××	2015年9月9日
知觉动作	优势：左右手的抓放能力、作业能力、工具使用能力基本正常，走路正常，无异常	评量	刘××蓝×及其他科任教师	
生活自理	优势：能自己饮食并收拾餐具、如厕、穿脱衣服，能自行上下学，能自己穿非鞋带的鞋子 限制：不能自己剪指甲，不会系鞋带	父母叙述	刘××	
认　知	优势：当物品更换许多位置后，能够寻找到此物品，对物品位置和地点的记忆较好，肯定性单维度配对和分类能力较好。能够记住自己的班级、老师与同学的姓名。识字量在2000个左右，对颜色敏感，擅长绘画 限制：注意力较不集中，推理能力欠缺，语言理解力有限	父母叙述	刘××	
沟　通	优势：能表达自己的需求，能简单描述一件事情，并使用一些简单的形容词，能使用简单的关联词 限制：语言发展障碍，语言理解力较弱	课堂观察与评量	刘××蓝×	
情绪及社会行为	优势：个性比较温和、斯文、内向，能控制自己的情绪 限制：与人发生矛盾时会情绪不好，有一些行为问题，思维直线化	家庭和学校生活观察	刘××蓝×及其他科任教师	
语文学业能力	优势：能背诵古诗，能认读、抄写每单元的生字，能拼读拼音 限制：阅读能力及写作能力较差	课堂观察与评量	刘××蓝×文×	
数学学业能力	优势：能跟上基础知识教学 限制：逻辑思维能力较弱	课堂观察与评量	刘××蓝×种××	

综合摘要（测验与评量+能力现况描述）

优劣势能力分析		说明：整体描述个案能力现况
教育需求分析（依学生需求选择必要之评估）	健康状况	进一步增加营养
	感官功能	无需求
	知觉动作	肢体协调能力需要重点训练
	生活自理	目前孩子能生活自理，只需进一步强化训练
	认知	教学目标和内容简短具体，教学方法和手段多样化
	沟通	增加口头表达的机会，鼓励其大胆表述，在书面表达上，结合其具体的生活经历，多采用说写结合的方式
	情绪及社会行为	进一步学习与同伴合作分享的方法，提高社会交往技能；通过辅具和伙伴支持增加户外活动的机会
	语言学业能力	通过多样化教学手段和方法，提高识字兴趣和识字量，并提高阅读量，提高阅读能力和写话能力
	数学学业能力	尽量让数学问题生活化，提高其动手操作和解决实际问题的能力
障碍状况对其在班上课及生活之影响		在大班教学的时候，非常容易分心，注意力不集中；因为上课时注意力不集中，涉及与阅读及理解力有关的学习任务时，需要多提醒
适合之评量测试方式		根据其理解能力，采用问答、画圈、打钩、配对等简单方式对作业和考试进行恰当设计和灵活评量

四　教育安置与服务

（一）安置情形

□床边教学　　　□在家教育　　　□特殊学校　　　　　□集中式特殊班
√资源教室　　　□巡回辅导　　　√普通班辅以咨询服务　□学前融合班

（二）参与特殊学校班级授课的时间与项目（领域及活动）

领域	地点	节课/周	起止时间	负责教师	备注
语文	四年级9班	0.5	2019年9月1日~2020年1月8日	文×	
数学	四年级9班	0.5	2019年9月1日~2020年1月8日	钟××	
英语	四年级9班	0.5	2019年9月1日~2020年1月8日	蓝×	
体育	四年级9班	0.5	2019年9月1日~2020年1月8日	胡×	
美术	四年级9班	0.5	2019年9月1日~2020年1月8日	何×	
音乐	四年级9班	0.5	2019年9月1日~2020年1月8日	朱×	
三生	四年级9班	0.5	2019年9月1日~2020年1月8日	蓝×	

续表

领域	地点	节课/周	起止时间	负责教师	备注
书法	四年级9班	0.5	2019年9月1日~2020年1月8日	文×	
国学	四年级9班	0.5	2019年9月1日~2020年1月8日	文×	
信息技术	四年级9班	0.5	2019年9月1日~2020年1月8日	李×	
心理	四年级9班	0.5	2019年9月1日~2020年1月8日	李×	

（三）相关专业服务（职能、物理、医疗、心理治疗、言语治疗、社工……）

服务内容	地点（治疗或咨询）	频率	时间	起止日期	负责人
阅读剧场	资源室	一周两次	40分钟	2019年9月~2020年1月	罗×
心理辅导	资源室	一周一次	40分钟	2019年9月~2020年1月	李×
社交沟通	资源室	一周一次	40分钟	2019年9月~2020年1月	罗××
手工制作	资源室	一周两次	40分钟	2019年9月~2020年1月	罗××
注意力训练	资源室	一周一次	40分钟	2019年9月~2020年1月	李×

（四）行政支持

项目	方式	负责单位（人）
交通	步行	
辅具	教学用具	
无障碍设施	无	
环境调整	无	
助理教师	无	
咨询服务	无	
其他	无	

（五）转衔辅导与服务（升学辅导、生活、就业、心理辅导、福利服务及其他相关专业服务等项目）

项目	计划内容	负责单位（人）
无		

附录 2-2　成都市特殊教育提升计划（2017~2020 年）随班就读情况问卷（教师版）

1. 年龄：

   A. 20~25 岁　　　　B. 26~30 岁　　　　C. 31~35 岁　　　　D. 36~40 岁

   E. 40 岁及以上

2. 性别：

   A. 女　　　　　　　B. 男

3. 专业：＿＿＿＿＿＿＿＿

4. 学历：

   A. 专科　　　　　　B. 本科　　　　　　C. 硕士　　　　　　D. 博士

5. 是否有编制：

   A. 有　　　　　　　B. 无

6. 教龄：

   A. 1 年以下　　　　B. 1~5 年　　　　　C. 5~10 年　　　　　D. 10 年以上

7. 所在班级特殊儿童的类别：

   A. 视力残疾　　　B. 听力残疾　　　C. 言语残疾　　　D. 智力残疾

   E. 肢体残疾　　　F. 精神残疾　　　G. 多重残疾

8. 该儿童是否为孤独症谱系障碍或孤独症倾向：

   A. 是　　　　　　　B. 否　　　　　　C. 不清楚

9. 以孤独症儿童为例，您认为这部分孩子接受教育的最佳安置地点是：

   A. 特殊教育学校　　　　　　　　B. 孤独症儿童康复中心（机构）

   C. 专门的孤独症教育学校　　　　D. 普通学校随班就读

   E. 普通学校特教班　　　　　　　F. 其他教育安置形式

10. 您认为普校随班就读招收孤独症儿童面临的困难主要是（多选）：

    A. 缺乏康复师资

    B. 孤独症儿童有较多行为问题

    C. 教师的融合教育素质和能力缺乏

    D. 康复训练设施设备不足

    E. 缺少针对性培训

F. 经费支持不足

11. 您对普通学校开展孤独症儿童随班就读的态度是：

    A. 消极　　　　　　　B. 中立　　　　　　　C. 积极

12. 是否会使用筛查量表和工具：

    A. 是　　　　　　　　B. 否

13. 会使用的话是以下哪些工具：

    A. 韦氏智力量表　　　　　　　　　B. 功能性行为评估

    C. 适应行为评估系统（ABAS）　　D. 孤独症评估量表（ABC）

14. 所属学校是否有资源教室：

    A. 有　　　　　　　　B. 无　　　　　　　C. 筹划建立

15. 若有资源教室，则其使用功能包括（多选）：

    A. 为特殊儿童提供学习补偿和辅导

    B. 为特殊儿童及其家长提供咨询服务

    C. 普通学生学习辅导及心理咨询

    D. 特殊儿童档案及 IEP 管理

    E. 为特殊儿童提供康复训练

    F. 为随班就读教师提供支持和教学辅助

    G. 为特殊儿童进行诊断和评估

    H. 其他＿＿＿＿＿＿＿＿＿＿

16. 您之前接受过几次特殊儿童教育和融合教育相关的培训：

    A. 1 次　　　　　B. 2 次　　　　　C. 3 次　　　　　D. 4 次

    E. 5 次及以上

17. 您觉得对您帮助最大的是哪些培训或讲座：＿＿＿＿＿＿＿

18. 在实践教学过程中还需得到哪些方面的培训课程（多选）：

    A. 个别化教育的开展方法　　　　B. 问题行为的处理和矫正

    C. 情绪管理　　　　　　　　　　D. 针对班级特殊儿童的心理知识

19. 特殊儿童课程的调整情况：

    A. 没有调整

    B. 针对学习能力调整（如降低难度、缩小范围）

    C. 增加生活能力训练

    D. 根据学生特点开设新课

20. 是否有 IEP（个性化教育计划）：

　　A. 有

　　B. 无

　　C. 制订了个性化教育计划，但是由于各种原因没有完全执行

21. 若有 IEP，多久修订一次：

　　A. 没有修订过　　　　　　　　　　B. 一年一次

　　C. 一学期一次　　　　　　　　　　D. 一个月一次

22. 在各科教学中，教师对于特殊儿童是否有分层教学：

　　A. 没有　　　　　B. 偶尔　　　　　C. 有时　　　　　D. 常常

23. 各学科教师对于特殊儿童是否有针对性的作业：

　　A. 不布置作业　　　　　　　　　　B. 布置，但和其他同学一样

　　C. 有针对性地布置作业

24. 家长的参与度如何：

　　A. 很低　　　　　B. 较低　　　　　C. 一般　　　　　D. 较高

　　E. 很高

25. 在共同完成特殊儿童随班就读问题上，与家长的沟通情况如何：

　　A. 家长很配合也很支持工作

　　B. 较为配合，可协调沟通

　　C. 家长专业性不够，教育理念冲突

　　D. 家长对于教学方法或教育理念很反对

26. 所在学校有无针对特殊儿童的考评系统：

　　A. 有　　　　　　　　B. 无

27. 若有，特殊儿童个别化考评基本情况：

　　A. 成绩纳入班级考评　　　　　　　B. 成绩不纳入班级考评

　　C. 单独试卷　　　　　　　　　　　D. 不参加考试

28. 您认为特殊儿童在进行随班就读之后，哪些方面的能力获得了改善（多选）：

　　A. 社交能力　　B. 情绪控制　　C. 语言能力

　　D. 运动能力　　E. 认知能力　　F. 学业成就

29. 您认为学校的校园文化建设在融合教育这部分的情况如何：

　　A. 很好　　　　B. 较好　　　　C. 一般　　　　D. 较差

30. 您认为学校领导层在融合教育方面发挥的作用如何（政策宣讲、硬件配置、支持力度、观念意识）：

　　A. 非常支持　　　　B. 较为支持　　　　C. 力度一般　　　　D. 不太重视

31. 您认为学校还应在哪些方面提供支持（多选）：

　　A. 校园文化建设　　　　　　　　B. 教师的相关专业培训

　　C. 辅助工具和教材的提供　　　　D. 资源教室的作用发挥

　　E. 教师的成长通道　　　　　　　F. 提供专家指导

32. 您是否享受了资源教师的特教津贴：

　　A. 有　　　　　　　B. 无

33. 学校是否实现了对随班就读教师在绩效考核中给予倾斜的规定：

　　A. 有　　　　　　　B. 无

34. 您对目前的薪资水平满意程度如何：

　　A. 很不满意　　　　B. 较不满意　　　　C. 一般满意　　　　D. 较为满意

　　E. 非常满意

35. 您有获得区特教中心指导和支持吗：

　　A. 从来没有　　　B. 每年 1~2 次　　　C. 每学期 1~2 次

　　D. 每个月 1~2 次

36. 特殊儿童在班级里有无固定的伙伴：

　　A. 无　　　　　　　　　　　　　B. 只有少数一两个

　　C. 有多个

37. 班级中若有其他同学歧视、排斥或害怕特殊儿童，主要原因是：

　　A. 缺乏宣传和教导产生误解

　　B. 特殊儿童自身的行为问题让大家产生这些态度

　　C. 特殊儿童自身无法融入集体

　　D. 其他学生家长的态度就是如此

38. 是否有特殊儿童升学的转衔机制：

　　A. 无　　　　　　　B. 正在建立　　　C. 有

39. 平时既要完成普通学生的教学，还要兼顾特殊儿童的融合，您的工作压力：

　　A. 很大　　　　　　B. 较大　　　　　C. 较小　　　　D. 基本没有

附录 2-3　成华区孤独症儿童家长访谈提纲

1. 家里孩子的基本信息：性别、年龄、发现或确诊年龄、教育安置形式。

2. 家庭情况简介：主要照料人、家庭成员、家庭年收入、收入来源构成、家庭成员文化水平等。

3. 家庭成员对孤独症儿童的了解程度，家人心理压力程度。

4. 每月孤独症儿童的支出费用，家庭经济负担，是否享受低保，其他残疾人康复补助，送训津贴。

5. 平时教育孤独症儿童的主要方式，家校合作过程中有何问题，其他家长对融合教育的态度。

6. 感受到的社会偏见与污名化的压力程度。

7. 其他想要呼吁或者期待改善的方面。

附录 3-1　孤独症患者职业康复情况及需求调查问卷

您好！本份调查问卷为匿名填写，仅作为研究之用，并无任何商业或其他用途，请您放心如实填写。请在符合的选项前打"√"，在"_____"处填写或选择。若为监护人或代理人填写本问卷，请在本页右上角"□"内填写"监护人或代理人"字样。谢谢合作！

第一部分：基本情况

性别	□男□女	年龄		户口类别	□农业□非农业	
家庭所在地	□城市 □城镇 □农村	孤独症程度	□非常严重□严重 □一般□不严重	是否有其他并发症	□智力残疾□脑瘫 □精神残疾□癫痫 □忧郁症□其他	
主要生活来源	□个人所得□家庭供养□社会救助□最低生活保障 □社会供养□享受五保供养（农村）					
是否享有残疾人补贴	□是，每月_____元 □否		生活自理程度	□完全自理 □需要他人部分帮助 □完全依赖他人帮助		

续表

有监护人放弃工作照顾患者	□是，　是_____ □否		家庭主要收入来源	□务农收入　　□经商收入 □工薪收入　　□自由职业 □其他	
是否为低保户	□是　□否	家庭年收入	□5 万元以下　　□5 万～10 万元　　□10 万～15 万元 □15 万～20 万元　　□20 万元及以上		

第二部分：教育背景

1. 最高学历：□文盲　□小学　□初中　□高中（专）　□其他
2. 是否接受过特殊教育服务？　□是　□否（选此答案，直接跳到第 4 题）
3. 在特殊教育阶段接受过哪些相关的服务？（可多选）
　　□与工作训练相关 □与学习能力相关 □与人际关系相关 □与自我表达相关
　　□与生活自理相关 □其他
4. 从幼年到成年，您得到的各类服务发生了怎样的变化？
　　□服务增加了　　　□服务基本不变　　　□服务减少了

第三部分：职业康复相关情况

1. 您对职业康复了解吗？　□根本不知道　□有一些了解　□了解很多　□非常了解
2. 在此之前参加过职业康复训练吗？
　　□未参加过 □参加过
3. 现在是否还在进行职业康复训练？
　　□是 □否（选此答案，直接跳到第四部分）
4. 您得到的职业康复服务形式是什么？
　　□机构内的康复训练服务，主要是以下_____
　　　A 由专员提供一对一式的全方位训练服务
　　　B 分班教学与训练服务
　　　C 以锻炼劳动技能为主的加工制作式训练，如有报酬，报酬是_____元
　　　D 其他
　　□机构外的康复训练服务，主要是以下_____
　　　A 由经培训后的家长提供
　　　B 康复专员上门服务
　　　C 在工厂里进行工作指导式的训练服务
　　　D 其他
5. 您一年的职业康复费用是多少？
　　□免费　□1.1 万～3 万元　□3.1 万～5 万元　□5.1 万～7 万元　□其他
6. 您认为职业康复机构的费用昂贵吗？
　　□非常贵　　□比较贵　　□一般　　□不贵
7. 您的职业康复费用的负担方式为
　　□免费　　□完全自付　　□国家补贴一部分，自己负担一部分　　□其他_____
8. 您觉得做职业康复训练对于家庭负担重吗？
　　□非常重　　□比较重　　□一般　　□不重
9. 您认为职业康复训练的效果如何？
　　□非常有效　　□有效　　□一般　　□没有效果

10. 您认为职业康复对您成功就业有帮助吗？□非常有效　　□有效　　□一般　　□没有效果

11. 经过职业康复训练后您成功就业了吗？

　　□就业　　□未就业（若选择此选项，直接跳到第 12 题）

（1）若成功就业，您的工作方式是什么？

　　□兼职　　□全职

（2）若成功就业，您的就业场所是

　　□庇护性就业场所（福利企业）　　　□支持性就业场所（辅助性就业）

　　□竞争性就业（在开放的市场上就业）

（3）若成功就业，您主要从事什么工作？

　　□办公室或行政　□食品服务　　□清洁服务　　□销售　　□手工制品

　　□搬运　　　　□邮政工作　　□数据录入　　□其他

（4）若成功就业，您每月的收入是_____元。

12. 您对以下支持服务的态度是什么？

（1）信息支持（提供职业康复和就业相关信息）□非常需要　□需要　□不清楚　□不需要

（2）经济支持（各类经济援助）□非常需要　□需要　□不清楚　□不需要

（3）训练支持（有关就业的各种训练）□非常需要　□需要　□不清楚　□不需要

（4）转衔服务（从学生到就业或家庭到社会转变的服务）□非常需要　□需要　□不清楚　□不需要

（5）师资支持（各种专业人员的指导和帮助）　　□非常需要　□需要　□不清楚　□不需要

（6）就业指导（从求职到就业后指导这一过程的服务）□非常需要　□需要　□不清楚　□不需要

第四部分：支持系统层面	
社会支持	1. 您认为职业康复人员在您就业期间定期提供辅导对您持续就业有帮助吗？ □非常有用　□有用　□一般　□没有作用 2. 您认为管理者和同事的理解对孤独症者持续就业有帮助吗？ □非常有帮助　□帮助很大　□一般　□完全没有帮助 3. 您有申请过政府的各种津贴和补助吗？ □有　　□没有 4. 您认为政府的这些津贴和补助对您就业有帮助吗？ □非常有帮助　□帮助很大　□一般　□完全没有帮助
家庭支持	1. 家庭的经济状况对您进行职业康复活动影响如何？ □非常有影响　□有影响　□一般　□没有影响 2. 家庭的经济状况对您寻找工作有什么影响吗？ □非常有影响　□有影响　□一般　□没有影响 3. 您觉得家人对您的鼓励对您就业有帮助吗？ □非常有帮助　□帮助很大　□一般　□完全没有帮助

　　非常感谢您在百忙之中抽出时间帮助我填写这份问卷，谢谢您的积极参与！祝您工作顺利、生活愉快！

附录 3-2　庇护性、支持性就业岗位备选人员能力信息采集表

使用说明：1. 本表为庇护性、支持性就业岗位人员登记时使用。

2. 本表可由服务申请者自行填写，或由重要他人、专业人员协助填写。

申请日期：＿＿＿＿＿年＿＿＿＿＿月＿＿＿＿＿日

姓名	性　别	□男　□女	身份证号	
	出生日期	年　月　日　（　岁）		
	电子信箱	E-mail:		

通信地址	
户籍地址	□同上

主要联络人/监护人		关系		联络电话	日：　　　夜：
				联络地址	□同上

医学诊断/障碍现况描述	

致障时间/致障原因	时间：□先天　□后天（时间：＿＿＿＿＿年＿＿＿＿＿月） 请说明原因：＿＿＿＿＿＿＿＿＿＿＿＿＿＿＿＿

医疗情形	□目前有固定吃药（原因：＿＿＿＿＿＿＿＿＿＿＿＿＿＿＿＿＿＿＿＿＿） □目前有定期门诊（频率：＿＿＿＿＿＿＿；医院：＿＿＿＿＿；原因：＿＿＿＿＿） □目前有定期复健（频率：＿＿＿＿＿＿＿；医院：＿＿＿＿＿；原因：＿＿＿＿＿） □我正住院接受治疗 □目前没有接受医疗服务

日常生活情形	1. 生活上有没有他人/工具协助的部分？ 　□有他人/工具协助（部分协助或全部协助皆可勾选）： 　（他人协助内容：□穿着打扮□洗澡□上厕所□用餐□提醒按时吃药） 　□付钱或找零□沟通□其他：＿＿＿＿＿＿＿＿ 　（工具协助，请说明：＿＿＿＿＿＿＿＿） 　□完全没有他人协助 2. 行动上有没有他人/工具协助的部分？ 　□有他人/工具协助 　（他人协助内容＿＿＿＿＿＿＿＿＿ 　工具协助，请说明：＿＿＿＿＿＿＿＿） 　□行动与一般人无异，完全没有他人/工具协助

日常生活情形	3. 交通上有没有他人/工具协助的部分？ □有他人协助：（协助项目：□接送□训练搭大众交通工具或骑车 □其他：＿＿＿＿＿＿） □完全没有协助 （1）驾照种类：□无□有：＿＿＿＿＿＿ （2）可以自行使用的交通工具：□大众交通工具□脚踏车□机车□汽车 □其他：＿＿＿＿＿

教育背景

□未曾接受教育
□曾经接受教育，请列出

	学校	科系	就学期间	是否接受 特殊教育服务	是否毕业
小学		/	年　月至 年　月	□否 □是，说明：	□毕业□肄业 □在学
国中		/	年　月至 年　月	□否 □是，说明：	□毕业□肄业 □在学
高中 （职）			年　月至 年　月	□否 □是，说明：	□毕业□肄业 □在学
大专			年　月至 年　月	□否 □是，说明：	□毕业□肄业 □在学
研究所			年　月至 年　月	□否 □是，说明：	□毕业□肄业 □在学

其他/备注说明：

职业训练/实习经验

□无职业训练/实习经验
□有职业训练/实习经验，请列出：

受训/实习单位	职种名称或内容	受训/实习日期
		年　月至 年　月
		年　月至 年　月
		年　月至 年　月
		年　月至 年　月

其他/备注说明：

身心障碍者能力说明

领域	项目	选项	问题项目	备注
功能性学科能力	1. 阅读	（1）不识字 （2）能辨识阅读标志、符号 （3）能阅读简单标识、标语、短文 （4）流利阅读		
	2. 算数	（1）无法做任何算术 （2）简单数数 （3）简单加减 （4）复杂计算		
	3. 书写	（1）没有书写能力 （2）表格勾选或登录数量 （3）简单抄写或书写（如姓名、地址） （4）文书作业		
工作表现	判断力	（1）可以判断对错、好坏 （2）可以判断数量多少 （3）可以判断物件的轻重 （4）可以判断事情先后缓急 （5）其他（如干净/脏，开始/结束）		
	辨别能力	（1）没有辨别能力 （2）能够辨别形状 （3）能够辨别大小 （4）能够辨别颜色 （5）能够辨别方位		
	特殊专业技能	（1）没有任何特殊专业技能 （2）打字 （3）电脑使用 （4）使用一般办公设备，如：电话、传真机、打印机 （5）其他		
	感官功能	（1）可以做听觉辨别 （2）可以做视觉辨别 （3）可以做嗅觉辨别 （4）可以做触觉辨别		
	上肢体活动	（1）仅能以单手手指从事简单操作（□左手 □右手） （2）仅可以双手手指从事简单操作 （3）仅能单手操作，包括单手臂及手指之动作 （4）可以双手操作，包括双手臂及手指之动作		
	下肢体活动	（1）只可在区域内坐或站 （2）可以上下楼跨越小障碍 （3）可以大量肢体活动，进出内外		

领域	项目	选项	问题项目	备注
工作表现力	移动要求	（1）可以保持坐姿工作 （2）站立，工作地点双脚保持站立 （3）走动，可以平面移动 （4）搬动，搬动货物、重物 （5）攀爬，可以上下楼梯、梯子等		
	力气：举重与搬运	（1）不好，2公斤以下 （2）尚可，4~10公斤 （3）一般，13~18公斤 （4）强壮，20公斤以上		
	耐力：需要持续工作	（1）2小时以内 （2）2~4小时		
	工作速度/产量	（1）低于标准速度 （2）可达到速度		
	工作活动范围	（1）只能固定在一个小区域内工作 （2）只能在一个房间内行动与工作 （3）能在几个房间内行动与工作 （4）能在整栋建筑物内行动与工作 （5）能在该建筑物外行动与工作 （6）不会受限于活动范围，户内、户外皆可工作		
	交通工具使用	（1）不会使用任何交通工具 （2）可以骑自行车 （3）可以驾车 （4）可以驾驶汽车 （5）其他_____		
	职务流程	（1）一次只能做一件事 （2）能连续做2~3件事 （3）能连续做4~6件事 （4）能连续做7件事及以上		
工作态度	主动工作性	（1）常要别人指示 （2）能主动开始工作		
	时间观念	（1）没有时间观念 （2）知道何时休息与进餐 （3）知道何时开始结束工作 （4）知道何时该做哪一件工作		
	工作专注性	（1）不需要督导而能专注工作 （2）需要偶尔督导，方能专注工作 （3）需要大量督导才能专注工作		
	对事物的挫折容忍力	（1）需要没有压力下工作 （2）可以承受工作量的压力 （3）可以承受工作品质要求的压力		

领域	项目	选项	问题项目	备注
工作态度	工作时间	（1）可以周末工作 （2）可以晚上工作 （3）可以半职工作 （4）可以全职工作 （5）可以排班工作 （6）可以常加班工作		

□无工作经验
□有工作经验（请由最近工作依序列出）

	公司名称	起止日期	工作性质	薪资待遇（元）	求职方式	离职原因	备注
工作经验		年　月至 年　月	职称： 工作内容：	□时薪： □日薪： □月薪：	□自己找 □他人介绍		
		年　月至 年　月	职称： 工作内容：	□时薪： □日薪： □月薪：	□自己找 □他人介绍		
		年　月至 年　月	职称： 工作内容：	□时薪： □日薪： □月薪：	□自己找 □他人介绍		
		年　月至 年　月	职称： 工作内容：	□时薪： □日薪： □月薪：	□自己找 □他人介绍		
		年　月至 年　月	职称： 工作内容：	□时薪： □日薪： □月薪：	□自己找 □他人介绍		
		年　月至 年　月	职称： 工作内容：	□时薪： □日薪： □月薪：	□自己找 □他人介绍		
		年　月至 年　月	职称： 工作内容：	□时薪： □日薪： □月薪：	□自己找 □他人介绍		

就业条件自我评估-请勾选以下符合您的描述：

1. 我想要工作。	□非常不想□不想□想□非常想
2. 我知道自己喜欢什么工作。	□完全不知道□不知道□知道□完全知道
3. 我知道自己适合什么工作。	□完全不知道□不知道□知道□完全知道
4. 我觉得自己需要加强工作技能。	□非常不需要□不需要□需要□非常需要
5. 我知道怎么去找工作。	□完全不知道□不知道□知道□完全知道
6. 我会担心要自己去面试。	□非常不担心□不担心□担心□非常担心

续表

7. 对我来说，获得一份工作是：	□非常不困难□不困难□困难□非常困难
8. 对我来说，保有一份工作是：	□非常不困难□不困难□困难□非常困难

9. 对于去工作这件事，我觉得自己的优点是：

□负责任	□配合度高	□愿意学习	□刻苦耐劳
□守时	□积极乐观	□不怕困难	□容易与人相处

□其他_____

以下第10、11题，无工作经验者免填

10. 我之前的工作有没有超过三个月：□都没有超过三个月
□部分超过三个月
□都有超过三个月

11. 我之前工作离职的原因可能如下，请勾选以下选项，可复选：

□无法遵守上下班时间	□无法达到职场要求的工作速度	□工作很困难
□职场的规定太严格	□工作时间太长	□同事对我都不好
□为了配合家人	□想要简单容易的工作内容	□想要更好的薪水或升迁
□朋友意见的影响	□想要有挑战性的工作内容	□希望有离家近的工作地点

□其他_____

其他申请服务之需求-请说明：

备注：

填表人：
代填理由：

附录3-3　入场支持策略一览表

（此表用于庇护性、支持性就业岗位执行者入场后的各项支持策略的选择使用）

基本信息					
姓名		性别	□男　□女	身份证号	
		出生日期	年　月　日　（　岁）		
		电子信箱	E-mail：		
通信地址					
户籍地址	□同上				
主要联络人/监护人		关系		联络电话	日：　　夜：
				联络地址	□同上

支持来源	机构或就业服务员								雇主同事				其他专业服务				
支持策略	自我管理训练			工作训练		居家生活技能训练	合宜的社会行为	沟通表达训练	训练使用交通工具	志愿服务者协会	同事关系建立	主管沟通训练	雇主持续支持	辅具或职务再设计	福利辅助	医疗复健	药物介入	成长体验
	事先提示规则	自我监督	自我陈述结果	产量、速率	正确操作													
1. 工作表现问题																		
2. 上下班交通问题																		
3. 移动问题																		
4. 情绪问题																		
5. 工作行为与态度																		
6. 同事相处																		
7. 健康照顾																		
8. 工作安全与卫生																		
9. 财务管理																		
10. 休闲																		
11. 居家生活照应																		

	具体策略								
	地面清扫 □	地面清洁 □	厕所保洁 □	平面清洁工作 □	植物浇灌工作 □	镜面清洁工作 □	倾倒垃圾工作 □	前台服务工作 □	产品包装 □
工具改造									
图片提示									
设施安置									
辅具									

具体说明：

（辅具包括轮椅、手杖、助听器、眼镜 、放大镜 、交流板等辅助执行者更加方便地进行工作、生活、沟通交流的用品）

附录 3-4　跟踪回访表

（此表格为庇护性、支持性就业岗位人员定期回访调查使用）

回访时间：　　　年　月　日　　　　　　　　已工作时间：　　　小时

基本信息						
姓名		性别	□男　□女	身份证号		
		出生日期	年　月　日（　　岁）			
		电子信箱	E-mail：			
通信地址						
户籍地址	□同上					
主要联络人/监护人			关系	联络电话	日：　　　夜：	
				联络地址	□同上	

	项目完成质量	项目完成效率	合作能力	工作态度	岗位与能力匹配度
管理者	□完成质量优秀 □完成质量较好 □完成质量中等 □完成质量较差 □难以达标， 　建议调换 　工作项目	□完成效率很高 □完成效率较高 □完成效率中等 □完成效率较低 □难以达标， 　建议调换 　工作项目	□可以很好地 　和他人合作 □多数情况可 　以合作 □较难与他人 　合作 □只能独立工作 □无法工作	□态度很积极 □态度较为积极 □态度不明确 □工作积极性 　较差 □不愿工作	□完全匹配 □工作难度较高 □工作难度较低

同事	□完成质量优秀 □完成质量较好 □完成质量中等 □完成质量较差 □难以达标， 　建议调换 　工作项目	□完成效率很高 □完成效率较高 □完成效率中等 □完成效率较低 □难以达标， 　建议调换 　工作项目	□可以很好地和 　他人合作 □多数情况可以 　合作 □较难与他人 　合作 □只能独立工作 □无法工作	□态度很积极 □态度较为积极 □态度不明确 □工作积极性 　较差 □不愿工作	□完全匹配 □工作难度较高 □工作难度较低
自评（或 观察员代 为填写）	□完成质量优秀 □完成质量较好 □完成质量中等 □完成质量较差 □难以达标， 　建议调换 　工作项目	□完成效率很高 □完成效率较高 □完成效率中等 □完成效率较低 □难以达标， 　建议调换 　工作项目	□可以很好地和 　他人合作 □多数情况可以 　合作 □较难与他人 　合作 □只能独立工作 □无法工作	□态度很积极 □态度较为积极 □态度不明确 □工作积极性 　较差 □不愿工作	□完全匹配 □工作难度较高 □工作难度较低
备注说明					

后 记

十余年前，当我第一次了解到孤独症患者是不少发达国家增长最快的残疾群体时，我暗下决心将来一定要研究这个群体。在 2017～2018 年访问美国威斯康星大学麦迪逊分校时，我发现我国对孤独症儿童的研究水平与美国的差距甚大。我推脱了朋友让我授课和加入其他研究的请求，沉迷于对孤独症的探索。经过团队五年多的努力，或是由于"歪打正着"，或是源于评审专家的慈悲与慧眼，"孤独症儿童的康复与社会支持"获得 2020 年国家社科基金后期资助立项，经过两年多的修改与完善，如今终于结项并出版。给周围孤独症人士及其家人（监护人）一些关注与关爱吧，因为他们太不容易了；加入孤独症研究的行列吧，残疾人在我国是一个积善积德且方兴未艾的研究领域。

拙著从选题设计、调查联络、部分章节的撰写到统稿均由我完成，刘永杰参与了其中部分工作。四川省残疾人福利基金会对本研究给予了支持，基金会理事长税益中参与了部分研究工作；王双、钟山瑶、凌惠芸、彭媛分别参与了"学龄前孤独症儿童的康复与社会支持"、"孤独症儿童义务教育阶段的社会支持"、"孤独症儿童职业康复与社会支持"和"美国各州孤独症强制保险"的撰写。美国威斯康星大学麦迪逊分校康复心理专业博士、台湾高雄师范大学咨询心理与复健咨询研究所林真平副教授提供了台湾孤独症儿童康复与社会支持的部分资料。

首先将特别的感谢送给所有接受过我们调查的家长们，感谢你们对我们的信赖和托付，感谢你们有如此大的勇气将自己的伤痛展示在我们面前。我们知道，每一次对过去的回忆和对现实的描述，对于你们而言都需要鼓起莫大的勇气，在此谨向你们表达我们由衷的感激之情，没有你们的配合，我们无法完成这些调查。我们期望本书能让社会更多地接纳并支持孤独症儿童和他们的家庭，让更多的人了解这个特殊的、暂时被遗忘的群体。真诚地希望有一天，孤独症儿童也能够像普通人一样有尊严地生活。希望这一天不再遥远。

感谢四川省残联康复处杨生明处长、成都市残联康复处杨志孝处长、成都市卫健委相关工作人员、成都八一康复中心儿童康复科的康晓东主任和"康乐教室"的老师们、北斗星亲子苑的王园长、四川北斗星助残康复服务中心的唐旭红校长、成都善工家园的胡斌理事长、成都童行心智障碍儿童关爱中心的薛佳老师，以及接受教育康复的孤独症儿童及其家长们的支持。没有这些人的帮助和支持，本书将会缺少很多第一手数据。

感谢在调研过程中给予大力支持的成都市成华区特殊教育学校的覃佳利副校长、成都七彩阳光康复服务中心的张聃老师、金牛区特殊教育学校张娅老师、中国精神残疾人及亲友协会（家长服务协会）理事长钱老师，以及接受访谈的资源教师和 22 位孤独症儿童家长，没有他们的敞开心扉和无私帮助，"孤独症儿童义务教育阶段的社会支持"部分的撰写不会顺利完成。

感谢吉林市明智之家、成都市善工家园、深圳市孤独症研究会的各位老师的热情接待和帮助，为孤独症患者的职业康复问题研究提供了大量有关的原始资料；感谢香港社会福利署、台湾身心障碍者服务咨询网的工作人员通过 E-mail 提供的资料。

借此机会，我们也要向曾经参与本项目立项和结项评审的各位专家表达谢意，感谢您们的批评与指正，感谢您们的辛勤劳动与悉心指导！

胡　务

2024 年 6 月